"十二五"职业教育国家规划教材

经全国职业教育教材审定委员会审定

供高职高专护理、助产等医学相关专业使用

营养与膳食

（第3版）

主　编　任　森　刘俊须

主　审　宾映初

副主编　江育萍

编　者　（按姓氏汉语拼音排序）

江育萍　广西中医药大学高等职业技术学院

蒋　莉　广西医科大学护理学院

李明媚　济南护理职业学院

刘俊须　济南护理职业学院

任　森　长沙卫生职业学院

王晓丽　临汾职业技术学院

肖　竹　长沙卫生职业学院

科学出版社

北京

内 容 简 介

本教材共分为9章,第1章绪论部分主要介绍营养学的基本概念、营养状况及营养政策等,第2、3章主要介绍营养学基础及各类食物的营养价值,第4至6章以社会公共营养为重点进行合理膳食及营养调查与评价,第7章主要介绍食品安全与健康,第8、9章简略介绍临床营养基础与常见疾病的营养治疗,实训指导内容单独在书后列出。本教材设有考点、链接、案例、自测题,并配有数字化资源。书后附有中国居民膳食能量需要量(EER),以及蛋白质、糖类(碳水化合物)、脂肪酸、常量元素、微量元素、脂溶性和水溶性维生素的参考摄入量等。

本教材可供高职高专护理、助产等医学相关专业使用。

图书在版编目(CIP)数据

营养与膳食 / 任森,刘俊须主编. —3版. —北京:科学出版社,2020.6
"十二五"职业教育国家规划教材
ISBN 978-7-03-064881-5

Ⅰ. 营… Ⅱ. ①任… ②刘… Ⅲ. 膳食营养–高等职业教育–教材 Ⅳ. R151.4

中国版本图书馆 CIP 数据核字(2020)第 064996 号

责任编辑:张立丽 丁彦斌 李傲雪 / 责任校对:杨 赛
责任印制:赵 博 / 封面设计:涿州锦晖

科学出版社 出版
北京东黄城根北街 16 号
邮政编码:100717
http://www.sciencep.com

保定市中画美凯印刷有限公司印刷
科学出版社发行 各地新华书店经销
*
2010 年 7 月第 一 版 开本:787×1092 1/16
2020 年 6 月第 三 版 印张:11 1/2
2024 年 7 月第二十一次印刷 字数:272 000

定价:39.80 元

(如有印装质量问题,我社负责调换)

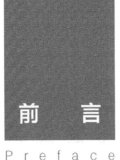

前　言

Preface

　　党的二十大报告指出："人民健康是民族昌盛和国家强盛的重要标志。把保障人民健康放在优先发展的战略位置，完善人民健康促进政策。"贯彻落实党的二十大决策部署，积极推动健康事业发展，离不开人才队伍建设。党的二十大报告指出："培养造就大批德才兼备的高素质人才，是国家和民族长远发展大计。"教材是教学内容的重要载体，是教学的重要依据、培养人才的重要保障。本次教材修订旨在贯彻党的二十大报告精神和党的教育方针，落实立德树人根本任务，坚持为党育人、为国育才。

　　为贯彻《国家职业教育改革实施方案》，面向"十三五"职业教育国家规划教材评审，落实教育部最新《高等职业学校专业教学标准》要求的课程建设，同时，为了满足院校不断增长的对数字化教育及数字化课程建设的需求，契合高等职业院校优势教学资源共建、共享的发展需要，科学出版社在全国遴选有丰富经验的教师，结合各所院校的经验，并听取专家意见，修订了本教材。

　　本教材是"十二五"职业教育国家规划教材之一，共分为9章，绪论部分主要介绍营养学的基本概念、营养状况及营养政策等，第2~7章介绍了基础营养知识，第8、9章在介绍营养学基础知识的基础上进一步叙述了医院膳食和临床常见疾病的营养治疗。教材设有考点、链接、案例、自测题，并配有数字化资源，书后附有中国居民膳食能量需要量（EER），以及蛋白质、糖类（碳水化合物）、脂肪酸、常量元素、微量元素、脂溶性和水溶性维生素的参考摄入量等。教材配有PPT课件，可供高职高专护理、助产等医学相关专业使用。

　　本次教材编写编者团队配合较好，并邀请了具有丰富教学和编写经验的行业专家担任主审。因学科不断发展，编者水平有限，本次修订的教材可能存在不当之处，希望同行专家、使用本教材的师生和读者将意见及建议反馈给我们，以便改进内容，为今后再版奠定基础。

　　最后，向大力支持本教材编写及出版工作的单位和人员表示衷心的感谢。

编　者

2023 年 7 月

配 套 资 源

欢迎登录"中科云教育"平台，**免费** 数字化课程等你来！

本教材配有图片、视频、音频、动画、题库、PPT 课件等数字化资源，持续更新，欢迎选用！

"中科云教育"平台数字化课程登录路径

电脑端

▶ 第一步：打开网址 http://www.coursegate.cn/short/7ZZ0Z.action

▶ 第二步：注册、登录

▶ 第三步：点击上方导航栏"课程"，在右侧搜索栏搜索对应课程，开始学习

手机端

▶ 第一步：打开微信"扫一扫"，扫描下方二维码

▶ 第二步：注册、登录

▶ 第三步：用微信扫描上方二维码，进入课程，开始学习

PPT 课件，请在数字化课程中各章节里下载！

目 录

Contents

近年来含乳饮料发展很快，不少消费者将含乳饮料作为早餐的替代品，在他们看来含乳饮料中含有牛奶等成分，能够提供丰富的营养，同时，还能避免早餐热量过高引起的肥胖。如某含乳饮料成分有水、全脂乳粉、白砂糖、浓缩苹果汁、食用增稠剂、稳定剂、食用香精、乙基麦芽酚、阿斯巴甜、安赛蜜、乳酸链球菌素、牛磺酸、维生素 E、烟酰胺、维生素 B_6、维生素 A、维生素 D、维生素 B_{12}。消费者王小姐表示，正因为看到含乳饮料中含有众多的营养成分，让她在选择时更倾向含乳饮料。

问题： 1. 含乳饮料能代替早餐吗？用含乳饮料代替早餐对健康有什么影响？

2. 含乳饮料含有哪些人体所需的营养素？这些营养素主要从哪些食物获取为宜？

3. 含乳饮料中含有哪些非营养成分？长期饮用这些成分对人体有哪些影响？

随着经济和社会的发展，人们对健康的要求越来越高。在影响健康的因素中，遗传因素占 15%，社会因素占 10%，医疗因素占 8%，气候因素占 7%，自我保健因素占 60%。世界卫生组织（World Health Organization，WHO）在著名的《维多利亚宣言》中提出了健康的生活方式，即健康四大基石：合理膳食、适量运动、戒烟限酒、心理平衡。WHO 推荐将健康期望寿命作为评价人群健康的综合测量指标。北京市于 2012 年测算出该市户籍成人居民健康期望寿命：18 岁组人群的健康期望寿命只有 58.17 岁，相比期望寿命少了 20 多年，健康期望寿命比发达国家少了 10 年左右。提升生命质量，需要我们从自身做起，选择健康生活方式来预防慢性疾病的威胁，提升健康水平。

链　接　健康期望寿命

健康期望寿命是指一个人在完全健康状态下生存的平均年数，已经成为衡量各国人口健康状况的重要指标。通过单纯比较期望寿命不能反映出人群健康状况的变化情况，健康期望寿命较期望寿命更能准确地进行不同人群、同一人群不同时期健康水平的比较，反映疾病、伤残对人群总体健康水平的影响。《2018 年我国卫生健康事业发展统计公报》指出，我国居民人均预期寿命达到 77 岁，但是健康预期寿命仅为 68.7 岁，即居民有 8 年多的时间是带病生存。"活得长"与"活得健康"是衡量人口整体健康状况的重要指标。

一、营养学的基本概念

（一）营养学的定义

从字面上讲，"营"是谋求的意思，"养"是养生的意思，合起来就是谋求养生。营养（nutrition）是机体摄取、消化、吸收和利用食物中营养素以维持机体生命活动的整个生物学过程。营养是一种作用（生物学过程），而不宜简单理解为营养物质，合理营养是健康的物质基础。

营养学是研究机体营养规律及改善措施的科学，即研究食物对人体有益的成分及人体摄取和利用这些成分以维持、促进健康的规律和机制，在此基础上采取具体的、宏观的社会性措施改善人类健康、提高生命质量、促进社会经济发展。涉及食物营养、人体营养、公共营养三大领域。

（二）营养素

人类为了维持生命和健康，保证生长发育及从事活动和工作，每天必须从食物中获取营养物质以满足需要，能供给人体营养有效成分的营养物质称为营养素（nutrient）。食物种类繁多，但所含的营养素可以归为六大类：蛋白质、脂质、糖类（含膳食纤维）、维生素、矿物质和水。蛋白质、脂质、糖类摄入量较大，且在体内代谢过程中提供机体所需的能量，因此称为宏量营养素；维生素、矿物质需要量相对较小，称为微量营养素。糖类、脂质和蛋白质在体内代谢可释放能量，故三者统称为产能营养素。

（三）膳食

膳食（diet）是指经过加工、烹调处理后可供人们进食的饭菜等食物。平衡膳食是达到合理营养的唯一途径。膳食按时间归类有每日膳食、每周膳食；按功能归类有日常膳食、治疗膳食、试验膳食等；按进食人群归类有婴儿膳食、幼儿膳食、老年人膳食、孕妇膳食、乳母膳食等。

二、营养与健康的关系

合理营养可以促进生长发育，增强抵抗力，提高劳动能力，维持良好的工作状态，延长寿命，促进疾病康复。机体内营养素不平衡（过多或过少）可引起营养过剩或营养缺乏及营养代谢异常，统称为营养性疾病。目前，世界上流行四大营养缺乏病，即蛋白质-能量营养不良、缺铁性贫血、维生素 A 缺乏症、缺碘性疾病；此外，维生素 D、钙缺乏引起的佝偻病，维生素 B_1 缺乏引起的维生素 B_1 缺乏症（脚气病）也很常见。营养素摄入过多可造成糖尿病、肥胖、高血压、高脂血症等营养过剩性疾病。

三、中国居民的营养状况及面临的问题

（一）营养与健康研究新进展

2013 年，国家卫生和计划生育委员会疾病预防控制局将中国居民营养与健康监测列入卫生计生委重大医改项目，国民营养与健康状况是反映一个国家和地区社会与经济发展、卫生保健水平和人口素质的重要指标，均可反映我国居民膳食模式的变迁与疾病谱改变，以及不同时期的营养与健康状况的变化。尽管近 10 年来中国居民的营养与健康状况得到改善，但我国城市居民的膳食结构不尽合理，膳食中缺乏钙、铁、维生素 A、维生素 B_1、维生素 B_2 等微量营养素。

中国疾病预防控制中心营养与食品安全所研究员、中国营养学会副理事长杨晓光指出，我国若无强有力的干预，若不能使儿童、青少年养成并保持良好的生活习惯，中国将重蹈美国的覆辙，即糖尿病、肥胖症、心血管疾病的患病率在二三十年后将达到美国目前的水平。

新旧疾病谱发生根本变化。随着科学的发展和人们生活水平的提高，我国和世界上大多数国家人群的疾病和死因的构成已发生了很大的变化，尤其是 20 世纪后 50 年，我国的疾病谱和死因谱已发生了根本性变化。影响人们健康的主要疾病由过去的传染病转变为非传染病，我国居民膳食进入"慢性疾病时期"。我国面临着营养缺乏与营养失衡的双重挑战，随之而来的慢性非传染性疾病患病率也上升迅速，如高血压、糖尿病、肥胖症、血脂异常等。在 21 世纪前期，心脑血管病、恶性肿瘤、骨质疏松等慢性病的患病人数和患病率将进一步增加，并成为 21 世纪最主要的疾病。

人类所食植物种类非常有限。近 10 年来的营养监测表明，虽然我国城乡居民的营养状况有明显改善，但营养不良问题仍相当突出。人体每天都需要多种植物性食品，如蔬菜、水果中含有人体所需的多种植物营养素。人们平时所食用的植物种类其实非常有限，如白菜、萝卜、黄瓜、茄子之类，这些常见蔬菜占比不到植物总数的千分之一。科学家研究发现，人体每天要食用 10 种以上的植物性食品才能有效强化自身的免疫力，促进健康。

中国人营养状况为"隐性饥饿"。"隐性饥饿"是联合国粮食及农业组织（以下简称联合国粮农组织）营养顾问、中华人民共和国卫生部卫生咨询委员会委员、中国营养学会荣誉理事何志谦教授提出的一个新名词。他形象生动地对中国人目前的营养状况打了个比喻："'隐性饥饿'就像一个人虽然每顿饭都吃饱了，但实际摄入的营养不足，还没到下一餐的时间就饿了。"营养素缺乏的多数形式表现为亚临床症状，因缺乏营养素并不会导致饥饿的感觉，所以称为"隐性饥饿"。

通常只要食物结构达到平衡，人们就不必额外补充维生素。但要达到这种平衡并非易事，因而维生素缺乏较为常见。如儿童、孕妇、老年人、患病者、减肥者，以及不吃早餐、饮食不规律、食物过于精细的人等，都不易达到营养平衡，补充适量维生素是有益的。

用营养素补充剂摆脱"隐性饥饿"。如何摆脱"隐性饥饿"已成为医学界、营养学界亟待解决的课题。何志谦教授认为，在中国人群总体上存在多种微量营养素摄入不足的状况下，除了改善膳食之外，在常规饮食外适当补充多种维生素、矿物质是必要的。尽早和长期地补充多种维生素、矿物质有助于改善中国居民营养状况，预防多种慢性疾病。应该以"无病主动预防"的观念取代以往"有病被动治疗"的习惯。建议我国每一个成人最好每天服用一片多种维生素、矿物质补充剂以解决"隐性饥饿"。

一般情况下，人们补充微量营养素的首选是多种维生素和矿物质。单一补充某一种维生素和矿物质，要根据自己的营养状况和生活方式来确定不同的营养需求。如不喝牛奶的人就要补钙，抽烟的人应补充维生素 C 等抗氧化剂。

（二）全国营养调查状况

国民营养与健康状况是反映一个国家经济与社会发展、卫生保健水平和人口素质的重要指标，也是制定国家公共卫生及疾病预防控制策略的重要信息。世界上许多国家，尤其是发达国家会定期开展国民营养与健康状况调查与监测，及时颁布国民健康状况年度报告，并据此制定和评价相应的社会发展政策，以改善国民营养和健康状况，促进社会经济的协调发展。我国于 1959 年、1982 年、1992 年、2002 年、2012 年分别开展过 5 次全国性的居民营养健康状况调查、监测，历次调查结果可及时了解居民膳食结构、营养和健康状况及其变化规律，揭示社会经济发展对居民营养和健康状况的影响，为国家制定相关政策引导农业及食品产业发展、指导居民建立健康生活方式提供科学依据。

2015年6月30日国家卫生和计划生育委员会疾病预防控制局汇总2012年中国居民营养与健康监测和慢性病危险因素监测的数据，发布了《中国居民营养与慢性病状况报告（2015）》，其中全国居民的膳食营养摄入、体格发育状况及营养状况、相关慢性病的流行和变化趋势等结果引起了国内外广泛关注，报告中指出我国居民存在以下几方面的营养状况。

1. 膳食能量供给充足，体格发育与营养状况总体改善　20世纪80年代至今，中国居民生活水平逐步提高，居民摄入的食物种类日趋丰富，尤其是1982～2002年的20年间进入快速发展期，居民各类食物的摄入状况均有明显改善。

2012年居民每人每天平均能量摄入量为2172kcal，蛋白质摄入量为65g，脂肪摄入量为80g，糖类摄入量为301g，三大营养素供能充足，能量需要得到满足。全国18岁及以上成年男性和女性的平均身高分别为167.1cm和155.8cm，平均体重分别为66.2kg和57.3kg，与2002年相比，居民身高、体重均有所增长，尤其是6～17岁儿童青少年身高、体重增幅更为显著。成人营养不良率为6.0%，比2002年降低2.5个百分点。儿童青少年生长迟缓率和消瘦率分别为3.2%和9.0%，比2002年分别降低3.1和4.4个百分点。6岁及以上居民贫血率为9.7%，比2002年下降10.4个百分点。其中6～11岁儿童和孕妇贫血率分别为5.0%和17.2%，比2002年分别下降了7.1和11.7个百分点。

2. 膳食结构有所变化，超重肥胖问题凸显　我国城乡粮谷类食物摄入量保持稳定，总蛋白质摄入量基本持平，优质蛋白质摄入量有所增加，豆类和奶类消费量依然偏低。脂肪摄入量过多，平均膳食脂肪供能比超过30%。蔬菜、水果摄入量略有下降，钙、铁、维生素A、维生素D等部分营养素缺乏依然存在。2012年居民平均每天烹调用盐10.5g，较2002年下降1.5g。全国18岁及以上成人超重率为30.1%，肥胖率为11.9%，比2002年上升了7.3和4.8个百分点；6～17岁儿童青少年超重率为9.6%，肥胖率为6.4%，比2002年上升了5.1和4.3个百分点。

3. 我国居民慢性病总体防控形势依然严峻　成人高血压、糖尿病患病率呈上升趋势，癌症发病率呈上升趋势。心脑血管病、癌症和慢性呼吸系统疾病为主要死因，经标准化处理后，除冠心病、肺癌等少数疾病死亡率有所上升外，多数慢性病死亡率呈下降趋势。吸烟、过量饮酒、身体活动不足，以及高盐、高脂等不健康饮食是慢性病发生、发展的主要行为危险因素。

为积极遏制慢性病高发态势，不断改善居民营养健康状况，需从以下几个方面着手。一是始终坚持政府主导、部门协作，将营养改善和慢性病防治融入各项公共政策，提供健康性支持环境。二是着力构建上下联动、防治结合、中西医并重的慢性病防治体系和工作机制。三是积极推进慢性病综合防治策略，广泛开展健康宣传教育，全民健康生活方式行动覆盖全国近80%的县区，积极实施贫困地区儿童和农村学生营养改善、癌症早诊早治、脑卒中、心血管病、口腔疾病筛查干预等重大项目，以及中医"治未病"健康工程。四是不断提高慢性病防治决策的科学性，不断完善营养与慢性病监测网络，开展居民死因监测、肿瘤随访登记、营养与慢性病监测等工作，掌握我国居民营养与慢性病状况及其变化趋势。营养与慢性病防控工作关系到千家万户的健康和幸福，社会各界和民众都应积极参与到健康行动中来，自觉养成健康的生活方式和理念素养。

四、营养与健康政策、措施不断完善

中华人民共和国成立以来，在历次中国居民营养与健康调查、监测的基础上，国家针对发现的居民营养与健康问题制定和出台了一系列营养相关政策和改善措施，这些政策与措施推动了我国居民营养与健康状况的改善。

（一）制定的营养与健康政策

2001年和2014年国务院分别制定并发布了《中国食物与营养发展纲要（2001—2010年）》和《中国食物与营养发展纲要（2014—2020年）》，明确了我国食物与营养发展的战略重点，提出合理膳食和重点改善少年儿童、妇幼及老年人群的营养问题，并着力降低农村儿童青少年生长迟缓、缺铁性贫血的发生率，遏制城镇儿童青少年超重、肥胖增长态势。同时中国政府还发布了多项与人群营养健康相关的政策与计划，包括《中国儿童发展纲要（2011—2020年）》《营养改善工作管理办法》。2013年世界卫生组织发布了《全球非传染性疾病预防控制综合监测框架和目标草案》以及2014年联合国粮农组织发布的《营养问题罗马宣言》和《行动框架》，建议力争遏制青少年和成人营养不良及超重肥胖的增长。在此背景下，2016年中共中央、国务院发布了《"健康中国2030"规划纲要》，提出了要对重点区域、重点人群实施营养干预，重点解决微量营养素缺乏、部分人群油脂等高热能食物摄入过多和逐步解决居民营养不足与过剩并存的问题。2017年国务院办公厅颁布了《国民营养计划（2017—2030年）》，要求进一步降低重点人群贫血率、儿童生长迟缓率，缩小城乡学生身高差别，有效控制学生肥胖率上升趋势，并强调定期开展人群营养状况监测，完善人群营养监测与评估的技术与方法。这些政策的颁布有力地促进了我国居民营养健康改善工作的实施与开展。

（二）营养知识普及与指导

中国积极响应联合国粮农组织和世界卫生组织的《世界营养宣言》和联合国提出的2016—2025年《营养行动十年工作计划》，把推广以食物为基础的膳食指南列为重点工作。中国营养学会依据我国居民不断变化的营养健康问题，于1989年、1997年、2007年和2016年多次修改并制定《中国居民膳食指南》，实时指导中国居民的食物营养和身体活动，对改善居民营养健康状况、增强国民体质起到了重要促进作用。在中国居民营养与健康监测的数据支持下，中国营养学会还制定并发布了《中国居民膳食营养素参考摄入量（2013版）》，对中国居民群体或个体进行膳食营养评价和计划及为制定国家食物营养发展规划和营养相关标准提供科学依据，对营养食品的研发和评价也具有重要的参考价值。

（三）营养改善行动与措施

基于历次全国营养与健康调查的结果，1997年国务院办公厅发布的《中国营养改善行动计划》，在我国国民营养改善中起到了重要的作用。同时国务院还批准实施"国家大豆行动计划"，成为当时解决贫困地区中小学生蛋白质摄入不足的有效办法。2007年"全

民健康生活方式行动"由国家卫生计生委疾病预防控制局、全国爱国卫生运动委员会办公室和中国疾病预防控制中心共同发起,在城市和农村开展全民健康生活方式和"健康一二一"行动。2015年中国营养学会、中国疾病预防控制中心营养与健康所等单位共同发起"全民营养周",每年在全国定期开展,进行全国范围内居民营养认知的普及与指导。

五、学习目的及意义

营养与膳食是预防医学的重要组成部分,在社区健康工作中,营养学在对社区慢性病患者的饮食指导、预防营养缺乏病方面起着重要的作用。同时,担负着保证社区人群的健康、增强体质、提高抗病能力和降低发病率的重要使命。临床上,营养支持可以预防某些常见病的发生,提高临床治疗效果,促进术后康复,防止疾病恶化,减少并发症和治疗中的不良反应,是现代医学综合治疗中不可缺少的重要组成部分。医院开展护理优质服务,要将健康教育、营养科普、饮食指导、心理疏导等融入进去,完善优质服务内涵,做好对患者的人文关怀,关注患者身心健康,加强与患者的交流与沟通,在随访中注意对患者家庭的膳食调查、营养评价和饮食指导。因此,学生需要学好本门课程。

（任　森）

第 2 章

营养学基础

案例 2-1

一位年龄近 70 岁的老奶奶，领着一岁半的孙子来到营养咨询门诊，说她孙子不好好吃饭，近期体弱多病、体重未增长，并询问解决的办法。营养师首先询问男孩日常膳食情况，检查了男孩的身高、体重，了解到男孩身高在正常范围之内，但体重在标准数值 3SD 以下，确定男孩的膳食有营养不平衡的问题。

问题： 1. 男孩可能缺乏的营养素是什么？

2. 该男孩所需各类营养素参考摄入量是多少？这些营养素主要从哪些食物获取？

3. 该男孩一天应该摄入的能量是多少？

4. 该男孩的能量来自哪些营养素？这些营养素中糖类适宜的供能百分比是多少？

第 1 节　氨基酸与蛋白质

蛋白质（protein）是一切生命的物质基础，也是人体必需营养素之一。正常成人体内蛋白质含量为 16%～19%，主要由 C、H、O、N 等元素组成，氨基酸是蛋白质营养与代谢的基本单位。人体内蛋白质始终处于不断分解和不断合成的动态平衡中，使组织蛋白不断更新和修复。人体每天约更新 3% 的蛋白质。

一、氨基酸

氨基酸（amino acid）是构成蛋白质的基本单位，它是含有氨基和羧基的一类有机化合物的通称。自然界中氨基酸有 300 多种，但构成人体蛋白质的氨基酸只有 21 种，根据人体对氨基酸的需要，可分为必需氨基酸、条件必需氨基酸（也称半必需氨基酸）与非必需氨基酸。

必需氨基酸（essential amino acid，EAA）指的是人体自身不能合成或合成速度不能满足人体需要，必须从食物中摄取的氨基酸。成人体内的必需氨基酸共有 8 种，分别是赖氨酸、色氨酸、苯丙氨酸、甲硫氨酸（也称为蛋氨酸）、苏氨酸、异亮氨酸、亮氨酸、缬氨酸。如果饮食中经常缺少上述氨基酸，可影响健康。此外，组氨酸为小儿生长发育期间的必需氨基酸。半胱氨酸和酪氨酸在体内可分别由甲硫氨酸和苯丙氨酸合成，若膳食中能够直接提供两种氨基酸，则人体对甲硫氨酸和苯丙氨酸的需要分别降低 30% 和 50%，因此，半胱氨酸和酪氨酸被称为条件必需氨基酸。

> **考点**
> 8 种必需氨基酸的意义

二、蛋白质

（一）蛋白质的生理功能

1. 构成人体组织　蛋白质是机体细胞的重要组成部分，是人体生长发育、组织更新

> **考点**
> 蛋白质的生理功能

和修补的主要原料。肌肉、心、肝、肾等含大量的蛋白质；骨骼和牙齿中含大量胶原蛋白；细胞的各种结构均含有蛋白质。

2. 构成体内各种重要的生理活性物质　蛋白质构成酶、激素、抗体、血红蛋白、胶原蛋白等。细胞膜和血液中的蛋白质担负着各种物质的运输和交换作用。体液内的可溶性蛋白质可维持体液的渗透压和酸碱度。此外，血液的凝固、视觉的形成、人体的运动等都与蛋白质有关。

3. 供给能量　蛋白质可以为人体提供能量，为三类产热营养素之一。1g蛋白质在体内氧化分解可产生 16.7kJ（4kcal）的能量（注：1kcal=4.184kJ，1kJ=0.239kcal，1MJ=239kcal，1MJ=1000kJ=10^6J）。正常情况下，蛋白质不是机体的主要能量来源，但当糖类和脂肪供给能量不足时，可通过蛋白质的氧化分解来提供能量，其过程为：蛋白质在体内首先分解成氨基酸，经过脱氨基作用生成 α-酮酸，α-酮酸可进入三羧酸循环氧化分解并释放能量。

（二）蛋白质缺乏的表现

考点
蛋白质缺乏的表现

蛋白质长期摄入不足，成人会出现消化不良、易疲倦、免疫力下降、体重减轻，严重者出现贫血和水肿；儿童、青少年会出现生长迟缓、体重过轻；婴幼儿可出现智力发育障碍；妇女可出现月经障碍、乳汁分泌减少等。蛋白质缺乏往往与能量缺乏同时出现，称为蛋白质-能量营养不良（protein-energy malnutrition，PEM）。

（三）蛋白质过量的表现

蛋白质摄入过高也对人体有害，其常伴有过多的饱和脂肪酸和胆固醇摄入，同时过多的蛋白质在体内代谢分解会增加肾的负担，还可加速骨骼中钙的丢失，易引起骨质疏松。

（四）氮平衡

人体内的蛋白质处于不断分解与合成的动态变化之中。氮平衡是指氮的摄入量与排出量之间的平衡状态。计算公式为：

氮平衡=摄入氮量－排出氮量
排出氮量=尿氮+粪氮+经皮肤排出的氮

氮平衡包括零氮平衡、正氮平衡和负氮平衡三种情况。一般通过测定每日食物中的含氮量（摄入氮量），以及从尿液、粪便、皮肤等途径排出的氮量（排出氮量）就可以了解氮平衡的状态，从而估计蛋白质在体内的代谢量和人体的生长、营养等情况。氮平衡常用于蛋白质代谢、机体蛋白质营养状况评价，以及蛋白质需要量的研究。

1. 零氮平衡　摄入氮量等于排出氮量为零氮平衡。这表明体内蛋白质的合成量和分解量处于动态平衡。一般营养正常的健康成人就属于这种情况。

2. 正氮平衡　摄入氮量大于排出氮量为正氮平衡。这表明体内蛋白质的合成量大于分解量。生长期的儿童少年，孕妇和恢复期的伤病员等就属于这种情况。所以，在这些人的饮食中，应该尽量多加些含蛋白质丰富的食物。

考点
三种氮平衡的含义

3. 负氮平衡　摄入氮量小于排出氮量为负氮平衡，即氮的摄入量少于排泄物中的氮量。这表明体内蛋白质的合成量小于分解量。慢性消耗性疾病、组织创伤和饥饿等就属于这种情况。蛋白质摄入不足，就会导致身体消瘦，对疾病的抵抗力降低，患者的伤口难以愈合等。当糖类供给不足时，或处于病态、紧张状态时，都会影响机体的氮平衡。

长期处于负氮平衡，将引起蛋白质缺乏、体重减轻、机体抵抗力下降，应尽量避免和改善。

链接　蛋白质-能量营养不良分型

蛋白质-能量营养不良主要由于食物缺乏和蛋白质供给不足引起，也可继发于某些疾病，如恶性肿瘤、结核病、肝硬化、肾病、失血、慢性胃肠炎等。根据其临床特征不同可分为三种类型：①恶性营养不良综合征，即夸希奥科（Kwashiorkor），主要表现为全身水肿，是蛋白质严重缺乏而能量勉强满足需要时出现的疾病。②消瘦症，主要表现为消瘦（marasmus）、皮下脂肪缺失，多因能量和蛋白质长期严重缺乏引起。③混合型，兼有上述两型的特征，较多见。患有蛋白质-能量营养不良的儿童常伴有腹泻、感染和多种营养素缺乏。

（五）食物中蛋白质营养价值的评价

1. 蛋白质含量　食物中蛋白质含量的多少是评价该类食物蛋白质营养价值的前提和基础。食物中蛋白质的含量可用微量凯氏定氮法测定：先测定食物的含氮量，再乘以蛋白质换算系数，就可以得到食物中蛋白质含量。一般食品的蛋白质换算系数为 6.25。豆类及其制品蛋白质含量最高（一般在 20% 以上，大豆可达到 40%），动物性食物含蛋白质也很丰富（10%～20%），粮谷类较低（6%～10%），蔬菜水果类含量很少（1%～2%）。

2. 蛋白质消化率　是反映蛋白质被机体消化酶分解程度的指标。蛋白质消化率越高，被吸收利用的可能性越大，营养价值也越高。计算公式为

$$蛋白质真消化率（\%）= \frac{食物氮-粪氮-粪代谢氮}{食物氮} \times 100\%$$

粪代谢氮是指肠道内源氮，是完全不摄入蛋白质时粪中的含氮量。实际应用中往往不考虑它，此时消化率称表观消化率，表观消化率比真消化率要低，具有一定安全性。

动物性食物消化率一般较高（90% 以上），植物性食物由于膳食纤维的包裹，其消化率较低（80% 以下）。但食物加工可提高其消化率，如大豆整粒食用时，其消化率仅65.3%，而加工成豆腐后，消化率可提高到 90% 以上。常见的食物蛋白质的消化率分别为肉类 92%～94%、奶类 97%～98%、蛋类 98%、米饭 82%、面包 79%、玉米面窝头66%。

3. 蛋白质利用率　指蛋白质经消化吸收后被机体利用的程度。测定蛋白质利用率的方法很多，常用的有：

（1）生物价（biological value，BV）：是指食物蛋白质被吸收后的储留氮量与吸收氮量的比值。BV 越高，说明其被机体利用程度越高。BV 的最大值为 100。计算公式为

$$生物价 = \frac{储留氮}{吸收氮} \times 100$$

吸收氮=食物氮-粪氮-粪代谢氮

储留氮=吸收氮-尿氮-尿内源性氮

BV 是评价食物蛋白质营养价值较常用的方法。常见食物蛋白质的 BV：鸡蛋 94，鱼83，牛肉 76，大豆 64，玉米 60。食物蛋白质中必需氨基酸的种类及相互比值决定蛋白

质 BV 的高低，其种类齐全、相互比例适宜，则蛋白质在体内利用程度高。通过食物搭配可充分发挥蛋白质互补作用，提高 BV。几种食物混合后蛋白质的 BV 见表 2-1。BV 对指导肝病、肾病患者的膳食有意义。BV 高，表明食物蛋白质中氨基酸主要用来合成人体蛋白，极少有过多的氨基酸经肝、肾代谢而释放能量或由尿排出多余的氮，从而大大减少肝、肾负担。

表 2-1　几种食物混合后蛋白质的 BV

食物名称	单独食用时的 BV	混合食用时所占比例*		
小米	67	37	—	31
大米	57	32	40	46
大豆	64	16	20	8
豌豆	48	15	—	—
玉米	60	—	40	—
牛肉干	76	—	—	15
混合食用 BV	—	74	73	89

*表示不同食物占比情况下混合食用 BV

（2）蛋白质净利用率：是指机体利用的蛋白质占食物中蛋白质的百分比。它考虑了食物蛋白质的消化和利用两个方面，能更全面地反映该蛋白质的实际利用程度。

$$蛋白质净利用率（\%）=消化率×生物价=\frac{储留氮}{食物氮}×100\%$$

（3）蛋白质功效比值（protein efficiency ratio，PER）：是指生长阶段的实验动物在规定的实验条件下每摄取 1g 蛋白质体重增加的量。蛋白质功效比值越大，其营养价值越高。该指标是测量蛋白质利用率最简单而易行的方法，被广泛用于婴幼儿食品中蛋白质的评价。几种常见食物的蛋白质功效比值：牛奶 3.09，鸡蛋 3.92，牛肉 2.30，鱼 4.55，大豆 2.32，大米 2.16，面粉（精制）0.60。

$$蛋白质功效比值=\frac{动物体重增加（g）}{摄入食物蛋白质（g）}$$

（4）氨基酸评分（amino acid score，AAS）：亦称蛋白质化学评分，是用化学分析方法测定食物中蛋白质的每一种必需氨基酸的含量，分别与 WHO 推荐的理想蛋白质的同一种必需氨基酸的含量进行比较，求得比值，最低比值即为受试食物蛋白质的氨基酸评分，计算公式为

$$AAS=\frac{被测蛋白质每克氮（或蛋白质）中氨基酸含量（mg）}{理想模式或参考蛋白质中每克氮（或蛋白质）中氨基酸含量（mg）}×100$$

考点
食物中蛋白质营养价值的评价方法

比值较低的氨基酸即为限制性氨基酸。根据 AAS 由低到高，依次称为第一、第二和第三限制性氨基酸。AAS 是目前广为应用的评价蛋白质营养价值的一种方法，不仅适用于单一食物蛋白质的评价，还可用于混合食物蛋白质的评价；既可明确蛋白质的限制性氨基酸，也可以看出其他氨基酸的不足。AAS 的缺点是没有考虑食物蛋白质的消化率。因此，可采用消化率修正后的氨基酸评分，即将氨基酸评分乘以真消化率。

链 接　氨基酸评分

例如，1g 某谷类蛋白质中赖氨酸、苏氨酸与色氨酸含量分别为 29mg、24mg 与 13mg，1g 参考蛋白质中赖氨酸、苏氨酸与色氨酸含量分别为 58mg、34mg 与 11mg，按照公式可得赖氨酸、苏氨酸、色氨酸的 AAS 分别为 50、71 与 118，故该谷类蛋白质的 AAS 为 50。

氨基酸评分的方法虽然简单，但没有考虑食物蛋白质的消化率。为此，美国食品药品监督管理局（FDA）提出了一种新方法，即蛋白质消化率校正的氨基酸评分（protein digstibilty-corrected amino acid score，PDCAAS）。其计算公式如下：PDCAAS=氨基酸评分×蛋白质消化率。

（六）食物来源与参考摄入量

1. 蛋白质的食物来源　蛋白质普遍存在于各种食物中，包括粮谷类、肉类、蛋类、奶类、豆类及其制品等，通过膳食摄取的蛋白质按其来源可分为植物性蛋白质和动物性蛋白质两大类。虽然粮谷类蛋白质含量并不高，约 10%，但却是我国居民的主食，因此粮谷类仍然是我国居民膳食蛋白质的主要来源。

2. 蛋白质的参考摄入量　中国营养学会建议蛋白质推荐摄入量（recommended nutrient intake，RNI）：成年男性 65g/d，成年女性 55g/d。一般而言，正常成人每天摄取 30g 蛋白质即可维持零氮平衡，但从安全性和消化吸收等因素综合考虑，我国成人蛋白质推荐摄入量为 1.16g/（kg·d），若按能量计算，蛋白质摄入量应占到总能量摄入量的 10%～12%，儿童和青少年应为 12%～14%。且每日供给的蛋白质中优质蛋白质需占到 1/3 以上。

第2节　脂　类

脂类（lipids）是脂肪和类脂的总称。脂肪是由 C、H、O 三种元素组成的有机化合物，由 1 分子的甘油和 3 分子的脂肪酸组成，又称三酰甘油（甘油三酯）。类脂包括磷脂、糖脂、固醇类和脂蛋白等，是细胞膜、机体组织器官，尤其是神经组织的重要组成成分。固醇类中最重要的是胆固醇。

一、脂肪及其功能

食物中脂类主要由三酰甘油构成。通常，来自动物性食物的三酰甘油由于碳链长、饱和程度高，熔点高，常温下呈固态，故称为脂；来自植物性食物中的三酰甘油由于不饱和程度高，熔点低，故称为油。三酰甘油分子中的 3 个脂肪酸，其结构不完全相同，在自然界中还未发现由单一脂肪酸构成的三酰甘油。脂肪因其所含的脂肪酸链的长短、饱和程度和空间结构不同，而呈现不同的特性和功能。

（一）体内脂肪的生理功能

人体内的脂肪主要分布在腹腔、皮下和肌肉纤维之间，具有重要的生理功能。

1. 储存和提供能量　当人体摄入能量过多不能被全部利用时，可转变为脂肪而储存起来。当机体需要时，脂肪细胞中的脂肪分解酶立即分解三酰甘油释放出甘油和脂肪酸

考点
体内脂肪的生理功能

进入血液循环，和食物中被吸收的脂肪一起被分解释放出能量以满足机体的需要。由于三酰甘油中碳、氢的含量远高于蛋白质和糖类，所以可提供较多的能量，1g脂肪可产生的能量约为39.7kJ（9.49kcal）。安静状态下空腹的成人，所需的能量大约25%来自游离脂肪酸，15%来自葡萄糖，其余由内源性脂肪提供。

体内脂肪的储存和提供能量有两个特点：一是脂肪细胞可以不断地储存脂肪，至今还未发现其吸收脂肪的上限，所以人体可因不断地摄入过多的能量而不断地积累脂肪，导致越来越胖；二是机体不能利用脂肪酸分解的含2个碳的化合物合成葡萄糖，所以脂肪不能直接给脑和神经细胞及血细胞提供能量，因此节食减肥不当可能导致机体分解组织蛋白质，通过糖异生保证血糖水平。

2. 保温及润滑作用　脂肪不仅可直接提供能量，皮下脂肪组织还可起到隔热保温的作用，维持体温正常和恒定，因此肥胖者冷天一般相对不怕冷；脂肪组织在体内对器官有支撑和衬垫作用，可保护内部器官免受外力伤害及减少器官间的摩擦，如心脏、肾脏等脏器四周的脂肪对内脏可起到保护和减震作用，腹腔大网膜中大量脂肪在胃肠蠕动中起润滑作用，甚至皮脂腺分泌的脂肪对皮肤也起到润滑护肤作用。

3. 节约蛋白质作用　脂肪在体内代谢分解的产物，可以促进糖类的能量代谢，使其更有效地释放能量。充足的脂肪可保护体内蛋白质（包括食物蛋白质）不被用来作为能源物质，而使其有效地发挥其他生理功能，脂肪的这种功能被称为节约蛋白质作用。

4. 机体构成成分　细胞膜中含有大量脂类，是细胞维持正常的结构和功能的重要成分。

5. 脂肪组织内分泌功能　人体的脂肪组织还具有内分泌作用。现已发现的由脂肪组织所分泌的因子有瘦素（leptin）、肿瘤坏死因子α（tumor necrosis factor α，TNF-α）、白细胞介素-6（interleukin-6，IL-6）、白细胞介素-8（interleukin-8，IL-8）、雌激素（estrogen）、胰岛素样生长因子-1（insulin-like growth factor，IGF-1）等。这些脂肪组织来源的因子参与机体的代谢、免疫、生长发育等生理过程。

考点
食物中脂肪的功能

（二）食物中脂肪的功能

食物中的脂肪除了为人体提供能量和作为人体脂肪的合成原料以外，还有一些特殊的营养学功能。

1. 增加饱腹感　食物中的脂肪由胃进入十二指肠时，可刺激十二指肠产生肠抑胃素（enterogestrone），使胃蠕动受到抑制，造成食物由胃进入十二指肠的速度相对缓慢。食物中脂肪含量越多，胃排空的速度越慢，所需时间越长，从而增加饱腹感。

2. 改善食物的感官性状　脂肪作为食品烹调加工的重要原料，可以改善食物的色、香、味、形，达到提升美观和促进食欲的作用。

3. 提供脂溶性维生素　食物脂肪中同时含有各类脂溶性维生素，如维生素A、维生素D、维生素E、维生素K等。脂肪不仅是这类脂溶性维生素的食物来源，也可促进它们在肠道中的吸收。

二、脂肪酸的分类

脂肪酸是构成三酰甘油的基本单位,其有很多种。

1. **按脂肪酸饱和程度分类**　分为饱和脂肪酸(SFA)和不饱和脂肪酸(USFA)。SFA可显著升高血清总胆固醇和低密度脂蛋白的水平。USFA 又可分为单不饱和脂肪酸(MUFA)和多不饱和脂肪酸(PUFA)。MUFA 可降低血胆固醇、三酰甘油、低密度脂蛋白胆固醇水平,升高高密度脂蛋白胆固醇水平;PUFA 可降低血清总胆固醇和低密度脂蛋白胆固醇水平,但不升高高密度脂蛋白胆固醇水平,过多摄入会产生脂质过氧化反应,促进化学致癌,n-3 系列脂肪酸有抑制免疫功能作用。

2. **根据是否必须由食物提供分类**　分为必需脂肪酸和非必需脂肪酸。必需脂肪酸有亚油酸和 α-亚麻酸 2 种。亚油酸可转变生成 γ-亚麻酸、花生四烯酸等 n-6 系列脂肪酸;α-亚麻酸可转变生成二十碳五烯酸(EPA)、二十二碳六烯酸(DHA)等 n-3 系列脂肪酸。

3. **按脂肪酸空间结构分类**　分为顺式脂肪酸和反式脂肪酸。反式脂肪酸可以使血清总胆固醇、低密度脂蛋白胆固醇和极低密度脂蛋白胆固醇水平升高,而使高密度脂蛋白胆固醇水平降低,因此增加心血管疾病的发生危险。

考点
必需脂肪酸的含义

链接　反式脂肪酸

20 世纪 80 年代,由于担心动物脂肪中的饱和脂肪酸会增加心血管病的发生危险,且植物油高温下不稳定及无法长时间储存等问题,科学家利用氢化过程,将不饱和脂肪酸的不饱和双键与氢结合变成饱和键,随着饱和度的增加,植物油由液态变为固态。在此过程中,一些未被饱和的不饱和脂肪酸的空间结构由顺式转为反式,成为反式脂肪酸。有研究发现,反式脂肪酸可升高低密度脂蛋白胆固醇水平,降低高密度脂蛋白胆固醇水平,从而增加冠心病发生风险;人造脂肪中的反式脂肪酸可诱发肿瘤、2 型糖尿病等疾病。人造黄油、蛋糕、饼干、油炸食品、乳酪食品及花生酱等食品是反式脂肪酸的主要来源。我国规定,2 岁以上儿童及成人膳食中来源于食品工业加工产生的反式脂肪酸的可耐受最高摄入量(tolerable upper intake level,UL)应<1%总能量。

三、膳食脂类的营养价值评价

1. **脂肪的消化率**　食物脂肪的消化率与其熔点密切相关。熔点越低,越容易消化。熔点低于体温的脂肪消化率可高达 97%~98%,多见于植物脂肪;熔点高于 50℃的脂肪较难消化,多见于动物脂肪。一般植物脂肪的消化率要高于动物脂肪。

2. **必需脂肪酸含量**　一般植物油中亚油酸和 α-亚麻酸含量高于动物脂肪,其营养价值优于动物脂肪。但椰子油中亚油酸含量很低,其 USFA 含量也少。

3. **各种脂肪酸的比例**　机体对 SFA、MUFA 和 PUFA 的需要不仅要有一定的数量,也应有一定的比例。有研究者推荐三者适宜比例应为 1∶1∶1。

4. **脂溶性维生素含量**　脂溶性维生素含量高的脂类其营养价值也高。植物油中富含维生素 E,特别是谷类种子的胚油(如麦胚油)维生素 E 的含量非常丰富。动物的储存脂肪几乎不含维生素,而器官脂肪如肝脏脂肪中含有丰富的维生素 A、维生素 D,某些海产鱼肝脏脂肪中维生素 A、维生素 D 含量更高。

四、食物来源与参考摄入量

膳食中脂类的主要来源是动物脂肪组织、肉类和油料植物种子或植物油（表 2-2）。动物脂肪中 SFA 和 MUFA 含量较多，而 PUFA 含量较少。海生动物富含 USFA。植物油主要含 USFA。胆固醇只存在于动物性食物中。

表 2-2　脂类的主要食物来源

脂类		主要食物来源
饱和脂肪酸		动物脂肪（猪油、牛油、羊油）（40%～60%）；黄油；棕榈油；椰子油（93%～94%）
单不饱和脂肪酸（油酸）		橄榄油、茶树油（80%）；花生油、芝麻油（40%）；动物脂肪（30%～50%）
多不饱和脂肪酸	亚油酸	普遍存在于植物油中，在葵花籽油、豆油和芝麻油、玉米胚油中较多
	亚麻酸	菜籽油、豆油、羊油、紫苏油
	EPA、DHA	鱼贝类
磷脂		蛋黄、肝脏、大豆、麦胚、花生
胆固醇		动物脑、肝、肾、肠等内脏和皮；蛋类、鱼子、蟹子；蛤贝类；肉类；奶类

考点
脂类参考
摄入量

有资料显示，成人每日膳食中有 50g 脂肪即能满足需要；每日烹调油摄入量不宜超过 30g；亚油酸摄入量占总能量的 2.4%、α-亚麻酸占 0.5%～1%时即可预防必需脂肪酸缺乏症。中国营养学会提出脂肪适宜摄入量（adequate intake，AI）：脂肪供给量占总能量的百分比，儿童青少年 25%～30%，成人和老年人 20%～30%，成人和老年人胆固醇摄入量应低于 300mg/d。

第3节　糖　类

糖类（carbohydrate）也称碳水化合物、碳水化物，是由 C、H、O 3 种元素组成的一大类有机化合物。

链　接　马铃薯参选主粮

2015 年 1 月，在中国农业科学院等共同举办的"马铃薯主粮化发展战略研讨会"上，会议提出将马铃薯主粮化，作为我国三大主粮的补充，并逐渐成为第四大主粮作物。马铃薯营养价值高，100g 块茎约含糖类 17.2g、蛋白质 2g、粗纤维 0.7g，还含有丰富的钙、铁、钾等矿物质，以及维生素 C、胡萝卜素，这些微量营养素的含量远高于稻米和小麦。新鲜马铃薯比大米、馒头、面包的能量低，饱腹感却更强。这是因为新鲜马铃薯的含水量高，所含淀粉仅 20%左右，还富含能够产生饱腹感的膳食纤维。所以，如果用马铃薯代替米饭或馒头，不但可减少能量摄入，还可提供更多维生素、膳食纤维等营养素。马铃薯主粮化，可以弥补传统主粮中微量营养素和膳食纤维的不足，保证膳食平衡，还可延续国民的传统饮食习惯，既把马铃薯当蔬菜，又使其成为很好的主食。

一、糖类的生理功能

1. **提供能量**　糖类是人类能量最经济和最重要的来源。1g 糖类在体内氧化可提供 16.7kJ（4kcal）能量。葡萄糖在体内释放能量较快，供能也快，是神经系统和心肌的主要能源，也是肌肉活动时的主要"燃料"，对维持神经系统和心脏的正常供能、增强耐力、提高工作效率都有重要意义。

2. **构成人体组织及生理活性物质**　每个细胞都有糖类，主要以糖脂、糖蛋白和蛋白多糖的形式分布在细胞中。脑和神经组织含大量糖脂，糖类与蛋白质结合生成的糖蛋白，如黏蛋白和类黏蛋白，是构成软骨、骨骼和眼球角膜、玻璃体的组成成分。一些具有重要生理功能的物质，如抗体、酶和激素的组成成分，也需糖类参与。

3. **节约蛋白质作用和抗生酮作用**　糖类的主要作用是供应能量，如果摄入糖类不足，那么人体会利用蛋白质来获取能量。但蛋白质主要是用来合成和修补组织的。如果摄入充足的糖类，就会避免将宝贵的蛋白质用来提供能量，即起到蛋白质节约作用。当体内糖类供给不足时，身体所需能量将大部分由脂肪供给。脂肪如果不能彻底氧化，会产生酮体，酮体在体内积存过多，即可引起酸中毒。因此供给体内充足的糖类，可防止脂肪氧化不全而造成酮体堆积，即起到抗生酮作用。

4. **血糖调节作用**　糖类摄入过多，则血糖升高。食物对于血糖的调节作用主要在于食物消化吸收速率和利用率。糖类的含量、类型和摄入总量是影响血糖的主要因素。不同类型的糖类，可以很快在小肠吸收并升高血糖水平；而一些抗性淀粉、寡糖或其他形式的膳食纤维，则在 4 小时内不显著升高血糖，是一个持续、缓慢的释放过程，这是因为抗性淀粉只有进入结肠经细菌发酵后才能吸收，对血糖的应答影响缓慢而平衡。因此在糖尿病患者膳食中，合理使用和调节糖类的量是关键因素。

5. **保肝解毒作用**　机体摄取的糖类除了提供能量外，多余的会以肝糖原的形式储存在肝脏中备用。当肝糖原储备不足的时候，肝脏对有害物质（酒精、砷等）的解毒作用明显下降，所以说糖类具有保肝解毒的作用，其解毒作用的大小和肝糖原的数量有明显关系。

二、糖类的分类及食物来源

1. **分类**　按照单糖分子（DP）聚合度，可将糖类分为 3 类：糖（1~2 个 DP）、寡糖（3~9 个 DP）和多糖（≥10 个 DP）（表 2-3）。

考点
糖类的生理功能

考点
糖类的分类

表 2-3　主要的膳食糖类分类和组成

分类	亚组	组成
糖（1~2 个 DP）	单糖	葡萄糖、半乳糖
	双糖	蔗糖、乳糖、海藻糖
	糖醇	山梨醇、甘露醇
寡糖（3~9 个 DP）	异麦芽低聚寡糖	麦芽糊精
	其他寡糖	棉子糖、水苏糖、低聚果糖
多糖（≥10 个 DP）	淀粉	直链淀粉、支链淀粉、变性淀粉
	非淀粉多糖	纤维素、半纤维素、果胶、亲水胶质物

2. 食物来源   糖类来源甚广，我国居民膳食中的糖类主要来自谷类（如小麦、稻米、玉米、小米、高粱米），含量 70%～75%；干豆类（如绿豆、赤豆、豌豆、蚕豆），含量 50%～60%；薯类（如甜薯、马铃薯、芋头）含糖类也较多，含量 20%～25%。这些食物主要含有淀粉。甘蔗和甜菜是蔗糖的主要来源，蔬菜和水果除少量可利用的单糖、双糖外，还含有纤维素和果胶类。

三、糖类的参考摄入量

中国营养学会根据我国人民的营养需求和饮食习惯，以及联合国粮农组织和世界卫生组织的建议，提出成人每日糖类的参考摄入量占总热量的 55%～65%（AI），同时对糖类的来源也做出要求：糖类应包括复合碳水化合物淀粉、不消化性的抗性淀粉、非淀粉多糖及低聚糖等糖类；限制纯能量化合物如精制糖的摄入量，从而保障能量与营养素供给，以及改善消化道功能与预防龋齿的双重需要。

四、膳食纤维

膳食纤维（dietary fiber）是植物的可食部分、不能被人体小肠消化吸收、对人体健康有意义、聚合度≥3 的糖类。其组分非常复杂，包括纤维素、半纤维素、木质素、果胶、菊糖。木质素虽然不是糖类，但因检测时不能排除木质素，故仍将它包括在膳食纤维中。

（一）膳食纤维分类

根据膳食纤维水溶性不同，可分为水溶性膳食纤维和非水溶性膳食纤维。水溶性膳食纤维包括果胶和树胶。果胶是不可消化的多糖，多存在于水果、蔬菜的软组织中。果胶类物质均溶于水，与糖类、酸在适当条件下形成凝胶，一般用作果冻、冰激凌等食品的稳定剂。非水溶性膳食纤维包括纤维素、半纤维素和木质素，存在于植物细胞壁中。谷物的麸皮、全谷粒、干豆、干蔬菜和坚果类等食物含有较多的非水溶性膳食纤维。

（二）膳食纤维的主要生理功能

膳食纤维不仅本身具有重要的功能，在益生元的作用下发酵所产生的短链脂肪酸也有着广泛促进健康的作用。

1. 增加饱腹感   膳食纤维进入消化道内，在胃中吸水膨胀，增加胃内容物的容积，而可溶性膳食纤维黏度高，使胃排空速率减缓，延缓胃中内容物进入小肠的速度，同时使人产生饱腹感，从而有利于糖尿病和肥胖症患者减少进食量。

2. 促进排便   非水溶性膳食纤维可组成肠内容物的核心，由于其吸水性可增加粪便体积，以机械刺激使肠壁蠕动。膳食纤维可被结肠细菌发酵产生短链脂肪酸和气体刺激肠黏膜，从而促进粪便排泄；还可增加粪便含水量，减少粪便硬度，利于排便。

3. 降低血糖和血胆固醇   膳食纤维可以减少小肠对糖类的吸收，使血糖不致因进食而快速升高，因此也可减少体内胰岛素的释放，而胰岛素可刺激肝脏合成胆固醇，所以胰岛素释放的减少可以影响血浆胆固醇的水平。各种膳食纤维因可吸附胆酸，使脂肪、胆固醇等吸收率下降，也可达到降血脂的作用。

4. 改变肠道菌群   进入大肠的膳食纤维能部分地、选择性地被肠内细菌分解与发酵，所产生的短链脂肪酸可降低肠道 pH，从而改变肠内微生物菌群的构成与代谢，诱导

考点
膳食纤维的主要生理功能

益生菌大量繁殖，对肠道健康有重要作用。

第 4 节 能 量

人类维持生命和一切体力活动都需要能量，而食物中的糖类、脂肪和蛋白质进入人体后进行氧化分解可释放出能量以满足机体的需要。人体所需的能量均来自这三大产能营养素。

一、能量单位

营养学上惯用的能量单位是卡（cal）或千卡（kcal），国际通用单位是焦耳（J）、千焦耳（kJ）或兆焦耳（MJ）。其换算关系为：1kcal≈4.184kJ，1kJ≈0.239kcal，1MJ≈239kcal，$1MJ=1000kJ=10^6J$。

二、人体能量消耗量

人体能量消耗主要用于维持基础代谢、食物热效应和日常体力活动。孕妇、乳母、儿童、青少年还要满足其特殊生理需要；创伤患者康复期间也需要额外的能量；精神紧张工作者大脑活动加剧，能量消耗也增加。

考点
基础代谢的定义；人体能量的主要消耗用途

（一）基础代谢消耗的能量

基础代谢是指维持人体基本生命活动所必需的能量消耗，如维持体温、呼吸、血液循环、肌紧张、细胞内外液中电解质浓度差及蛋白质等大分子合成，是人体能量消耗的主要部分，占人体总能量消耗的 60%～70%。为了确定基础能量消耗（basal energy expenditure，BEE），必须首先测定基础代谢率（basal metabolic rate，BMR），BMR 的单位为 kJ/（m^2·h）、kJ/（kg·h）或 MJ/d、kcal/d。人体基础代谢率平均值见表 2-4。

表 2-4 人体基础代谢率平均值[kJ/（m^2·h）]

年龄（岁）	男	女	年龄（岁）	男	女
1	221.8（53.0）	221.8（53.0）	30	154.0（36.8）	146.9（35.1）
3	214.2（51.2）	214.2（51.2）	35	152.7（36.5）	146.4（35.0）
5	206.3（49.3）	202.5（48.4）	40	151.9（36.3）	146.0（34.9）
7	197.9（47.3）	200.0（45.4）	45	151.5（36.2）	144.0（34.5）
9	189.1（45.2）	179.3（42.8）	50	149.8（35.8）	141.8（33.9）
11	179.9（43.0）	175.7（42.0）	55	148.1（35.4）	138.1（33.0）
13	177.0（42.3）	168.5（40.3）	60	146.0（34.9）	136.8（32.7）
15	174.9（41.8）	158.8（37.9）	65	143.9（34.4）	134.7（32.2）
17	170.7（40.8）	151.9（36.3）	70	141.4（33.8）	132.6（31.7）
19	164.0（39.2）	148.5（35.5）	75	138.9（33.2）	131.0（31.3）
20	161.5（38.6）	147.7（35.3）	80	138.1（33.0）	129.3（30.9）
25	156.9（37.5）	147.3（35.2）			

注：括号中数字为以 kcal/d 作为能量单位时的基础代谢率平均值

通常可按以下几种方法计算每天基础能量消耗。

1. 用体表面积计算 我国赵松山于 1984 年提出了一个相对适合中国人的体表面积计算公式：

体表面积（m^2）=0.006 59×身高（cm）+0.0126×体重（kg）−0.1603

根据这个公式计算出体表面积，再按年龄、性别在表 2-4 中查出相应的基础代谢率，即可计算出 24 小时基础能量消耗。

2. 直接用公式计算 Harris 和 Benedict 提出以下公式，可根据年龄、身高和体重直接计算 24 小时的 BEE。

男性 BEE（kcal/24h）=66.5+13.8×体重（kg）+5.0×身高（cm）−6.8×年龄（岁）
女性 BEE（kcal/24h）=655.1+9.5×体重（kg）+1.8×身高（cm）−4.7×年龄（岁）

更为简单的方法是成年男性按每千克体重每小时 1kcal（4.18kJ）、女性按每千克体重每小时 0.95kcal（3.97kJ），与体重相乘直接计算，其结果相对粗略。

3. 世界卫生组织建议的计算方法 世界卫生组织于 1985 年推荐使用 Schofield 公式计算 24 小时的基础能量消耗（表 2-5）。

表 2-5 不同年龄、性别人群的基础代谢率的计算公式

年龄（岁）	公式 男	公式 女
0～	（60.9×W）−54	（61.0×W）−51
3～	（22.7×W）+495	（22.5×W）+499
10～	（17.5×W）+651	（12.2×W）+746
18～	（15.3×W）+679	（14.7×W）+496
30～	（11.6×W）+879	（8.7×W）+829
60～	（13.5×W）+487	（10.5×W）+596

注：W 为体重（kg）

人体的基础代谢因体表面积、年龄、性别而异，也受内分泌状况和气候的影响。瘦高的人基础代谢率高于矮胖的人，原因主要是前者体表面积大，人体瘦体组织（包括肌肉、心脏、肝和肾等代谢活跃的组织）消耗的能量高；基础代谢率随年龄增加而逐渐降低，成人比儿童低，老年人又比青壮年人低；同年龄女性比男性基础代谢率低 5%～10%，原因是其瘦体组织所占比例低于男性；热带地区人群的基础代谢率较温带同类居民低 10%，温带地区较寒带地区同类居民低 10%；发热时，体温每升高 1℃，基础代谢率增加 13%；甲状腺功能亢进时，基础代谢率明显升高。

（二）体力活动消耗的能量

体力活动消耗的能量是影响人体总能量消耗的最重要部分，占总能量的 15%～30%。体力活动包括生活活动和劳动。不同体力活动消耗的能量不同，其能量的消耗与劳动强度、劳动持续时间及工作熟练程度有关。劳动强度越大、持续时间越长、工作越不熟练，能量消耗越多，其中劳动强度为主要影响因素。中国营养学会将体力活动强度分为轻、

中、重三级，成人能量的推荐摄入量用基础代谢率（kcal/d）乘以不同的体力活动水平（physical activity level，PAL）系数。中国成人体力活动水平分级见表 2-6。

表 2-6　中国成人体力活动水平分级

分级	职业工作时间	工作内容	体力活动水平系数	
			男	女
轻	75%时间坐或站立 25%时间站着活动	办公室工作、修理电器钟表、柜台售货工作、酒店服务工作、化验室操作、讲课等	1.55	1.56
中	25%时间坐或站立 75%时间特殊职业活动	学生日常活动、机动车驾驶、电工安装、车床操作、金工切割等	1.78	1.64
重	40%时间坐或站立 60%时间特殊职业活动	非机械化农业劳动、炼钢、舞蹈、体育运动、装卸、采矿等	2.10	1.82

（三）食物热效应消耗的能量

食物热效应指人体在摄食过程中引起额外的能量消耗，也称食物特殊动力作用。食物中的营养素在进行消化、吸收、代谢、转运等过程中都需要额外消耗能量。食物热效应与食物成分有关，其中蛋白质最高，消耗本身产生能量的 20%～30%，糖类为 5%～10%，脂肪为 0%～5%，混合膳食为其基础代谢消耗能量的 10%。

考点
食物热效应

三、产能系数

人体所需要的能量来源于糖类、脂肪和蛋白质。1g 糖类、脂肪和蛋白质在体内进行氧化分解所释放出的能量值称产能系数或热价。1g 产能营养素在体内氧化所产生的能量称为生理价，在体外燃烧所释放的能量称为物理价。1g 糖类、脂肪和蛋白质在体外完全燃烧时产生的能量分别为 17.15kJ（约 4.10kcal）、39.54kJ（约 9.45kcal）、23.64kJ（约 5.65kcal）。在体内氧化时，糖类和脂肪的最终产物均为二氧化碳和水，与体外燃烧相同，产生的能量也相同。蛋白质在体外燃烧时的最终产物为二氧化碳、水、氨气和氮气等，而在体内氧化时，其最终产物为二氧化碳、水、尿素、肌酸及其他含氮有机物，即在体内氧化不如在体外燃烧充分。若将 1g 蛋白质在体内氧化产生的尿素等有机含氮物收集起来，在体外继续燃烧，还可产生 5.44kJ（约 1.3kcal）的能量，由此可推算 1g 蛋白质在体内氧化产生的能量为：23.64–5.44=18.2（kJ）（约 4.35kcal）。正常人普通混合膳食时，糖类的平均吸收率为 98%，脂肪为 95%，蛋白质为 92%。因此计算膳食的能量时，还应考虑吸收率因素。通常将 1g 产能营养素在体内氧化时实际为机体提供的能量称为营养学热价。三种营养素的产能系数见表 2-7。

表 2-7　三种营养素的产能系数

营养素	物理价（kcal/g）	生理价（kcal/g）	吸收率（%）	产能系数（kcal/g）
蛋白质	5.65	4.35	92	4.0
脂肪	9.45	9.45	95	9.0
糖类	4.10	4.10	98	4.0

考点
三种营养素的产能系数

此外，每 1g 乙醇在体内产生的能量约为 29kJ（7.0kcal）；不可利用的糖类（膳食纤维）虽然不能在小肠内被消化吸收，但可在大肠内发酵，产生短链脂肪酸进而生成能量，每 1g 膳食纤维在体内产生的能量约为 8kJ（2.0kcal）。

四、能量的食物来源与参考摄入量

考点
三大营养素的主要食物来源

人体所需能量主要由蛋白质、脂肪和糖类三大营养素提供。这三大营养素普遍存在于各种食物中。其中糖类主要存在于谷类、薯类等食物中，是最主要、最经济的膳食能量来源；脂肪主要存在于植物油脂和肉类中；蛋白质主要存在于动物类和豆类食物中。蔬菜和水果中脂肪和蛋白质含量较低。另外，酒类饮料中的乙醇也能提供较高的能量。

三大产能营养素提供的能量应该有合理的摄入比，从而满足机体需要。按我国人民的膳食结构、饮食习惯和营养状况，建议成人蛋白质提供的能量占总能量的 10%～15%、脂肪占 20%～30%、糖类占 50%～65% 为宜，其中脂肪提供的能量不宜超过总能量的 30%。不同年龄、性别、体力活动强度人群的能量需要量，见附录 B。

五、能量平衡与健康体重

机体消耗的能量和摄入的能量大体相等，营养学上称为能量平衡。体重为能量平衡的常用观察指标。如果长期能量摄入小于消耗，人体可逐渐消瘦，并影响其他营养素的代谢，出现身体功能紊乱等。而长期能量摄入大于消耗，则过多的能量转化为脂肪储存于体内，可导致肥胖、心脑血管疾病、糖尿病等疾病的患病率增加。在胚胎期，如果孕妇能量摄入量过剩，也会造成婴儿出生时体重过重。

第 5 节　维　生　素

维生素（vitamin）是维持机体生命活动过程所必需的一类微量的低分子有机化合物。特点是以其本体形式或以可被机体利用的前体形式存在于天然食物中；在体内既不参与构成组织又不能提供能量，但常以辅酶或辅基形式担负着特殊的代谢功能；机体需要量极少，缺乏到一定程度会引起相应疾病；一般不能在体内合成（维生素 D、维生素 K 例外），或合成数量极少，必须由食物供给。根据其溶解性可将维生素分为两大类，即脂溶性维生素和水溶性维生素。脂溶性维生素包括维生素 A、维生素 D、维生素 E、维生素 K；水溶性维生素包括维生素 B 族（维生素 B_1、维生素 B_2、维生素 PP、维生素 B_6、维生素 B_{12}、叶酸、泛酸、生物素等）和维生素 C。脂溶性维生素在食物中与脂肪共存，吸收时也与脂肪有关，摄入过多时可在体内蓄积产生有害影响，缺乏时可缓慢出现缺乏症状。水溶性维生素易溶于水，烹调时易损失，一般不在体内蓄积，若摄入过少，可较快出现缺乏症状。

链　接　临床和亚临床维生素缺乏

人体维生素不足或缺乏是一个渐进过程。当膳食中长期缺乏某种维生素时，最初表现为组织中维生素的储存降低，继而出现生化指标和生理功能异常，进一步发展则引起组织的病理改变，并出现临床体征。当维生素缺乏出现临床症状时，称为维生素的临床缺乏。维生素的轻度缺乏常不出现临床症状，但一般可降低劳动效率及对疾病的抵抗力，这称为亚临床维生素缺乏或不足，也称为维生素边缘缺乏。维生素临床缺乏类疾病已不多见，而维生素的亚临床缺乏则是营养缺乏中的一个主要问题。维生素的亚临床缺乏引起的临床症状不明显、不特异，易被忽视，故应对此高度警惕。

一、维生素 A

维生素 A（vitamin A）又名视黄醇或抗眼干燥症因子，包括存在于动物性食物中的维生素 A 和植物性食物中的维生素 A 原——胡萝卜素。维生素 A 的数量单位过去以国际单位（IU）表示，近年来改为以视黄醇活性当量（RAE）来表示。

1. **理化性质**　维生素 A 和胡萝卜素遇热和碱均稳定，一般烹调和罐头加工不易破坏，但在存放过程中，空气中的氧能使其氧化破坏，紫外线可促进维生素 A 和胡萝卜素的氧化破坏。当食物中含有磷脂、维生素 E、维生素 C 或其他抗氧化物质时，均有保护维生素 A 与胡萝卜素稳定性的作用。

2. **生理功能**　维生素 A 的生理功能是维持正常视觉，维生素 A 能促进视觉细胞内感光物质合成与再生，以维持正常视觉；维持上皮正常生长与分化；促进生长发育；抑癌作用；维持机体正常免疫功能。

3. **缺乏或过多**　维生素 A 缺乏的最早症状是暗适应能力下降，即在黑夜或暗处看不清物体，在弱光下视力减退，暗适应时间延长，严重者可致夜盲症。维生素 A 缺乏最明显的结果是患眼干燥症，患者眼结膜和角膜上皮组织变性，泪腺分泌减少、发炎、疼痛等，发展下去可致失明；还可导致指甲出现凹陷线纹、皮肤瘙痒、脱皮、粗糙发干、脱发等；血红蛋白合成代谢障碍，免疫功能低下，儿童生长发育迟缓等。摄入大剂量维生素 A 可引起急性、慢性毒性及致畸毒性；大量摄入胡萝卜素可出现高胡萝卜素血症，易出现类似黄疸皮肤，停止摄入后症状可逐渐消失，未发现其他毒性。

考点
维生素 A 缺乏的表现

4. **食物来源**　维生素 A 最丰富的食物来源是各种动物肝脏、鱼肝油、鱼卵、全奶、奶油、禽蛋等。维生素 A 原的良好来源是深色蔬菜如菠菜、冬苋菜、空心菜、莴笋叶、芹菜叶、胡萝卜、豌豆苗、红心红薯、辣椒，水果如芒果、杏及柿子等。

5. **参考摄入量**　中国营养学会推荐摄入量（RNI）：成年男性 800μgRAE/d，成年女性 700μgRAE/d。

二、维生素 D

维生素 D（vitamin D）属于固醇类，主要包括维生素 D_2 和维生素 D_3。在人和动物皮下组织中的 7-脱氢胆固醇，经紫外线照射形成维生素 D_3；存在于藻类植物及酵母中的麦角固醇，经紫外线照射形成维生素 D_2。

1. **理化性质**　维生素 D 的化学性质比较稳定，在中性和碱性环境中耐热，不易被氧化破坏，如在 130℃下加热 90 分钟，仍能保持其活性，但在酸性环境中则逐渐分解，当脂肪酸败时可使其中的维生素 D 被破坏。

2. **生理功能**　维生素 D 的主要功能是调节体内钙、磷代谢，促进钙、磷的吸收和利用，以构成健全的骨骼和牙齿。

3. **缺乏或过多**　维生素 D 缺乏或不足，钙、磷代谢紊乱，血中钙、磷水平降低，致使骨组织钙化发生障碍，在婴幼儿期出现佝偻病；成人发生骨软化症，多见于孕妇、乳母和老年人。过量摄入维生素 D 也可引起维生素 D 过多症，多见于长期大量给儿童浓缩的维生素 D，可出现食欲缺乏、体重减轻、恶心、呕吐、腹泻、头痛等。

4. **食物来源**　维生素 D 主要存在于动物性食物中，包括海水鱼如沙丁鱼、动物肝、蛋黄及鱼肝油制剂中。

5. **参考摄入量**　中国营养学会推荐摄入量（RNI）：0～64 岁为 10μg/d，65 岁以上为 15μg/d。

三、维生素 E

维生素 E（vitamin E）又名生育酚，为黄色油状液体，溶于脂肪，对热、酸稳定，遇碱易被氧化，在酸败的油脂中维生素 E 多被破坏，一般的食物烹调方法对其影响不大。

1. **生理功能**　抗氧化作用；促进蛋白质更新合成；预防衰老；与动物生殖功能和精子生成有关；调节血小板黏附力和聚集作用。

2. **缺乏症**　不能正常吸收脂肪的患者可出现维生素 E 缺乏，导致红细胞膜受损，出现溶血性贫血，给予维生素 E 治疗有望治愈。

3. **食物来源**　维生素 E 在自然界分布甚广，通常人类不会缺乏。维生素 E 含量丰富的食物有植物油、麦胚、硬果、种子类、豆类、蛋黄等。绿叶植物中的维生素 E 含量高于黄色植物；肉类、鱼类等动物性食物及水果中维生素 E 含量很少。

4. **参考摄入量**　中国营养学会适宜摄入量（AI）：青少年及成人为 14mg α-TE/d。

四、维生素 B_1

维生素 B_1（vitamin B_1）又称硫胺素，也称抗脚气病因子、抗神经炎因子，是人类发现最早的维生素之一。

1. **理化性质**　维生素 B_1 为白色结晶，易溶于水，在酸性环境中稳定，比较耐热，不易被破坏，在碱性环境中对热极不稳定，一般煮沸加温可使其大部分破坏，故在煮粥、蒸馒头时加碱，会造成米面中维生素 B_1 大量损失。

2. **生理功能**　维生素 B_1 的生理功能是构成脱羧酶的辅酶，参加糖类代谢，即与能量代谢有关；维持神经、肌肉特别是心肌正常功能；维持正常食欲和胃肠蠕动等。

3. **缺乏症**　维生素 B_1 缺乏可导致消化、神经和心血管诸系统的功能紊乱，主要表现为疲乏无力、肌肉酸痛、头痛、失眠、食欲不佳、心动过速、多发性神经炎、水肿及浆液渗出等。因缺乏维生素 B_1 引起的全身性疾病又称脚气病，临床上可分为干性脚气病、湿性脚气病和混合性脚气病三种类型（表 2-8），主要发生于以精白米面为主食的人群，以及胃肠道及消耗性疾病患者。

表 2-8　维生素 B₁ 缺乏症临床分类

类型	临床表现
干性脚气病	以多发性周围神经炎为主。起病多从肢体远端开始，向肢体近端发展，可有灼痛或异样感觉，呈袜套型分布；触觉及痛觉减退、温觉及振动感觉消失；肌力下降、肌肉酸痛，挤压腓肠肌疼痛；腿沉重麻木并有蚁行感，蹲踞时起立和上下楼梯困难；损害累及迷走神经时出现呕吐、眼球震颤（水平震颤多于垂直震颤）、共济失调等症状
湿性脚气病	以水肿和心脏症状为主。表现为心脏扩大，周围血管扩张，静息时心动过速、气促、胸痛、水肿、肝大、全身水肿、少尿；心电图可见低电压、右心室肥大
混合性脚气病	兼有干性脚气病与湿性脚气病症状，既有神经炎又有心力衰竭和水肿

考点
维生素 B₁ 缺乏的临床表现

4. 食物来源　维生素 B₁ 广泛存在于各类食物中，其良好来源是动物内脏（如肝、肾、心）和瘦肉以及全谷类、豆类和坚果类。目前谷类仍为我国传统饮食摄取维生素 B₁ 的主要来源。维生素 B₁ 主要存在于谷物糊粉层和胚芽中。过度碾磨的精白米、精白面会造成维生素 B₁ 大量丢失；清洗、烫漂过程中也会有损失。

5. 参考摄入量　中国营养学会推荐摄入量（RNI）：成年男性 1.4mg/d，成年女性 1.2mg/d。

五、维生素 B₂

维生素 B₂（vitamin B₂）又称核黄素，膳食中的大部分维生素 B₂ 是以黄素单核苷酸（FMN）和黄素腺嘌呤二核苷酸（FAD）辅酶形式与蛋白质结合存在。

1. 理化性质　维生素 B₂ 为橙黄色针状结晶，带有微苦味。虽然属于水溶性维生素，但在水中溶解度很低。在酸性溶液中对热稳定，在碱性环境中易于分解破坏。有游离及结合两种形式，结合状态比较稳定。

2. 缺乏症　维生素 B₂ 是我国饮食最容易缺乏的营养素之一。维生素 B₂ 缺乏症病变主要表现有口角炎、口唇炎、舌炎、阴囊炎、脂溢性皮炎、眼部的睑缘炎，临床上称为口腔–生殖综合征。

3. 食物来源　维生素 B₂ 良好食物来源主要是动物性食物，以肝、肾、心、蛋黄、乳类尤为丰富。植物性食物中则以绿叶蔬菜类，如菠菜、韭菜、油菜及豆类含量较多；而粮谷类含量较低，尤其是研磨过于精细的粮谷类食物。

4. 参考摄入量　中国营养学会推荐摄入量（RNI）：成年男性 1.4mg/d，成年女性 1.2mg/d。

考点
维生素 B₂ 缺乏的临床表现

六、维生素 B₆

维生素 B₆（vitamin B₆）又称吡哆素，其包括吡哆醇、吡哆醛及吡哆胺，在体内以磷酸酯的形式存在，是一种水溶性维生素。

1. 理化性质　维生素 B₆ 为无色晶体，易溶于水及乙醇，在酸性环境中稳定，在碱性环境中易被破坏，吡哆醇耐热，吡哆醛和吡哆胺不耐高温。

2. 生理功能　维生素 B₆ 主要作用于人体的血液、肌肉、神经、皮肤等。功能有促进抗体的合成；参与消化系统中胃酸的制造；参与脂肪与蛋白质利用，尤其在减肥时应补充；维持钠、钾平衡，稳定神经系统。

3. 缺乏症 缺乏维生素 B_6 时会导致食欲不振、食物利用率低、呕吐、下痢等。严重缺乏会导致粉刺、贫血、关节炎、痉挛、抑郁、头痛、脱发、学习障碍等。

4. 食物来源 维生素 B_6 的食物来源很广泛，动物性、植物性食物中均含有。通常肉类、全谷类产品特别是小麦、蔬菜和坚果类中含量较高。

5. 参考摄入量 中国营养学会推荐摄入量（RNI）：成人 1.4mg/d。

七、维生素 B_{12}

维生素 B_{12}（vitamin B_{12}）又称钴胺素，是唯一含金属元素的维生素。自然界中的维生素 B_{12} 都是微生物合成的，高等动植物不能制造维生素 B_{12}。维生素 B_{12} 是唯一的一种需要一种肠道分泌物（内源因子）帮助才能被吸收的维生素。

1. 理化性质 维生素 B_{12} 为浅红色的针状结晶，易溶于水和乙醇，在弱酸条件下（pH 4.5～5.0）最稳定，强酸（pH<2）或碱性溶液中分解，遇热可有一定程度破坏，但短时间的高温消毒损失小，遇强光或紫外线易被破坏。普通烹调过程损失量约30%。

2. 生理功能

（1）维生素 B_{12} 作为甲基转移酶的辅因子，参与甲硫氨酸、胸腺嘧啶等的合成，如使甲基四氢叶酸转变为四氢叶酸而将甲基转移给甲基受体（如同型半胱氨酸），使甲基受体成为甲基衍生物（如甲硫氨酸即甲基同型半胱氨酸）。因此维生素 B_{12} 可促进蛋白质的生物合成，缺乏时影响婴幼儿的生长发育。

（2）保护叶酸在细胞内的转移和贮存。维生素 B_{12} 缺乏时，人类红细胞叶酸含量低，肝脏贮存的叶酸减少，这可能与维生素 B_{12} 缺乏，造成甲基从同型半胱氨酸向甲硫氨酸转移困难有关，甲基在细胞内聚集，损害了四氢叶酸在细胞内的贮存，因为四氢叶酸同甲基结合成甲基四氢叶酸的倾向强，后者合成多聚谷氨酸。

3. 缺乏症 维生素 B_{12} 缺乏多因吸收不良引起，膳食维生素 B_{12} 缺乏较少见。膳食缺乏见于素食者，由于不吃肉食而发生维生素 B_{12} 缺乏。老年人和胃切除患者胃酸过少可引起维生素 B_{12} 的吸收不良。常见表现有恶性贫血、月经不调、恶心、食欲不振、体重减轻、眼睛及皮肤发黄、皮肤出现局部红肿并伴随脱皮等。

4. 食物来源 自然界中的维生素 B_{12} 主要是通过食草动物的瘤胃和结肠中的细菌合成的，因此，其膳食来源主要为动物性食品，其中动物内脏、肉类、蛋类是维生素 B_{12} 的丰富来源。豆制品经发酵会产生一部分维生素 B_{12}。人体肠道细菌也可以合成一部分。

5. 参考摄入量 中国营养学会推荐摄入量（RNI）：青少年及成人 2.4μg/d，孕妇 2.9μg/d，乳母 3.2μg/d。

八、维生素 PP

维生素 PP（vitamin PP）又名烟酸、尼克酸、维生素 B_3、抗癞皮病因子等，为一种白色结晶，溶于水，性质稳定，在酸、碱、光、氧环境中加热也不易破坏，通常食物加工烹调对其破坏极少。

1. 生理功能 维生素 PP 是一系列以烟酰胺腺嘌呤二核苷酸（NAD）和烟酰胺腺嘌呤二核苷酸磷酸（NADP）为辅基的脱氢酶类绝对必需成分，在细胞的生理氧化过程中起着重要的递氢作用，并参与了糖类、脂肪、蛋白质的能量代谢；维生素 PP 还是葡萄糖耐量因子的重要成分，具有增强胰岛素效能的作用。

2. 缺乏症　维生素 PP 缺乏症又称癞皮病，主要损害皮肤、口、舌、胃肠黏膜及神经系统。其典型病例可有皮炎（dermatitis）、腹泻（diarrhea）和痴呆（dementia），又称"三 D"症状。

3. 食物来源　维生素 PP 广泛存在于动植物食物中，良好的来源为肝、肾、瘦肉、全谷、豆类等，乳类、绿叶蔬菜也含相当数量。玉米中所含的维生素 PP 是结合型的，不能被人体直接吸收，长期以玉米为主食的地区，易患癞皮病。维生素 PP 是唯一一个能以氨基酸（色氨酸）为前体物质的维生素，哺乳动物肝脏组织中的色氨酸可以转变为维生素 PP 衍生物，有助于避免维生素 PP 缺乏。由于色氨酸至少占蛋白质总量的 1%，所以若饮食蛋白质达到或接近 100g/d，通常不会引起维生素 PP 缺乏。

4. 参考摄入量　中国营养学会推荐摄入量（RNI）：成年男性 15mgNE/d，成年女性 12mgNE/d。

考点
维生素
PP 缺乏
的表现

> **链　接**　癞皮病
>
> 维生素 PP 缺乏症的"三 D"症状中，皮炎多发生在身体暴露部位，如面颊、手背和足背，呈对称性。患处皮肤与健康皮肤有明显界线，多呈日晒斑样改变，皮肤变为红棕色，表皮粗糙、脱屑、色素沉着，颈部皮炎较常见。消化道症状主要表现为食欲减退、消化不良、腹泻。同时可出现口腔黏膜和舌部糜烂以及猩红舌。神经精神症状表现为抑郁、忧虑、记忆力减退、感情淡漠和痴呆，有的可出现躁狂和幻觉。同时伴有肌肉震颤、腱反射过敏或消失。维生素 PP 缺乏常与维生素 B_1、维生素 B_2 缺乏同时存在。

九、叶酸

叶酸（folic acid）最初从菠菜中分离出来，从而得名，为鲜黄色粉末状结晶，微溶于水，不溶于有机溶剂。

1. 生理功能　叶酸作为辅酶成分，对蛋白质、核酸的合成和各种氨基酸的代谢有重要作用。近年来研究发现，叶酸可以调节癌症致病过程，降低癌症发生危险性。

2. 缺乏症　饮食摄入不足、酗酒、抗惊厥药和避孕药物等，妨碍叶酸的吸收和利用，而导致其缺乏。叶酸缺乏时，临床表现为恶性巨幼细胞贫血或高同型半胱氨酸血症。孕妇摄入不足时胎儿易发生先天性神经管畸形。

3. 食物来源　叶酸广泛存在于动植物食物中，其良好来源为动物的肝、肾、鸡蛋、豆类、酵母、绿叶蔬菜、水果及坚果等食物。叶酸摄入量通常以膳食叶酸当量（DFE）表示，DFE（μg）=膳食叶酸（μg）+1.7×叶酸补充剂（μg）。

4. 参考摄入量　中国营养学会推荐摄入量（RNI）：14 岁以上者为 400μg DFE/d，孕妇为 600μg DFE/d，乳母为 550μg DFE/d。

考点
叶酸缺乏
的表现

十、维生素C

维生素 C（vitamin C）是一种具有预防维生素 C 缺乏症（坏血病）功能的有机酸，

故曾称为抗坏血酸。

1. 理化性质 维生素 C 可溶于水、有酸味，性质不稳定，易被氧化破坏，尤其遇碱性物质、氧化酶及铜、铁等重金属离子时，更易被氧化破坏。在酸性环境中对热稳定，所以烹调蔬菜时加少量醋可以避免维生素 C 被破坏。

2. 生理功能 维生素 C 是一种生理活性很强的物质，在人体内具有多种生理功能：构成体内氧化还原体系，参与氧化还原过程；促进组织中胶原的形成，维持结缔组织及细胞间质结构的完整性，促进创伤愈合，防止微血管脆弱引起的出血；参与胆固醇代谢，降低血浆胆固醇水平；维生素 C 可将铁传递蛋白中的三价铁还原为二价铁，与铁蛋白结合组成血红蛋白，因而对贫血有一定的治疗作用；具有广泛的解毒作用，如铅、苯、砷等化学毒物进入人体，给予大量的维生素 C 可增加机体的解毒功能；阻断致癌物质 *N*-亚硝基化合物的形成，从而降低肿瘤的发生风险。

3. 缺乏症 维生素 C 严重摄入不足可致坏血病。临床症状早期表现为疲劳、倦怠、皮肤出现瘀点或瘀斑、毛囊过度角化，继而出现牙龈肿胀出血，球结膜出血，机体抵抗力下降，伤口愈合迟缓，关节疼痛及关节腔积液等。

考点
维生素 C 缺乏的表现

4. 食物来源 维生素 C 主要来源为新鲜蔬菜和水果。一般叶菜类含量比根茎类多，酸味水果比无酸味水果含量多。含量较丰富的蔬菜有柿子椒、番茄、菜花及各种深色叶菜类；含量较丰富的水果有柑橘、柠檬、青枣、山楂、猕猴桃等。某些野菜、野果中维生素 C 含量尤为丰富，如苋菜、苜蓿、刺梨、沙棘、猕猴桃和酸枣等。

5. 参考摄入量 中国营养学会推荐摄入量（RNI）：婴幼儿 40～50mg/d，儿童 65～90mg/d，青少年、成人 100mg/d，孕妇 100～115mg/d，乳母 150mg/d。

第 6 节 矿 物 质

人体组织中含有自然界各种元素，目前在地壳中发现的 92 种天然元素在人体内几乎都能检测到。这些元素除了 C、H、O、N 等主要以有机物的形式存在以外，其余元素均称为矿物质，亦称无机盐或灰分。矿物质中含量大于体重 0.01%的元素称为常量元素或宏量元素，如钙、磷、钠、钾、氯、镁与硫等；含量小于体重 0.01%并有一定生理功能的元素为微量元素，其中必需微量元素有铁、碘、锌、铜、硒、钴、钼及铬，可能必需微量元素有锰、硅、硼、钒及镍。矿物质是构成机体组织如骨骼、牙齿等的重要材料，也是维持机体酸碱平衡和正常渗透压的必要条件，参与生理活性物质如血红蛋白、甲状腺素的合成。

一、钙

钙（Ca）是人体含量最多的矿物质元素，正常人体含钙总量为 1000～1200g，相当于成人体重的 1.5%～2.0%，其中 99%集中在骨骼和牙齿中；其余 1%的钙分布于软组织、细胞外液和血液中，统称为混溶钙池。

1. 生理功能 钙的主要生理功能：构成骨骼和牙齿；维持神经与肌肉活动；促进体内某些酶活性等；还参与血凝过程、激素分泌、维持体液酸碱平衡及细胞内胶质稳定。

2. 影响钙吸收的因素 促进机体钙吸收的因素有维生素 D、蛋白质或氨基酸、乳糖、胃酸和胆汁的分泌等；抑制钙吸收的因素有草酸、植酸、脂肪酸、膳食纤维、绝经期和老年等。

3. **缺乏或过多** 儿童长期钙缺乏和维生素 D 不足可致佝偻病，中老年人随着年龄增加逐渐脱钙易引起骨质疏松症和骨质软化症。缺钙者易患龋齿，影响牙齿质量。钙为毒性最小的一类元素，无明显毒副作用，过量摄入致高钙尿是肾结石的危险因素。

4. **食物来源** 钙的良好食物来源是奶与奶制品，这也是婴儿理想的钙来源。水产品中小虾皮含钙特别多，其次是海带。豆类及其制品、油料种子和蔬菜含钙量也不少，特别是黄豆及其制品。黑豆、赤小豆、各种瓜子、芝麻酱、海带、发菜等钙含量丰富。

5. **参考摄入量** 钙的推荐摄入量（RNI）：成人 800mg/d，孕妇 800～1000mg/d，乳母 1000mg/d。成人钙的可耐受最高摄入量（UL）为 2000mg/d。

二、铁

铁（Fe）是人体必需微量元素中含量最多的元素，成人体内铁总量为 4～5g。

1. **生理功能** 铁的主要生理功能是作为血红蛋白与肌红蛋白、细胞色素 a 及某些呼吸酶的成分，参与体内氧与二氧化碳的转运、交换和组织呼吸过程；铁与红细胞的形成和成熟有关；铁还可促进胶原合成，参与许多重要功能。

2. **影响铁吸收的因素** 食物中的铁有两种形式，即血红素铁（Fe^{2+}）和非血红素铁（Fe^{3+}）。血红素铁主要存在于动物性食物中，可直接被肠黏膜上皮细胞吸收而不受其他因素的影响，吸收率可达 25%～35%；非血红素铁主要存在于植物性食物中，需在胃酸的作用下还原成 Fe^{2+} 后才能被吸收，并受很多因素的影响，吸收率一般小于 10%。维生素 C、含巯基氨基酸、胃酸等能促进铁吸收；膳食中的植酸、草酸、磷酸和碳酸等可与铁结合形成难溶的铁盐而抑制铁的吸收。铁的吸收也受体内铁存量和需要量的影响，铁存量丰富时铁的吸收率低；体内需要量高时铁的吸收率高，如在生长发育期和妊娠期铁吸收率较高。

3. **缺乏或过多** 缺铁性贫血是常见的营养缺乏病，婴幼儿、孕妇及乳母更易发生。缺铁还可发生智力发育的损害及行为改变，损害儿童的认知能力，降低机体抗感染能力等。铁过量可引起肝纤维化、肝细胞瘤，增加心血管疾病的发生风险。

4. **食物来源** 膳食中铁的良好来源为动物性食物，如肝脏、瘦肉、鸡蛋、动物全血、禽类、鱼类等。但奶类的含铁量较少，牛奶的含铁量更低，长期食用牛奶的婴儿应及时补充含铁量丰富的食物。海带、芝麻的铁含量较高，豆类及红蘑、蛏子、蚌肉、油菜、芹菜、藕粉含铁量也较丰富。使用铁锅炒菜也是铁的一个很好来源。口服铁剂和输血可致铁摄入过多。

5. **参考摄入量** 铁的适宜摄入量（RNI）：成年男性 12mg/d，成年女性 20mg/d；孕妇及乳母 20～29mg/d；老年人 12mg/d；成人可耐受最高摄入量（UL）为 42mg/d。

三、钠

钠（Na）是人体不可缺少的常量元素，是细胞外液的主要阳离子。钠约占体重的 0.15%。氯化钠是人体获得钠的主要来源。正常情况下每日摄入的钠只有小部分为身体所需，大部分通过肾脏从尿排出。钠也可从汗中排出。钠摄入量高时会减少肾小管对钙

考点
钙的生理功能、缺乏表现

考点
铁的生理功能及缺乏表现

的重吸收从而增加钙的排泄，故高钠膳食可导致钙的丢失。

1. 生理功能　钠的主要生理功能是调节体内水分与渗透压；维持酸碱平衡；增加神经肌肉的兴奋性；构成钠泵；维持血压正常。研究发现，膳食中钠摄入与血压有关，为防止高血压，WHO 建议每日钠的摄入量少于 2.3g，相当于食盐 6g。

2. 缺乏或过多　当胃肠道消化液因腹泻或引流等原因大量丧失、大面积皮肤烧伤、大量出汗、体液积聚在间隔内、肾脏疾病、放腹水或胸腔积液等情况下，可能会发生钠缺乏。钠摄入量过多，是导致高血压的重要因素，还可导致水肿、血清胆固醇水平升高等。

3. 食物来源　钠普遍存在于各种食物中，一般动物性食物钠含量高于植物性食物，但人体钠来源主要是食盐，其次是含盐的加工食物如酱油、腌制品、发酵豆制品或咸味膨胀食品等。

钠的参考摄入量

4. 参考摄入量　中国居民膳食钠适宜摄入量（AI）不同年龄段标准不同，18 岁以上成人、孕妇和乳母为 1500mg/d，50 岁以上为 1400mg/d，80 岁以上为 1300mg/d。

四、碘

健康成人体内含碘（I）量为 15～20mg，其中 70%～80% 存在于甲状腺组织中。

1. 生理功能　碘的生理功能通过甲状腺素完成，主要是促进和调节代谢及生长发育。

考点
碘的生理功能及缺乏表现

2. 缺乏或过多　机体因缺碘所导致的一系列障碍统称为碘缺乏病，在成人可引起甲状腺肿，在胎儿期和新生儿期可引起呆小病（克汀病）。较长时间高碘摄入可导致高碘甲状腺肿。碘过量通常发生于摄入含碘量高的食物及在治疗甲状腺肿等疾病中使用过量碘剂时。

3. 食物来源　机体所需碘主要来自食物，占每日总摄入量的 80%～90%；其次来自饮水与食盐。海产品碘含量高于陆地食物，其中含碘丰富的海产品有海带、紫菜、鲜鱼、蛤干、干贝、虾、海参及海蜇等。陆地食品中蛋、奶的碘含量较高，大于一般肉类，植物性食物含碘量最低，尤其是蔬菜和水果。

4. 参考摄入量　中国营养学会建议碘的推荐摄入量（RNI）：成人为 120μg/d，孕妇为 230μg/d；成人可耐受最高摄入量（UL）为 600μg/d。

五、锌

正常成人体内含锌（Zn）量为 2.0～2.5g，锌主要存在于肌肉、骨骼、皮肤中。

1. 生理功能　锌是体内酶的重要成分或酶的激活剂，体内已知的含锌酶有 200 多种。锌可促进生长发育与组织再生，促进食欲，促进维生素 A 代谢和生理作用，参与免疫功能。

2. 缺乏或过多　锌缺乏表现为生长迟缓、认知行为改变等症状。生长期儿童极容易出现锌缺乏，常有食欲缺乏、异食癖、味觉迟钝甚至丧失、皮肤创伤不易愈合、易感染、第二性征发育障碍等症状，严重时出现生长发育停滞，长期缺乏可导致侏儒症。成人长期锌缺乏可导致性功能减退、皮肤粗糙和免疫力下降等。成人一次性摄入 2g 以上的锌可致锌中毒，表现为上腹疼痛、腹泻、恶心、呕吐。

3. 食物来源　锌来源广泛，但动物性食物与植物性食物的锌含量与吸收率有很大差异。贝壳类海产品、红色肉类、动物内脏是锌极好来源，干果类、谷类胚芽和麦麸也富含锌。

4. 参考摄入量　我国锌推荐摄入量（RNI）：成年男性 12.5mg/d，成年女性 7.5mg/d；

孕妇（中后期）9.5mg/d，乳母 12mg/d。

六、钾

钾（K）为人体重要的阳离子之一，正常人血浆中钾的浓度为 3.5～5.3mmol/L，摄入人体的钾大部分由小肠吸收，吸收的钾通过钠泵将钾转入细胞内，使细胞内保持高浓度的钾。肾是维持钾平衡的主要调节器官，约 90%摄入人体的钾由肾脏排出。

1. **生理功能**　钾的主要生理功能是维持糖类、蛋白质的正常代谢，维持细胞内外正常的酸碱平衡、维持神经肌肉的应激性和正常功能，维持心肌的正常功能、降低血压。

考点
钾的生理功能

2. **食物来源**　大部分食物都含有钾，但蔬菜和水果是钾最好的来源。每 100g 食物中钾含量为 800mg 以上的有紫菜、黄豆和冬菇等，谷类的钾含量为 100～200mg/100g，蔬菜和水果的钾含量为 200～500mg/100g，肉类的钾含量为 150～300mg/100g。

3. **参考摄入量**　中国营养学会提出的膳食钾适宜摄入量（AI）：成人为 2000mg/d，乳母为 2400mg/d。

七、硒

硒（Se）在人体内总量为 14～20mg，广泛分布于所有组织和器官中，肝、胰、肾、心、脾、牙釉质及指甲中硒浓度较高，脂肪组织中浓度较低。

1. **生理功能**　进入人体内的硒绝大部分与蛋白质结合，称为硒蛋白，目前认为只有硒蛋白具有生物功能，如构成谷胱甘肽过氧化物酶；增强免疫作用；保护心血管功能；促进生长、保护视觉器官；抗肿瘤作用；对有毒重金属的解毒作用。

2. **缺乏或过多**　硒缺乏已被证实是发生克山病的重要病因，克山病是以多发性灶状心肌坏死为主要病变的地方性心肌病。缺硒还可引起大骨节病，主要发生于青少年，严重影响骨发育。硒摄入过多可致中毒，主要表现为头发变干、变脆、易断裂及脱落，其他部位如眉毛、胡须及腋毛也有上述现象。并有指甲变形，肢端麻木、抽搐，甚至偏瘫，严重者可致死亡。

3. **食物来源**　动物的肝肾、肉类和海产品都是硒的良好来源。但食物中的硒含量受当地水土中硒含量影响很大。

4. **参考摄入量**　中国营养学会提出硒推荐摄入量（RNI）：成人为 60μg/d，孕妇为 65μg/d。成人可耐受最高摄入量（UL）为 400μg/d。

八、铜

铜（Cu）在人体内含量为 100～150mg，对于血液、中枢神经和免疫系统，头发、皮肤和骨骼组织，以及脑、肝和心等的发育和功能都有重要影响。

1. **生理功能**　铜的主要生理功能是构成含铜酶与铜结合蛋白的成分、维持正常造血功能、促进结缔组织形成、维护中枢神经系统的健康、促进正常黑色素形成及维护毛发正常结构、保护机体细胞免受超氧阴离子的损伤。

2. **缺乏或过多**　铜缺乏可导致贫血，最常见的临床表现为头晕、乏力、易倦、耳鸣、眼花；皮肤黏膜及指甲等颜色苍白，体力活动后感觉气促、心悸。严重贫血时，即使在休息时也出现气短和心悸，在心尖和心底部可听到柔和的收缩期杂音。铜缺乏亦可导致骨骼改变，临床表现为骨质疏松，易发生骨折。铜缺乏与冠心病、白癜风、女性不孕症有关。铜短期内摄入过多可导致急性铜中毒，临床表现为急性胃肠炎、肝内胆汁淤积症。长期大量吸入含铜的气体或摄入含铜的食物可导致慢性铜中毒、肝豆状核变性。

3. 食物来源　铜广泛存在于各种食物中，牡蛎、贝类食物及坚果类是铜的良好来源，其次是动物肝脏、肾，以及谷类胚芽部分和豆类等。

第7节　水

水是重要的营养物质，是机体的主要成分。体内水主要分布在细胞内液、细胞间液和血浆中。水是人体中含量最多的成分，成人体内水分含量约为体重的 65%，年龄越小，体内含水量越多。人体除与外界交换水分外，体内各部分体液也不断相互交换。

一、水的生理功能

水构成机体细胞，是体液的重要组成成分。水参与体内新陈代谢，是体内一切生化反应的主要介质，促进各种生理活动和生化反应过程。水调节人体体温，可吸收代谢过程中产生的能量使体温不至于过高，同时高温下体内的热量可随水经皮肤蒸发散热而维持体温恒定。水有润滑作用，人体在关节、胸腔和肠胃道等部位都存在一定水分，以润滑和保护相应组织器官。

二、水的适宜摄入量

水的实际需要量因年龄、性别、运动量和生理状况等不同而不同。中国营养学会建议水适宜摄入量（AI）：4 岁以上 0.8L/d；7 岁以上 1.0L/d；11 岁以上男性 1.3L/d，女性 1.1L/d；14 岁以上男性 1.4L/d，女性 1.2L/d；18 岁以上男性 1.7L/d，女性 1.5L/d。如果在高温或进行中等程度以上体力活动时，应适当增加水摄入量。

三、水的种类

1. 按软硬度分类　水有很多种分类方法，从营养学角度按照软硬度分为软水（soft water）和硬水（hard water）。水中钙离子和镁离子含量之和为水的总硬度。软水指的是硬度小于 8，不含或含较少可溶性钙、镁化合物的水。硬水则与软水相反，是指硬度大于 8，含有较多可溶性钙镁化合物的水。

2. 富硒水　指的是水溶入了岩石或土壤里的硒元素，硒的浓度大于 0.01mg/L，水中的硒对健康有何影响现在还有待研究。

3. 矿泉水　是符合国家标准（GB8537—2018）的，从地下深处自然涌出的或者是经人工采集的、未受污染的地下矿水。含有符合限定指标的矿物盐、微量元素等，故有益健康。

4. 纯净水　在普通饮用水的基础上，经过反复过滤、反渗透等工艺进一步去除大分子物质，饮用非常安全但是矿物盐的含量低。

5. 氟化水　在水中加入 0.5～1.0mg/L 的氟化物可以预防龋齿。但是长期饮用氟化物过多的氟化水可能引起慢性氟中毒，所以在国家标准 GB8537—2018 中限定了水中氟化物小于 1.5mg/L。

四、水的平衡

在正常情况下，机体水的摄入量和水的排出量大约相等。如成人每日水摄入量约2500ml，排出量约2500ml。水的摄入主要通过饮水和食物获得，少量来源于营养素在体内氧化形成的内生水。水通过肾脏、皮肤、肺和胃肠道等器官组织排出。水摄入不足或丢失过多，可导致各种类型的脱水。根据水与电解质丧失比例的不同，脱水可出现不同的临床症状和体征。水的排出量减少或摄入过多可引起脑水肿、举止异常等。

第 8 节　植物化学物

食物中除了含有多种营养素外，还含有其他许多对人体有益的物质。这类物质不是维持机体生长发育所必需的营养物质，但对维持人体健康、调节生理功能和预防疾病发挥重要的作用，称为生物活性的食物成分。来自植物中非营养类生物活性成分称为植物化学物。植物化学物是植物能量代谢过程中产生的多种中间或末端低分子量次级代谢产物。这些产物除个别是维生素的前体物（如β-胡萝卜素）外，其余均为非传统营养成分。植物化学物对植物本身而言具有多种功能，如保护其不受杂草、昆虫及微生物侵害；作为植物激素调节生长发育；形成色素，吸引昆虫和动物前来传粉和传播种子，从而维系植物与生态环境之间的相互作用等。对人体而言，植物化学物不仅参与生理的调节和慢性病的防治，还为食物带来了不同风味和颜色。

一、植物化学物的分类

植物化学物可按照它们的化学结构或者功能特点进行分类。其中摄入量较高且功能相对比较明确的植物化学物见表 2-9，包括多酚、类胡萝卜素、萜类化合物、有机硫化物、皂苷、植酸及植物固醇等。除上述各种植物化学物外，还有一些膳食摄入量较高且具有一定生物活性的植物化学物没有归属到表中，如姜黄素、辣椒素、叶绿素及吲哚等。

表 2-9　常见植物化学物的种类、食物来源及生物活性

名称	代表化学物	食物来源	生物活性
多酚	原儿茶酸、绿原酸、白藜芦醇、黄酮、花色苷	各类植物性食物，尤其是深色水果、蔬菜和谷物	抗氧化、抗炎、抗肿瘤、调节毛细血管功能
类胡萝卜素	胡萝卜素、番茄红素、玉米黄素	玉米、绿叶菜、黄色蔬菜及水果	抗氧化、增强免疫功能、预防眼病
萜类化合物	单萜、倍半萜、二萜、三萜	柑橘类水果	杀菌、防腐、镇静、抗肿瘤作用
有机硫化物	烯丙基硫化合物	大蒜、洋葱等	杀菌、抗炎、抑制肿瘤细胞生长
芥子油苷	异硫氰酸盐	十字花科蔬菜	抗菌及抗病毒作用、增强免疫功能
皂苷	甾体皂苷、三萜皂苷	酸枣、枇杷、豆类	雌激素样作用
植物雌激素	异黄酮、木酚素	大豆、葛根、亚麻籽	雌激素样作用
植酸	肌醇六磷酸	各种可食植物种子	抗氧化作用、抑制淀粉及脂肪的消化吸收
植物固醇	β-谷固醇、豆固醇	豆类、坚果、植物油	抗炎和退热作用、抑制胆固醇吸收

二、植物化学物的生物活性

（一）抗癌作用

蔬菜和水果中所富含的植物化学物多有预防人类癌症发生的潜在作用，目前报道了多种植物化学物在降低人群癌症发病率方面可能具有实际意义。日常蔬菜和水果摄入量高的人群较摄入量低的人群癌症发生率要低 50% 左右。新鲜蔬菜和水果沙拉可明显降低癌症发生的危险性，对胃肠道、肺、口腔和喉的上皮肿瘤证据最为充分，对激素相关肿瘤抑制作用的证据较少，但乳腺癌和前列腺癌的低发病率似乎与食用大量蔬菜有关。

（二）抗氧化作用

癌症和心血管疾病的发病机制与过量反应性氧分子及自由基的存在有关。现已发现多种植物化学物，如类胡萝卜素、多酚、黄酮类、植物雌激素、蛋白酶抑制剂和有机硫化物等具有明显的抗氧化作用。在抗氧化植物化学物中，多酚无论在含量上还是在自由基清除能力上都是最高的。人体每天摄入具有抗氧化作用的必需营养素只有 100mg，而每天摄入的具有抗氧化作用的植物化学物却超过了 1g，表明了植物化学物作为抗氧化剂对降低癌症发生危险性的重要性。

（三）免疫调节作用

免疫系统主要具有抵御病原体的作用，同时也涉及在癌症及心血管疾病病理过程中的保护作用。迄今为止，已进行了很多有关多种类胡萝卜素对免疫系统刺激作用的动物实验研究，其结果均表明类胡萝卜素对免疫功能有调节作用。部分黄酮类化合物具有免疫抑制作用；而皂苷、有机硫化物和植酸具有增强免疫功能的作用。

（四）抗微生物作用

自古以来，某些食用性植物或调料植物常被用来处理感染。近年来，考虑到化学合成药物的不良反应，又重新掀起了从植物性食物中提取具有抗微生物作用成分的热潮。早期研究已证实球根状植物中的有机硫化物具有抗微生物作用。蒜素是大蒜中的有机硫化物，具有很强的抗微生物作用。芥子油苷的代谢产物异硫氰酸盐和硫氰酸盐同样具有抗微生物活性。在日常生活中可用一些浆果，如树莓和蓝莓来预防和治疗感染性疾病。

（五）降胆固醇作用

动物实验和临床研究均发现，以多酚、皂苷、植物固醇、有机硫化物和生育三烯酚为代表的植物化学物具有降低血胆固醇水平的作用。皂苷在肠中与初级胆酸结合形成微团，因这些微团过大不能通过肠壁而减少了胆酸的吸收，使胆酸的排出增加；多酚（如花色苷）可促进内源性胆固醇在肝脏中合成胆酸，从而降低了血中的胆固醇浓度。植物固醇可替代小肠微团中的胆固醇，使得胆固醇从微团中游离出来，这样就减少了胆固醇的肠内吸收。植物化学物还可抑制肝中胆固醇代谢的关键酶，降低胆固醇的合成。

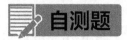 自测题

A₁/A₂ 型题

1. 评价食物蛋白质的营养价值高低，主要依据是

A. 蛋白质的含量和消化率

B. 蛋白质的消化率和蛋白质生物学价值

C. 蛋白质含量、氨基酸含量、蛋白质生物学价值

D. 蛋白质含量、蛋白质消化率及蛋白质生物学价值

E. 氨基酸组成、蛋白质互补作用的发挥

2. 植物性蛋白质的消化率低于动物性蛋白质，是因为
   A. 蛋白质含量低
   B. 蛋白质被纤维包裹，不易与消化酶接触
   C. 蛋白质含量高
   D. 与脂肪含量有关
   E. 蛋白质分子结构不同

3. 谷类食物中存在的第一限制性氨基酸是
   A. 谷氨酸　　　　　B. 组氨酸
   C. 甲硫氨酸　　　　D. 赖氨酸
   E. 色氨酸

4. 豆类食物中存在的第一限制性氨基酸是
   A. 谷氨酸　　　　　B. 组氨酸
   C. 甲硫氨酸　　　　D. 赖氨酸
   E. 色氨酸

5. 脂肪摄入过多与许多疾病有关，因此，要控制膳食脂肪的摄入量。一般认为，脂肪的适宜供能比例是
   A. 10%～15%　　　B. 60%～70%
   C. 20%～25%　　　D. 30%～40%
   E. 40%～50%

6. 必需脂肪酸与非必需脂肪酸的根本区别在于
   A. 前者是人体必需的，而后者不是
   B. 前者可以在人体合成，而后者不能
   C. 前者不能在人体合成，而后者可以
   D. 前者不是人体所必需的，而后者是
   E. 前者不是人体所必需的，后者也不是

7. 目前确定的最基本必需脂肪酸是
   A. 亚油酸、花生四烯酸、α-亚麻酸
   B. 亚油酸、α-亚麻酸
   C. 亚油酸
   D. 花生四烯酸、α-亚麻酸
   E. 亚油酸、花生四烯酸

8. 人体的能量来源于膳食中蛋白质、脂肪和糖类，它们在体内的产能系数分别为
   A. 4kcal/g、9kcal/g、9kcal/g
   B. 4kcal/g、9kcal/g、4kcal/g
   C. 9kcal/g、4kcal/g、4kcal/g

D. 4kcal/g、4kcal/g、4kcal/g

E. 4kcal/g、4kcal/g、9kcal/g

9. 为维持蛋白质代谢正常，60kg 成年男子（轻体力活动），膳食中每日需补充蛋白质75g，其中优质蛋白质应有克数至少为
   A. 10g　　　B. 25g　　　C. 40g
   D. 50g　　　E. 60g

10. 由于食物热效应而增加的能量消耗最多的营养素是
    A. 脂肪　　　　　B. 糖类
    C. 蛋白质　　　　D. 混合膳食
    E. 酒精

11. 有利于肠道钙吸收的因素有
    A. 氨基酸、乳糖、维生素 D
    B. 脂肪酸、氨基酸、乳糖
    C. 抗酸药、乳糖、钙/磷比例
    D. 乳糖、青霉素、抗酸药
    E. 草酸、维生素 D、乳糖

12. 抑制膳食中非血红素铁吸收的因素有
    A. 胃酸过多
    B. 维生素 C
    C. 植酸、草酸和单宁酸
    D. 钙
    E. 维生素 D

13. 有关微量元素锌，**错误**的是
    A. 过量铁可抑制锌的吸收
    B. 缺锌的典型临床表现为食欲减退、生长发育受阻
    C. 孕妇缺锌会导致胎儿中枢神经系统先天性畸形
    D. 动物性食物锌的生物利用率小于植物性食物
    E. 锌是许多金属酶的结构成分或激活剂

14. 参与构成谷胱甘肽过氧化物酶的营养素是
    A. 铁　　　　B. 锌　　　　C. 硒
    D. 硫胺素　　E. 核黄素

15. 下列食物中，维生素 A 的含量丰富的是
    A. 鸡肝　　　B. 猪肉　　　C. 玉米
    D. 山药　　　E. 牛肉

16. 可在体内合成的维生素是
    A. 维生素 C　　　　B. 维生素 A
    C. 维生素 E　　　　D. 维生素 B$_2$
    E. 维生素 D

17. 有关维生素的描述，正确的是
    A. 维生素 A、维生素 C、维生素 D、维生素 E 为脂溶性维生素
    B. 水溶性维生素不需每日供给
    C. 大量摄入水溶性维生素一般不会中毒
    D. 缺乏水溶性维生素时，症状不明显
    E. 大量摄入维生素 E、维生素 A 不会引起中毒

18. 中国居民膳食中膳食纤维的重要来源是
    A. 肉类　　　B. 蛋类　　　C. 奶制品
    D. 精制米面　E. 水果、蔬菜

19. 既不能供热又不能构成机体组织，但又不可缺少的营养素是
    A. 脂肪　　　　　　B. 维生素
    C. 糖类　　　　　　D. 蛋白质
    E. 矿物质

20. 钙的良好食物来源是
    A. 蔬菜、水果　　　B. 水果
    C. 谷类　　　　　　D. 鱼、肉类
    E. 奶类及其制品

A₃/A₄型题

（21～24 题共用题干）

人体一切生命活动都需要能量，能量主要来源于身体的三大产能物质，能量消耗主要用于满足基础代谢、体力活动和食物热效应三方面，此外还包括生长发育、孕育、哺乳等需要，人体在摄食过程中，对食物中营养素进行消化、吸收、代谢转化等，需要额外消耗能量。

21. 食物的热效应与食物成分有关，其中蛋白质消耗本身产生能量的
    A. 10%　　　　　　B. 20%～30%
    C. 0%～5%　　　　D. 5%～10%
    E. 5%～8%

22. 糖类消耗本身产生能量的
    A. 10%　　　　　　B. 20%～30%
    C. 0%～5%　　　　D. 5%～10%
    E. 5%～8%

23. 脂肪消耗本身产生能量的
    A. 10%　　　　　　B. 20%～30%
    C. 0%～5%　　　　D. 5%～10%

    E. 5%～8%

24. 混合膳食为其基础代谢耗能的
    A. 10%　　　　　　B. 20%～30%
    C. 0%～5%　　　　D. 5%～10%
    E. 5%～8%

（25、26 题共用题干）

某学校利用暑假进行培训，主要是室外足球训练，室外温度 35℃，经过一天的训练，有部分学生头晕，教练立即终止训练，进行降温处理，让学生饮用生理盐水，学生休息后渐渐好转。

25. 不同体力活动消耗的能量不同，中国营养学会将体力活动强度分
    A. 二级　　　B. 三级　　　C. 四级
    D. 五级　　　E. 六级

26. 题干学生的体力活动水平分级属于
    A. 极轻　　　B. 轻　　　　C. 中
    D. 重　　　　E. 极重

（27、28 题共用题干）

某女性，32 岁，主诉刷牙时常牙龈出血，检查发现牙龈肿胀、松动，皮肤有瘀斑。

27. 患者可能缺乏
    A. 维生素 C　　　　B. 维生素 A
    C. 维生素 E　　　　D. 维生素 B₂
    E. 维生素 D

28. 缺乏的维生素在下列哪种食物中含量最丰富
    A. 动物内脏　　　　B. 蔬菜
    C. 粮谷类　　　　　D. 蛋类
    E. 豆类

（29、30 题共用题干）

营养调查结果显示，一成人每天能量摄入量为 2400kcal，维生素 B₁ 1.4mg，维生素 B₂ 0.76mg，烟酸 15mgNE，维生素 A 800μgRAE。

29. 考虑缺乏营养可能导致哪种疾病
    A. 脚气病　　　　　B. 口腔-生殖综合征
    C. 癞皮病　　　　　D. 坏血病
    E. 眼干燥症

30. 为了提高该营养素摄入量，应增加摄入
    A. 动物内脏　B. 蔬菜　　　C. 粮谷类
    D. 植物油　　E. 水果

（任　森　肖　竹）

第 3 章

各类食物的营养价值

患者，女，55 岁，160cm，50kg，家庭主妇。因"反复腰背酸痛 3 年，近 1 个月症状加重"入院就诊。

个人史：患者日常喜食五谷杂粮，因不喜牛肉和羊肉的膻味故从不摄食，亦不饮牛奶，每周只食猪肉或鸡肉 2～3 次，50～100g/次；鱼肉 2 次，50g/次；豆制品 1 次，50g/次；鸡蛋 1～2 个，80～100g；蔬菜约 500g/d，水果 200g/d。

患者于 3 年前绝经，近 2 年来反复出现腰酸背痛、腿脚乏力，近 1 个月腰背酸痛加重难忍，遂入院。

体格检查：T 36.5℃，P 78 次/分，R 18 次/分，BP 120/75mmHg。

辅助检查：骨密度检查显示骨密度（BMD）低于正常平均值的 2.5 个标准差，尿常规显示尿钙和肌酐比值增高。

诊断：骨质疏松症。

问题： 1. 该病的营养治疗原则有哪些？

2. 如何为该患者进行膳食护理？

食物是人类赖以生存和保证健康的物质基础，是人类获得热能和各种营养素及生物活性物质的基本来源，其主要生理作用是提供营养素、维持生命、促进生长发育和修复机体组织。食物种类繁多，按其来源和性质的不同可分为两大类：植物性食物和动物性食物。

食物的营养价值是指某种食物中所含的营养素和能量满足人体营养需要的程度。食物营养价值的高低取决于食物中营养素的种类、数量、比例，以及消化、吸收的程度。各种食物的营养价值高低都是相对的，即使同一种食物，因其品种、部位、产地、种植管理、成熟程度及加工、烹调方法的不同，营养价值也会存在一定的差异。因此，提倡平衡膳食，食物多样化且合理搭配，促使膳食结构日趋合理，以满足不同生理、病理状况下的人群及不同能量水平需求的健康人群的营养需要。

第 1 节 植物性食物

植物性食物包括谷薯类、豆类及坚果类，以及蔬菜、菌藻和水果类，是我国居民的主要膳食来源。

一、谷薯类

（一）谷类营养价值

谷类食物包括大米、大麦、小麦，以及高粱米、玉米、小米、燕麦、荞麦等杂粮，是我国居民热量、蛋白质、维生素 B 族和部分无机盐的主要来源。谷类食物营养价值受品种、气候、地质特点和施肥等因素的影响。

1. 蛋白质

（1）蛋白质含量：粮谷类蛋白质一般为 7%～12%，主要存在于糊粉层和胚乳中，其中燕麦含量最高（约 15.6%），小麦约 10%，稻米和玉米约 8%。粮谷类蛋白质的含量及营养价值虽不高，但作为主食，摄入量高，目前仍然是我国居民蛋白质的重要来源。

（2）蛋白质种类：根据溶解性不同，将粮谷类蛋白质分为 4 种，即醇溶蛋白、谷蛋白、清蛋白和球蛋白。粮谷类蛋白质以醇溶蛋白和谷蛋白为主，含较多谷氨酸、脯氨酸和亮氨酸，赖氨酸缺乏。麦胚和米胚的蛋白质主要是球蛋白，含有丰富的赖氨酸，由于加工去除了大多数胚芽，导致成品粮中的赖氨酸含量较低。

（3）必需氨基酸模式：粮谷类蛋白质中必需氨基酸组成不平衡，赖氨酸为第一限制氨基酸，苏氨酸为第二限制氨基酸（玉米为色氨酸），其蛋白质营养价值低于动物性食物和大豆类食品。

考点
粮谷类食物的限制氨基酸及蛋白质的互补作用

要提高粮谷类蛋白质的营养价值，可以通过对粮谷类所缺少的氨基酸进行强化，或根据食物蛋白质互补作用的原理，合理搭配。此外，也可用利用基因调控的科技手段改良品种，改善粮谷类蛋白质的氨基酸组成，提高其营养价值。

2. 脂质

粮谷类脂肪主要分布于糊粉层和胚芽中，以三酰甘油为主，还有少量植物固醇和卵磷脂。粮谷类脂肪含量较低，除玉米和小米可达 4% 外，其他多为 1%～2%。从玉米和小麦胚芽中提取的胚芽油，80% 为不饱和脂肪酸，其中亚油酸高达 60%，具有降低血胆固醇，防止动脉粥样硬化的作用。从米糠中可提取米糠油、谷维素和谷固醇。

3. 糖类

粮谷类的糖类主要分布在胚乳的淀粉细胞内，90% 为淀粉，10% 为糊精、果糖、戊聚糖、葡萄糖和膳食纤维等。

粮谷类淀粉经烹调后易消化吸收，是人体最理想的能量来源。每 100g 粮谷类食物平均可提供能量约 1.46MJ（350kcal），每天 500g 粮谷，可获 7.32MJ（1750kcal）能量，为轻体力劳动者全天所需能量的 65%～70%。

粮谷类一般含 20%～30% 直链淀粉和 70%～80% 支链淀粉，糯米中几乎全为支链淀粉。直链淀粉溶于热水后形成胶体溶液，易被人体消化。支链淀粉的血糖生成指数高于直链淀粉，因此糖尿病患者慎用富含支链淀粉的食物。

4. 维生素

粮谷类是维生素 B 族的重要膳食来源，维生素 B 族主要集中在糊粉层和胚芽中。小麦胚芽中含有丰富的维生素 E，黄色玉米中含有少量的胡萝卜素。玉米中的烟酸以结合型为主，经过加工烹调成为游离型烟酸后方能被机体吸收利用。

5. 矿物质

粮谷类矿物质主要分布于谷皮和糊粉层中，含量为 1.5%～3.0%，以磷、钙、镁为主。粮谷类中的磷和钙等多以植酸盐形式存在，故机体吸收率低，营养价值相对较低。

（二）薯类营养价值

薯类是马铃薯、红薯、芋头、山药、木薯等根茎类食物的统称，富含淀粉、膳食纤维，含有较多的矿物质和维生素 B 族。

1. 薯类的营养价值

（1）蛋白质：薯类中的蛋白质含量比粮谷类低，马铃薯约为 2%，红薯约为 1%，但红薯的氨基酸组成与大米相近。

（2）糖类：主要是淀粉和膳食纤维，薯类的淀粉含量仅次于谷类，为 16%～30%，能量仅相当于相同重量谷类的 1/4～1/3。

（3）矿物质：薯类中含有一定量的钙、磷、铁、钾等矿物质。

（4）维生素：马铃薯含有丰富的维生素 C、维生素 B 族和胡萝卜素，其中以维生素 C 含量最多，达 27mg/100g。红薯富含胡萝卜素，是胡萝卜素的良好来源，其含量为马铃薯的 4 倍，维生素 C 含量为 25mg/100g。木薯维生素 C 含量高达 35mg/100g。各种鲜薯（如红薯、马铃薯）中的维生素 C 含量均比大米高。

2. 薯类的保健作用　薯类富含膳食纤维，马铃薯为 0.7%、红薯为 1.3%、木薯为 1.6%，膳食纤维可在肠内吸收大量的水分，增大粪便体积，促进肠蠕动，具有通便作用，可预防结直肠肿瘤；薯类含有丰富的胶原和黏多糖类物质，可促进胆固醇代谢，抑制胆固醇在动脉壁沉积，保护动脉血管的弹性，预防动脉粥样硬化。

考点
薯类的保健作用

二、豆类及坚果类

豆类可分为大豆类和其他豆类。大豆类根据表皮颜色分为黄豆、青豆、黑豆、褐豆和双色大豆五种；其他豆类包括蚕豆、豌豆、绿豆、小豆、芸豆、豇豆等。大豆经加工可制成豆浆、豆腐、豆芽、豆腐干等豆制品。

坚果通常是指富含油脂的种子类食物，一般分为两类：一类是树坚果，包括核桃、腰果、开心果、栗子、松子、扁桃仁、杏仁、白果（银杏）、夏威夷果等；另一类是种子，包括花生、葵花子、西瓜子、南瓜子等。

（一）豆类营养价值

1. 蛋白质　大豆的蛋白质含量为 35% 左右，含有人体所需的大部分氨基酸，为优质蛋白质，营养价值接近于动物性食品，是最优植物蛋白质。其他豆类蛋白质含量一般在 20% 以上。大豆蛋白质中赖氨酸含量较多，甲硫氨酸较少，与粮谷类食物混合食用，能发挥蛋白质的互补作用。

2. 脂质　大豆的脂肪含量最高，为 15%～20%，其他豆类脂肪含量为 1% 左右。豆类脂肪中不饱和脂肪酸高达 85%，其中油酸占 32%～36%、亚油酸占 52%～57%、亚麻酸占 2%～10%。此外，大豆油脂含有 1.6% 左右的磷脂和维生素 E，为高血压、动脉粥样硬化等疾病患者的理想食物。

3. 糖类　大豆的糖类含量为 20%～30%，其中 50% 是机体不能消化的寡聚糖（棉子糖和水苏糖）。其他豆类中糖类的含量多在 55% 以上，其中豌豆、赤小豆等糖类的含量约为 65%，主要以淀粉形式存在。

4. 维生素　豆类含有胡萝卜素、维生素 B_1、维生素 B_2、烟酸、维生素 E 等，其中维生素 B_1、维生素 B_2 的含量均高于粮谷类和某些动物性食品，被视为维生素 B_1 的最佳来源。鲜豆含维生素 C，干豆类几乎不含维生素 C，但经发芽做成豆芽后，其含量明显提高。

5. **矿物质**　豆类含有丰富的矿物质，钙、磷、钾的含量较大多数植物性食物高，同时含有微量元素铁、锌、铜等，是难得的高钾、高镁、低钠食品，适合于低钾患者食用。

（二）坚果类营养价值

坚果属于高能量食物，富含脂类，虽然坚果总脂肪含量很高，但总脂肪中几乎有一半是不饱和脂肪酸。花生和核桃的亚油酸含量丰富，其他成分如卵磷脂、维生素和矿物质及植物化学物具有良好的健脑益智、强身健体作用。花生的蛋白质含量高于肉类，且不含胆固醇，有"植物肉"之美称。坚果含有一定量的植物固醇，富含精氨酸、膳食纤维、微量元素及镁、钾元素，钠含量则较低，与人体健康密切相关。研究表明，适量摄入坚果可降低心血管疾病、高血压、结肠肿瘤的发病风险，改善血脂异常。但过量食用会增加总能量的摄入，导致营养过剩。食用坚果最好选择原味的，因富含活性物质，加工了的坚果通常会含有较多的盐或糖，破坏了坚果原有的活性物质。

考点
坚果的保健作用

三、蔬菜、菌藻和水果类

（一）蔬菜营养价值

蔬菜按其结构及可食部分，分为叶菜类（白菜、油菜、菠菜等）、根茎类（萝卜、洋葱）、瓜茄类（冬瓜、黄瓜、苦瓜、西葫芦、茄子、青椒、番茄等）、花菜类（菜花、黄花菜、豆芽等）。

1. **糖类**　蔬菜中的糖类包括可溶性糖、淀粉和膳食纤维。根茎类的糖类含量比较高（马铃薯为16.5%，藕为15.2%），以淀粉为主；其他蔬菜的糖类含量较低（2%～6%），几乎不含淀粉。含单糖、双糖较高的有胡萝卜、番茄和南瓜；蔬菜含膳食纤维1%～3%，是人体膳食纤维主要来源。

2. **维生素**　蔬菜含有粮谷类、豆类、动物性食品中缺乏的维生素C，以及能在体内转化为维生素A的胡萝卜素。蔬菜含有维生素B_1、维生素B_2、维生素B_6、烟酸、泛酸、生物素、维生素E和维生素K，是维生素B_2和叶酸的重要膳食来源。

考点
蔬菜中维生素分布特点

蔬菜中维生素含量一般叶部比根茎高，嫩叶比枯叶高，深色菜叶比浅色菜叶高。深绿色和红黄色的蔬菜含有较丰富的胡萝卜素。

3. **矿物质**　蔬菜含丰富的钾、钙、磷、镁等常量元素，以及铜、铁、锌、硒等微量元素，以钾含量最高。叶菜类含矿物质为多，尤以绿叶蔬菜含量最为丰富。由于蔬菜含有一定量的草酸，可抑制钙吸收，所以蔬菜不是钙的良好膳食来源。

4. **蛋白质和脂肪**　叶菜类蛋白质含量较低，一般为1%～2%；脂肪含量不足1%。根茎类蛋白质含量为1%～2%，脂肪含量不足0.5%。瓜茄类蛋白质含量为0.4%～1.3%，脂肪微量。

（二）菌藻类的营养价值

菌藻类是一类低能量，蛋白质、膳食纤维、维生素和微量元素含量丰富的食物。从广义上讲，菌藻类食物属于蔬菜，包括食用菌和藻类。食用菌是指供人类食用的真菌，在我国的食用历史悠久，有500多个品种，常见的有蘑菇、香菇、银耳、木耳等。藻类是无胚并以孢子进行繁殖的低等植物，可供人类食用的有海带、紫菜、发菜等。

1. **蛋白质**   菌藻类食物中蛋白质的含量可高达 20% 以上，如蘑菇每 100g 含 21g 蛋白质、香菇每 100g 含 20g 蛋白质、紫菜每 100g 含 26.7g 蛋白质，与动物性食品的瘦猪肉和牛肉的蛋白质含量相当。并且，蛋白质的氨基酸的组成亦较合理，必需氨基酸含量占 60% 以上，是膳食中植物蛋白质的良好补充。

2. **糖类**   菌藻类食物中糖类含量为 20%~35%，膳食纤维丰富，如香菇每 100g 的糖类含量高达 31.6g，银耳每 100g 含 30.4g 糖类，黑木耳每 100g 含 29.9g 糖类，部分糖类为植物多糖，具有很好的保健作用。藻类食物含糖量很低，如海带所含的糖是低聚糖，几乎不含有果糖和蔗糖。

菌类中的糖类主要为菌类多糖，如香菇多糖、银耳多糖等，它们具有多种保健作用。海藻类中的糖类则主要为可溶性的海藻多糖，能够促进人体排出多余的胆固醇和体内的某些有毒及致癌物质，对人体有益。

3. **脂肪**   菌藻类食物中脂肪含量很低，为 1.0% 左右。

4. **维生素**   菌藻类食物中维生素 B 族如维生素 B_1、维生素 B_2 和烟酸含量丰富，尤其是维生素 B_2。蘑菇每 100g 含维生素 B_2 1.10mg，香菇每 100g 含维生素 B_2 1.26mg，干海带每 100g 含胡萝卜素 0.57mg、维生素 B_1 0.69g、维生素 B_2 0.36mg、尼克酸 1.6mg，比其他植物性食物都高。某些菌藻类脂溶性维生素如维生素 E 含量丰富，如蘑菇每 100g 含维生素 E 6.18mg，黑木耳每 100g 含维生素 E 11.34mg，发菜每 100g 含维生素 E 21.7mg。胡萝卜素含量差别较大，蘑菇和紫菜中每 100g 含量高达 1mg 以上，其他菌藻中含量较低。

5. **矿物质**   菌藻类食物中微量元素含量丰富，尤其是铁和锌。黑木耳含铁丰富，每 100g 含 97.4mg、紫菜每 100g 含 54.9mg、发菜每 100g 含 99.3mg，所以菌藻类食物是良好的补铁食品。菌藻类含锌也很丰富，如香菇每 100g 含 8.57mg、蘑菇每 100g 含 6.29mg、黑木耳每 100g 含 3.18mg、干海带每 100g 含 0.65mg、干紫菜每 100g 含 2.47mg。此外，菌类食物含有较多的硒，蘑菇硒含量每 100g 高达 39.2mg。海产植物，如海带、紫菜还含有丰富的碘。

（三）水果营养价值

水果类可分为鲜果、干果和野果。水果与蔬菜一样，主要提供维生素和矿物质，属碱性食品。

1. **蛋白质和脂肪**   鲜果类的营养价值近似新鲜蔬菜，含有大量的水分，蛋白质和脂肪含量低，不超过 1%。

2. **糖类**   水果含糖量为 5%~20%，包括淀粉、蔗糖、果糖和葡萄糖，柠檬为 1.5%，干果达 50% 以上。未成熟果实中淀粉含量较高，成熟后淀粉转化为单糖或双糖，甜度增加。

3. **矿物质**   水果中的矿物质主要是钾、镁、钙等，是钾的重要来源。草莓、大枣和山楂含铁量较高，且富含维生素 C 和有机酸，铁的生物利用率高。葡萄干、杏干、桂圆干、无花果干等水果制品均为钾、铁、钙等矿物质的膳食补充来源。

4. **维生素**   水果中维生素 B 族含量较低，香蕉含有丰富的叶酸和维生素 B_6；芒果、柑、橘、柿子、黄桃的胡萝卜素含量较高；鲜枣、草莓、山楂、猕猴桃、柑和橘的维生素 C 含量较高。野生水果维生素 C 的含量高于普通水果，干果制品维生素 C 损失较为严重。

第2节   动物性食物

动物性食物种类很多，主要有畜禽肉类、水产类、奶类和蛋类。动物性食物营养丰富，能提供人体需要的优质蛋白质、脂肪、矿物质和维生素等多种营养素。

一、畜禽肉类

畜禽肉类包括畜肉和禽肉，通常是指猪、牛、羊、鸡、鸭、鹅等的肉类及其制品。

（一）蛋白质

畜禽肉类中的蛋白质主要存在于肌肉和结缔组织中，含量一般为 10%～20%，蛋白质中富含必需氨基酸，接近人体需要，易消化吸收，营养价值高，为优质蛋白质的主要膳食来源。

肉的种类不同，蛋白质含量不同。在畜肉中，猪肉的蛋白质含量为 13.2%左右，牛肉、羊肉可达 20%。在禽肉中，鸡肉的蛋白质含量较高（约 20%），鹅肉约 18%，鸭肉约 16%。畜禽血液中蛋白质含量为 8%～13%。

不同部位的肉，蛋白质含量不同。猪里脊肉的蛋白质含量为 22%，后臀尖约为 15%，肋条肉约为 10%；鸡胸肉的蛋白质含量约为 20%，鸡翅约为 17%。畜禽的皮肤和筋腱主要由结缔组织构成，结缔组织的蛋白质含量为 35%～40%，其中绝大部分为胶原蛋白和弹性蛋白。

（二）脂质

畜禽肉类脂肪含量因品种、肥瘦程度及部位等不同而异，一般在 10%～30%，低者为 2%，高者达 89%以上。畜肉中，猪肉的脂肪含量最高，羊肉次之，兔肉最低（2.2%）。与畜肉相比，禽肉脂肪含量较低。畜禽肉类脂肪以饱和脂肪酸（SFA）为主，熔点较高，主要成分为三酰甘油，少量卵磷脂、游离脂肪酸和胆固醇。畜禽类内脏富含胆固醇。其中脑内胆固醇的含量最高，每 100g 可达 2000mg 以上。

（三）糖类

畜禽肉类的糖类含量一般为 1%～5%，平均为 1.5%，主要以糖原形式存在于肌肉和肝脏中。健康动物如在被宰前过度疲劳，糖原量降低；宰杀后如果放置时间过长，可因酶的分解，使糖原含量下降，pH 也逐渐下降。

（四）维生素

畜禽肉类提供多种维生素，以维生素 B 族和维生素 A 为主。猪肉中的维生素比牛肉多，内脏中维生素含量高于肌肉。肝脏是各种维生素集中的器官，特别是富含维生素 A 和维生素 B_2，维生素 D 的含量较高。鸡肝中的维生素 A 含量最高，牛肝和羊肝中的维生素 A 含量较高，猪肝中维生素 B_2 含量最丰富，禽肉含有较多的维生素 E。

（五）矿物质

畜禽肉类中矿物质含量为 0.8%～1.2%，内脏的含量高于瘦肉，瘦肉高于肥肉。肉类是铁和磷的良好食物来源，铁的含量以猪肝和鸭肝最丰富（每 100g 含量为 23mg）。畜禽肉中的铁主要以血红素形式存在，易消化吸收；钙的含量为每 100g 含 7～11mg，吸收率高。畜禽内脏含有丰富的锌和硒，牛肾和猪肾的硒含量是其他一般食品的数十倍。此外，畜禽肉还含有较多的磷、硫、钾、钠、铜。

二、水产类

水产类是人类获得优质蛋白质、维生素和矿物质的良好来源。水产类种类繁多，全世界仅鱼类就有 2.5 万～3.0 万种。

（一）鱼类营养价值

鱼类有海水鱼和淡水鱼之分，鱼类的肉质细嫩，易消化吸收，是值得大力提倡食用的食物。

1. **蛋白质**　鱼类蛋白质含量为 15%～22%，鲨鱼、青鱼含量较高。鱼类蛋白质含人体所需各种氨基酸，富含亮氨酸和赖氨酸，氨基酸组成与禽肉类接近，生物价在 85% 以上，为完全蛋白。

2. **脂肪**　鱼类脂肪含量很少，一般为 1%～3%。鱼类脂肪主要分布于皮下和内脏周围（占 80%）。鱼类脂肪中的二十碳五烯酸（EPA）和二十二碳六烯酸（DHA）具有降血脂、防止动脉粥样硬化的作用。海水鱼中的 DHA 含量多于淡水鱼，深海鱼中的 DHA 通常要比沿岸和近海的鱼类多。DHA 是神经系统生长发育、婴儿视觉发育、儿童智能发育非常重要的营养成分，具有抗过敏和增强免疫的作用。

3. **糖类**　鱼类的糖类含量很低，约 1.5%，以糖原为主。

4. **维生素**　鱼类是维生素 A 和维生素 D 的重要来源，也是维生素 B_2 的良好来源，烟酸的含量较高，几乎不含维生素 C。一些生鱼制品中含有硫胺素酶和催化维生素 B_1 降解的蛋白质，经常大量食用生鱼可造成维生素 B_1 缺乏。

5. **矿物质**　鱼类矿物质的含量为 1%～2%，富含钙、镁、磷、锌、铜、钾、钠等元素。海产鱼类富含碘，有的海产鱼每千克含碘 500～1000μg，而淡水鱼每千克含碘仅为 50～400μg。

（二）甲壳类和软体动物类营养价值

甲壳类和软体动物类有虾、蟹、蛤、贻贝、扇贝、章鱼、乌贼、牡蛎等，可以加工成味道鲜美的食物。

1. **蛋白质**　甲壳类和软体动物中的蛋白质含量多数为 15% 左右。河蚬、蛏子等含量较低，为 7% 左右；河蟹、对虾、章鱼等含量较高，在 17% 以上。甲壳类和软体动物类中的蛋白质含有人体所需的全部必需氨基酸，酪氨酸和色氨酸的含量比牛肉和鱼肉高。贝类肉质中含有丰富的牛磺酸，以海螺、毛蚶和杂色蛤含量最高，每 100g 新鲜可食部分含量达 500～900mg。

2. **脂肪**　甲壳类和软体动物的脂肪含量较低，平均为 1%，以蟹、河虾等含量较高，但也仅 2% 左右。

3. **糖类**　甲壳类和软体动物中糖类含量多在 3.5% 左右，其中海蜇、鲍鱼、牡蛎等含量较高，为 6%～7%。

4. **维生素**　甲壳类和软体动物类的维生素含量与鱼类相似，在河蟹和河蚌中含有较多的维生素 A，在泥蚶、扇贝和贻贝中含有较多的维生素 E。

5. **矿物质**　甲壳类和软体动物类矿物质含量多在 1.0%～1.5%，钙、钾、钠、锌、硒、铜、铁等含量丰富。钙的含量多在 150mg/100g 以上，河虾含钙量最高（325mg/100g）；钾的含量多在 200mg/100g；铁的含量以鲍鱼、河蚌为最高（19mg/100g）；硒的含量以海虾、海蟹、牡蛎、贻贝、海参等最为丰富，超过了 50μg/100g。

三、奶类和蛋类

（一）奶类

奶类味道温和，稍有甜味，具有特有的香味，是营养成分齐全、组成比例适当、易于消化吸收、营养价值高的天然食品。奶类中，人们食用最多的是牛奶，其次是羊奶。奶类经浓缩、发酵后可制成奶粉、酸奶、炼乳等奶制品。奶类及奶制品既是婴儿的主要食物，也是老、弱、病者的营养食品，还是人体补钙的最佳膳食来源。

奶类是由蛋白质、脂质、糖类、维生素、矿物质和水等组成的乳白色乳胶体，其中水分占 86%~90%。

1. **蛋白质** 牛奶中的蛋白质含量平均为 3.0%；羊奶中的蛋白质含量为 1.5%，低于牛奶；人奶中的蛋白质含量为 1.3%，低于牛奶和羊奶。

牛奶蛋白质主要由酪蛋白、乳清蛋白和乳球蛋白组成，酪蛋白约占牛奶蛋白质的79.6%，乳清蛋白约占 11.5%，乳球蛋白约占 3.3%。酪蛋白属于结合蛋白，含有大量的磷酸基，能与 Ca^{2+} 发生相互作用，利于钙的吸收利用。乳清蛋白是指乳清中的蛋白质，加热时发生凝固并沉淀，对酪蛋白有保护作用。乳球蛋白与机体免疫有关。

2. **脂质** 奶类中脂肪含量约 3%，富含亚油酸和亚麻油酸。奶类中磷脂含量为 20~50mg/100ml，胆固醇含量为 13mg/100ml。奶类中脂肪是脂溶性维生素的载体，以微细的脂肪球状态分散在乳汁中，有利于消化吸收，对奶类的风味和口感起着重要作用。

3. **糖类** 奶类中的糖类含量为 3.4%~7.4%，主要以乳糖形式存在。母乳中糖类含量最高，羊奶居中，牛奶最少。奶类中的乳糖为婴儿肠道内双歧杆菌的生长所必需，可促进钙等营养素的吸收利用，有利于婴幼儿的生长发育。消化道中的乳糖酶可使乳糖分解为葡萄糖和半乳糖，有助于奶类的消化吸收。

当体内乳糖酶的活性过低或体内缺乏乳糖酶时，食用奶制品后乳糖不被分解并在肠内发酵，产生水、二氧化碳及乳酸，引起腹胀、腹痛和腹泻等症状，称为乳糖不耐受症。

4. **维生素** 奶类中含有人体所需的各种维生素，维生素的含量与饲养方式和季节有关。放牧期牛奶中的维生素 A、维生素 D、胡萝卜素和维生素 C 含量比冬季在棚内饲养时明显增多。牛奶是维生素 B 族，特别是维生素 B_2 的良好食物来源。

羊奶不适合作为婴儿的主食。虽然羊奶维生素 A 和维生素 B 族含量较丰富，但叶酸和维生素 B_{12} 含量低，作为婴儿的主食长期食用，可导致生长发育迟缓及贫血。

5. **矿物质** 奶类中的矿物质含量为 0.70%~0.75%，富含钙、磷、钾，钙含量可达1200mg/L。牛奶中铁含量仅 23mg/L。牛奶中还包括钠、镁、氯、硫、铜等。

初乳中矿物质含量最高，成熟乳中含量略有下降。发酵奶中钙含量高，具有较高的生物利用率，为膳食中最佳天然钙源。牛奶中钠、钾和氯离子基本上完全存在于溶液中，而钙和磷分布在溶液和胶体中。牛奶中铁含量很低，如以牛奶喂养或混合喂养婴儿，应从 6 个月起补充含铁丰富的食物，如蛋黄、肝泥、青菜泥等。

（二）蛋类

蛋类是指鸡蛋、鸭蛋、鹅蛋、鹌鹑蛋、鸽蛋等，其营养丰富、食法多样且易于消化，同肉类、奶类一样，也是人类的主要营养食品。蛋类可以加工成松花蛋和咸蛋。

1. 蛋白质　蛋类的蛋白质含量一般为 12.8%，氨基酸模式与人体相近，易于消化吸收和利用，生物价高达 95，是最理想的天然优质蛋白质。蛋白质中赖氨酸和甲硫氨酸含量较高，与谷类及豆类食物混合食用，可弥补谷类的赖氨酸及豆类甲硫氨酸的不足。

鲜鸡蛋蛋清的加热凝固温度为 62～64℃，蛋黄为 68～72℃。降低含水量、添加蔗糖均可使鸡蛋蛋白质凝固温度提高，pH 下降；添加钠盐或钙盐则可降低鸡蛋蛋白质的凝固温度。生蛋清中因含有抗蛋白酶活性的卵巨球蛋白、卵类黏蛋白和卵抑制剂，其消化吸收率仅为 50% 左右，故不宜生吃鸡蛋。

2. 脂质　蛋类中脂肪含量为 9%～11%，蛋清中脂肪极少，98% 的脂肪存在于蛋黄中，蛋黄中的脂肪几乎全部以与蛋白质结合的良好乳化形式存在，消化吸收率高。蛋黄中的脂肪酸以油酸含量最为丰富（约占 50%），亚油酸约占 10%，还含有硬脂酸、棕榈酸和棕榈油酸，以及微量的花生四烯酸和 DHA。蛋类胆固醇含量高，主要集中在蛋黄。蛋黄是磷脂的良好食物来源，蛋黄的磷脂主要是卵磷脂和脑磷脂，还含有神经鞘磷脂。脑磷脂具有降低血胆固醇、促进脂溶性维生素吸收的作用。

3. 糖类　蛋类含糖类较少，为 1%～3%，蛋黄中糖类略多于蛋清。蛋类所含糖类约 0.5% 与蛋白质结合；约 0.4% 以游离状态存在，98% 为葡萄糖，其余为微量的果糖、甘露糖等。蛋清的糖类以甘露糖和半乳糖为主，蛋黄主要是葡萄糖。

4. 维生素　蛋类中维生素品种较为齐全，含量十分丰富，富含维生素 B 族及维生素 A、维生素 D、维生素 E、维生素 K，缺乏维生素 C。绝大部分维生素集中在蛋黄。

5. 矿物质　蛋类是多种矿物质的良好来源。蛋中的矿物质主要存在于蛋黄部分，蛋清含量较低。蛋黄中含矿物质为 1.0%～1.5%，其中钙、磷、铁、锌、硒含量丰富。蛋黄中铁含量较高，但生物利用率较低，原因是铁与蛋黄中卵黄磷蛋白结合干扰铁的吸收。

考点
抗蛋白酶的保健作用及蛋黄中磷脂作用

第 3 节　保健食品及其他

中华人民共和国国务院令第 721 号《中华人民共和国食品安全法实施条例》自 2019 年 12 月 1 日起施行，条例对食品安全制定了更严格标准，保健食品、特殊医学用途配方食品、婴幼儿配方食品等特殊食品不属于地方特色食品，不得对其制定食品安全地方标准。

一、保健食品

保健食品亦称功能性食品，是一个特定的食品种类，既有一般食品的共性，又能调节机体的功能，适于特定人群食用，但不能治疗疾病。

（一）保健食品的概念

《保健食品注册与备案管理办法》自 2016 年 7 月 1 日正式施行。保健食品是指具有特定保健功能或者以补充维生素、矿物质为目的的食品，即适宜于特定人群食用，具有调节机体功能，不以治疗疾病为目的，并且对人体不产生任何急性、亚急性或者慢性危害的食品。

（二）保健食品与普通食品、药品的区别

保健食品与普通食品、药品有着本质的区别。保健食品是指具有特定保健功能的食品。作为食品的一个种类，保健食品具有一般食品的共性，既可以是普通食品的形态，也可以是片剂、胶囊等特殊剂型。保健食品的标签说明书可以标示保健功能。

1. **保健食品与普通食品的区别** 普通食品是指可供人类食用或饮用的物质，包括加工食品、半成品和未加工食品，不包括烟草或只作药品用的物质。

（1）共性：保健食品和普通食品都能提供人体所必需的基本营养物质（食品的第一功能），都具有特定的色、香、味、形（食品的第二功能）。

（2）区别：①保健食品含有一定量的功效成分（生理活性物质），能调节人体的机能，具有特定的功能（食品的第三功能）；而普通食品不强调特定功能（食品的第三功能）。②保健食品一般有特定的食用范围（特定人群），而普通食品没有。

在普通食品中也含有生理活性物质，由于含量较低，在人体内无法达到调节人体机能的浓度，不能实现功效作用。保健食品中的生理活性物质通过提取、分离、浓缩（或是添加了纯度较高的某种生理活性物质），使其在人体内达到发挥作用的浓度，从而具备了食品的第三功能。

考点
保健食品
与普通食
品、药品
的区别

2. **保健食品与药品的区别** 药品是指用于预防、诊断和治疗疾病，有目的地调节人体生理功能并规定有适应证、用法和用量的物质。保健食品的本质仍然是食品，虽有调节人体某种功能的作用，但它不是人类赖以治疗疾病的物质。对于生理功能正常，仅以维护健康或预防某种疾病的人群来说，保健食品只是一种营养补充剂；对于生理功能异常的人群来说，保健食品可以调节某种生理功能、强化免疫系统。保健食品一般不需要通过动物或人群实验证实；而药品须通过动物或人群实验证实，有明显、稳定的功效作用。

注意：保健食品不能代替药品。

（三）保健食品的常用原料

保健食品常用原料按来源分主要有：

1. **植物性原料** 如昆布、猴头菇、螺旋藻、茶叶、葡萄籽提取物、苦荞麦、苦瓜提取物、山楂、紫花苜蓿、小麦胚芽油、月见草油、红曲等。

2. **动物性原料** 如甲壳素、珍珠水解液等。

3. **中草药** 如西洋参、刺五加、黄芪、银杏叶、沙棘叶、红景天、枸杞子、五味子、当归、何首乌、芦荟、绞股蓝、桑叶等。

（四）保健食品的保健功能

2016 年国家食品药品监督管理总局公布保健食品的申报功能为 27 项，即增强免疫力、辅助降血脂、辅助降血糖、抗氧化、辅助改善记忆、缓解视疲劳、促进排铅、清咽、辅助降血压、改善睡眠、促进泌乳、缓解体力疲劳、提高缺氧耐受力、对辐射危害有辅助保护功能、减肥、改善生长发育、增加骨密度、改善营养性贫血、对化学性肝损伤的辅助保护作用、祛痤疮、祛黄褐斑、改善皮肤水分、改善皮肤油分、调节肠道菌群、促进消化、通便、对胃黏膜有辅助保护功能。

（五）保健食品的注意事项

（1）不得使用医疗用语，或者易与药品相混淆的用语，禁止宣传疗效。

（2）禁止宣传改善和增强性功能的作用。

（3）广告上须附有明显统一的天蓝色标志，其报刊印刷品广告中的保健食品标志直径不得小于 1 厘米。

（4）县级以上卫生行政部门抽检不合格的将暂停其在辖区内发布广告，经原抽检部门或上级部门再次抽查合格后方可继续发布。

（5）印刷品广告须以工商部门审批内容发布，不得擅自修改、增加广告内容，须注明印刷品审批号。

（6）保健食品已开启备案模式。根据《中华人民共和国食品安全法》有关规定，国家食品药品监督管理总局会同国家卫生计生委和国家中医药管理局制定了《保健食品原料目录（一）》和《允许保健食品声称的保健功能目录（一）》，并于 2016 年 12 月 27 日发布。

二、无公害食品、绿色食品、有机食品

（一）无公害食品

1. 无公害食品概念　无公害食品是指在良好的生态环境中，通过应用无公害技术进行生产，将有害物质含量控制在规定的范围内，符合卫生标准，并由授权部门审定批准，允许使用无公害标志的食品。无公害食品的生产允许限量、限品种、限时间地使用人工合成化学农药、兽药、鱼药、肥料、饲料添加剂等。

无公害食品注重产品的安全质量，标准要求不是很高，涉及的内容不是很多，适合我国当前的农业生产发展水平和国内消费者的需要。

2. 无公害农产品标志（图 3-1）　无公害农产品标志图案主要由麦穗、对勾和无公害农产品字样组成，麦穗代表农产品，对勾表示合格。

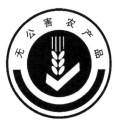

图 3-1　无公害农产品标志

3. 无公害食品要求

（1）生态环境要求：无公害食品及其原料的产地必须符合无公害食品生态环境标准。

（2）生产流程要求：用于生产无公害食品的农作物种植、畜禽饲养、水产养殖及食品加工必须符合无公害食品生产的操作规程。

（3）卫生要求：无公害食品必须符合无公害食品的质量和卫生标准。

（4）包装要求：无公害食品包装运营必须符合无公害食品包装运营标准。

（二）绿色食品

1. 绿色食品概念　绿色食品是遵循可持续发展原则，按照特定生产方式生产，经专门机构认定，许可使用绿色食品标志商标的无污染的安全、优质、营养类食品。符合绿色食品的标准必须具备下列条件。

（1）产品或产品原料产地必须符合绿色食品生态环境质量标准。

（2）农作物种植、畜禽饲养、水产养殖及食品加工必须符合绿色食品生产操作规程。

（3）产品必须符合绿色食品产品标准。

（4）产品的包装、贮运必须符合绿色食品包装贮运标准。

绿色食品并非特指那些"绿颜色"的食品，蔬菜、水果、水产、肉类，只要其符合绿色食品的生产标准，都可以称为绿色食品。

2. 绿色食品分类　从 1996 年开始，绿色食品按照对其环境质量标准要求的不同分为 A 级和 AA 级两个技术标准。

（1）A 级绿色食品：是指生态环境质量符合《绿色食品产地环境质量标准》（NY/T391—2000），生产过程中允许限量使用限定的化学合成物质，按特定的生产操作规程生产、加工，产品质量及包装经检测、检查符合特定标准，并经专门机构认定，许可使用 A 级绿色食品标志的产品。

（2）AA 级绿色食品：是指生态环境质量符合《绿色食品产地环境质量标准》（NY/T391—2000），生产过程中不使用任何化学合成物质，按特定的生产操作规程生产、加工，产品质量及包装经检测、检查符合特定标准，并经专门机构认定，许可使用 AA 级绿色食品标志的产品。

图 3-2　绿色食品标志

3. 绿色食品标志（图 3-2）　绿色食品必须通过绿色食品认证机构的认证，并贴绿色食品认证标志。各国的"绿色食品"都有其明显和特有的标志，可通过绿色食品标志区分绿色食品和普通食品。我国绿色食品标志有三个组成部分：上方的太阳、下方的蓓蕾和叶片，象征自然生态。标志图案为正圆形，象征着保护和安全。AA 级绿色食品标志与字体为绿色，底色为白色；A 级绿色食品标志和字体为白色，底色为绿色。

（三）有机食品

1. 有机食品概念　有机食品是指在生产和加工中不使用任何人工合成的化学物质，如化学农药、化肥、化学生长调节剂和添加剂及转基因技术，依靠纯天然物质生产的食品。纯天然和无污染是有机食品的两大特征。

有机食品可以包括粮食、蔬菜、水果、奶制品、禽畜制品、蜂蜜、水产品和调料等，有机食品风味自然、营养丰富、受环境污染小。

有机食品生产、加工、包装过程需严格按照国际有机食品生产的要求进行生产，并通过独立的认证机构认证。有机食品以有机农业生产体系为前提，有机农业是一种完全不用化学合成的肥料、农药、生长调节剂、畜禽饲料添加剂等物质，也不使用基因生物工程及其产物的生产体系。

2. 有机食品标志（图 3-3）　有机食品的标志由两个同心圆、图案及中英文文字组成。内圆表示太阳，其中的既像叶子又像手的图案泛指自然界的动植物；外圆表示地球。整个图案采用绿色，象征着有机产品是真正无污染、符合健康要求的产品以及有机农业给人类带来了优美、清洁的生态环境。

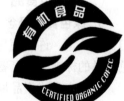

图 3-3　有机食品标志

3. 有机食品生产原则

（1）原料必须来自自己建立的或正在建立的有机农业生产体

系，或采用有机方式采集的野生天然产品。

（2）在整个生产过程中必须严格遵循有机食品的加工、包装、贮藏、运输标准。

（3）在生产和流通过程中，必须有完善的质量控制和跟踪审查体系，并有完整的生产和销售记录档案。

当代农产品生产需要由普通农产品发展到无公害农产品，再发展到绿色食品或有机食品，绿色食品跨接在无公害食品和有机食品之间，无公害食品是绿色食品发展的初级阶段，有机食品是质量更高的绿色食品。

自测题

A₁/A₂ 型题

1. 关于植物性食物，下列描述哪项是不正确的

　A. 大豆蛋白质中含有人体需要的大部分氨基酸，属优质蛋白

　B. 黑木耳有助于防治动脉粥样硬化

　C. 稻谷中含量最高的营养素是糖类

　D. 水果富含维生素 C

　E. 蔬菜、水果含膳食纤维低于谷类

2. 关于乳类的营养价值，下列说法错误的是

　A. 营养成分齐全，组成比例适宜

　B. 钙磷比例适宜容易消化吸收

　C. 铁的含量丰富

　D. 生物学价值高于一般肉类

　E. 母乳中的乳糖含量高于牛奶

3. 无机盐和维生素的主要食物来源是

　A. 蔬菜、水果　　　　B. 鱼、肉类

　C. 粮谷类　　　　　　D. 豆类

　E. 乳类

4. 谷类食品中的哪种营养素所占的比例最大

　A. 蛋白质　　　　　　B. 脂肪

　C. 糖类　　　　　　　D. 矿物质

　E. 维生素

5. 谷类食物中的第一限制氨基酸是

　A. 谷氨酸　　　　　　B. 组氨酸

　C. 甲硫氨酸　　　　　D. 赖氨酸

　E. 色氨酸

6. 下列关于保健食品的描述正确的是

　A. 以治疗疾病为目的

　B. 具有特定保健功能

　C. 适宜于所有人群食用

　D. 不具有调节机体功能

E. 保健食品能代替药物

7. 某患者，主诉疲乏无力，检查发现牙龈肿胀、出血、牙齿松动、皮下较多出血点、贫血、关节肌肉疼痛。此患者可能是缺乏

　A. 铁　　　　　　　　B. 维生素 A

　C. 维生素 C　　　　　D. 维生素 D

　E. 维生素 B₂

8. 某患儿，8 个月，尚未添加辅食，生长发育迟缓，皮肤苍白，平日易烦躁，体检血红蛋白为 90g/L，血清铁和铁蛋白下降，该患儿可能是缺乏

　A. 铁　　　　　　　　B. 钙

　C. 维生素 C　　　　　D. 维生素 D

　E. 维生素 B₁₂

9. 下列关于鱼类的描述不正确的是

　A. 鱼类是人类维生素 A 和维生素 D 的重要来源

　B. 鱼类是维生素 C 的主要来源

　C. 海产鱼类富含碘

　D. 鱼类的肉质细嫩，易消化吸收

　E. 鱼类是人类获得优质蛋白质的良好来源

10. 下列关于蛋类的描述不正确的是

　A. 绝大部分维生素集中在蛋黄

　B. 蛋黄中的脂肪酸以油酸最为丰富

　C. 蛋类胆固醇含量高，主要集中在蛋黄

　D. 蛋类不宜生吃

　E. 蛋类的矿物质主要存在于蛋清部分

11. 下列关于有机食品的描述不正确的是

　A. 纯天然和无污染是有机食品的两大特征

　B. 依靠纯天然物质生产的食品

　C. 有机食品以有机农业生产体系为前提

　D. 不需要通过独立的认证机构认证

E. 有机食品可以包括粮食、蔬菜、水果、奶
制品、禽畜制品等

12. 下列关于保健食品的描述不正确的是
A. 经必要的动物和（或）人群功能试验
B. 各种原料及其产品必须符合食品卫生要求
C. 标签、说明书及广告可宣传疗效作用
D. 对人体不产生任何急性、亚急性或慢性
危害
E. 配方的组成、用量必须具有科学依据及明
确的功效成分

（江育萍）

第4章

合理膳食

第1节 合理膳食的概念和要求

一、合理膳食的概念

合理膳食，又称平衡膳食，指一段时间内膳食中所含营养素种类齐全、数量充足、比例适宜。合理膳食是人们获得健康的基本手段，通过合理膳食可最大限度满足不同年龄、不同能量需求的健康人群的营养需求，既防止某些营养素缺乏或发生营养不良，又可避免营养过剩等不良后果。

二、合理膳食的要求

由于食物中营养素的种类和数量各不相同,因此食物多样性是合理膳食的基本原则,由多种食物组成的膳食才能满足人体对能量及营养素的需求,除此之外,种类齐全、数量充足、比例适宜的营养素摄入才能达到合理膳食的目的。合理膳食的基本要求如下:

考点
合理膳食
的要求

（一）提供充足的能量和营养素

膳食中所提供的能量和营养素应充分满足用膳者实际需求，以达到膳食营养素参考摄入量（dietary reference intake，DRI）为宜。

（二）食物中各营养素比例适宜

1. 三大产能营养素供能比例要适宜。按我国人民的膳食结构、饮食习惯和营养状况，建议成人蛋白质提供的能量占总能量的 10%～15%、脂肪占 20%～30%、糖类占 50%～65%为宜。

2. 能量与维生素比例要适宜，尤其是能量与维生素 B 族间比例要适宜。例如，维生素 B_1 多以硫胺素焦磷酸辅酶参与体内 α-酮酸氧化脱羧反应和磷酸戊糖途径转酮醇酶反应，与物质代谢及能量合成相关。

3. 蛋白质中必需氨基酸比例要适宜。膳食中蛋白质的必需氨基酸比例与人体越接近，越有利于其被人体消化吸收。

4. 饱和脂肪酸、单不饱和脂肪酸、多不饱和脂肪酸三者比例要适宜。三者生理功能、理化性质各不相同，其供给比例达到 1∶1∶1 时最为适宜。

5. 可消化的糖类与不可消化的糖类间比例要适宜。可消化的糖类为人体提供能量，不可消化的糖类有改善消化道功能与预防龋齿等功能，因此应使两者比例适宜，如膳食纤维应保证每日摄入 25～35g。

6. 矿物质之间比例要适宜，如钙和磷比例要适宜。适当的矿物质比例有利于促进彼此吸收，同时防止某些矿物质摄入过多而影响其他矿物质的吸收和代谢。

7. 维生素之间比例要适宜，从而促进维生素被机体吸收，有利于机体物质代谢。

8. 维生素和矿物质之间比例要适宜，如维生素 C 和铁的比例要适宜，因为维生素 C

可促进铁的吸收。再如维生素 D 与钙的比例要适宜,因为缺乏维生素 D 不利于钙的吸收与利用。

9. 动物性食物与植物性食物之间比例要适宜,从而形成合理的膳食结构。人群中动物性食物摄入过多可致慢性病患病率升高,而植物性食物摄入过多则可能造成营养不良、缺铁等情况。

(三)合理的烹调加工

在烹调加工过程中,应注意尽量减少营养素损失,使食物保持良好的色、香、味、形等感官性状,以促进食欲,提高膳食的消化吸收利用率。

(四)保证食品安全

如果食物被有害物质或致病微生物污染会引起食物中毒或产生相应危害,因此膳食应符合国家食品卫生标准,应保证食物对人体无毒无害。

(五)合理的膳食制度

根据用膳者的年龄、生理状况、工作性质、环境因素等,将全天食物定时、定量、定质分配给用膳者。我国习惯一日早、中、晚三餐,三餐功能比为 3∶4∶3。注意用膳时应处于良好进食环境,以促进食物消化吸收。

第 2 节　膳 食 结 构

膳食结构又称膳食模式,是居民消费的食物种类及数量的相对构成。一个国家的膳食结构受多重因素影响,如经济、生产、文化、科学发展等,因此膳食结构可以用来衡量一个国家或地区的经济发展水平、社会发展程度及膳食质量。

根据三大产能营养素的供能比例及动物性食物和植物性食物在膳食中的构成比例,可将世界不同地区膳食结构分为四种类型:动物性食物为主的膳食结构,植物性食物为主的膳食结构,动、植物性食物平衡的膳食结构,地中海膳食结构。

链 接　膳食结构的变迁

世界膳食结构经历了五次大变革。第一次变革为旧石器时代火的利用,食物由生变熟,加工食品的出现使食物来源更加广泛,低脂肪、高膳食纤维、维生素 C 及蛋白质充足是此时的膳食特征。第二次变革为新石器时代的第一次农业革命,人类开始耕作及饲养动物,由采集食物转向生产食物。第三次变革为 16~17 世纪作物及家畜在世界范围大交流,食品资源增加。第四次变革为 18 世纪中叶开始的工业革命及第二次农业革命,技术革新及市场经济的发展,丰富了食物的种类和数量,人们逐渐增加了动物性食物的摄入,但减少了植物性食物的摄入,随之而来的是人类营养状况普遍改善、寿命普遍延长,但膳食中饱和脂肪酸摄入明显增加、维生素 C 和维生素 E 摄入量降低。第五次变革为 20 世纪 60 年代,发达国家动物性食物摄入量继续增加,维生素 C 和维生素 E 摄入量继续降低,反式脂肪酸出现在人们的膳食当中,随之慢性病发病率升高,疾病谱发生变化。

一、动物性食物为主的膳食结构

多数欧美发达国家属于此种膳食结构，在该膳食结构中动物性食物和食糖占比较大，植物性食物占比较小，因此出现了高能量（3300～3500kcal）、高脂肪（130～150g）、高蛋白质（100g）、低膳食纤维的"三高一低"的特点。谷物人均摄入 160～190g/d，肉类人均摄入 280g/d，奶及奶制品人均摄入 300～400g/d，蛋类人均摄入 40g/d。这种膳食结构的优点是优质蛋白质在膳食中占比较高，脂溶性维生素和维生素 B 族含量较高，矿物质如铁、锌等利用率高。其缺点是能量过剩、食糖摄入过多，容易造成肥胖、高血压、冠心病、糖尿病等。

二、植物性食物为主的膳食结构

多数发展中国家属于此种膳食结构，在该膳食结构中以植物性食物为主，动物性食物为辅。谷物人均消费 200kg/a，动物性食物人均消费 10～20kg/a。植物性食物约提供近 90%的蛋白质，动物性食物提供 10%～20%的蛋白质。该膳食结构的特点是能基本满足人体的能量需求，蛋白质、脂肪摄入不足，易导致蛋白质-能量营养不良、缺铁性贫血、维生素 A 缺乏症等营养缺乏症。

三、动、植物性食物平衡的膳食结构

该模式又称营养模式，动物性食物与植物性食物比例适宜。人均粮食摄入约 110kg/a，动物性食物约 135kg/a，动物性蛋白质占总蛋白质的 1/2，水产品所提供的蛋白质占动物性蛋白质的 1/2。每日能量供给约 2000kcal，三大产能营养素供能占比为：糖类 57.7%、脂肪 26.3%、蛋白质 16.0%。膳食纤维和矿物质供给量充足，动物脂肪供给量不会过高，该类型膳食结构所提供能量既能够满足人体需求，又不会过剩。

四、地中海膳食结构

该模式为以希腊为代表的地中海沿岸国家所特有，该地区心、脑血管疾病发病率低、死亡率低、平均寿命高，其特点如下：

（1）食用橄榄油为主，有利于降低人体低密度脂蛋白，升高高密度脂蛋白，增强心血管功能，抗氧化、抗衰老。

（2）动物蛋白质多来源于鱼类，其次为牛肉、鸡肉等，其豆类摄入量高于东方膳食近两倍。

（3）大量摄入新鲜水果及蔬菜，特别是其水果及薯类加蔬菜摄入量远高于东方膳食。

（4）食用当地产食物，加工程度低，新鲜度高。

（5）饮用适量红葡萄酒，有降脂、降血糖、强化心功能、抗衰老的功效。

（6）脂肪所提供能量占总能量的 25%～35%，饱和脂肪酸占比 7%～8%。

第 3 节 中国居民膳食指南及平衡膳食宝塔

案例 4-1

某女性，30 岁，公司白领。近日反映工作效率低下、注意力不集中，白天精神困顿，夜间睡眠质量差,遂到医院就诊。体格检查:身高 165cm,体重 59kg,血压 158/100mmHg。实验室检查结果:空腹血糖 6.0mmol/L,三酰甘油 1.55mmol/L。自述采取运动和节食措施减肥一月余,其早餐 250ml 酸奶,午餐一份青菜,晚餐一根黄瓜或一个番茄,每天跑步约 3000 米。

问题: 1. 该女性是否需要减肥?

2. 对其健康指导的内容是什么?

膳食指南是以促进合理营养、改善健康状况为目的,以营养科学原则和百姓健康需要为基础,结合本地区或本国生产供应情况、人群生活实践等实际情况,由权威的营养健康机构为某地区或国家普通民众发布的营养指导意见。

2016 年 5 月我国发布《中国居民膳食指南(2016)》,旨在推动食物合理消费、改善人群营养健康。《中国居民膳食指南(2016)》由一般人群膳食指南、特定人群膳食指南和平衡膳食模式及实践组成。中国居民平衡膳食模式及实践由中国居民平衡膳食宝塔、中国居民平衡膳食餐盘和中国儿童平衡膳食算盘图示及一系列可操作性的实践组成,促进膳食指南的传播和实施。

一、一般人群膳食指南

一般人群膳食指南适用于 2 岁以上健康人群,共有六条核心推荐。

(一)推荐一:食物多样,谷类为主

考点
一般人群的膳食指南

平衡膳食模式是最大程度保障人体营养需要和健康的基础,食物多样是平衡膳食模式的基本原则。每天的膳食应包括谷薯类、蔬菜水果类、畜禽鱼蛋奶类、大豆坚果类等食物。建议平均每天摄入 12 种以上食物,每周 25 种以上。谷类为主是平衡膳食模式的重要特征,每天摄入谷薯类食物,并注意全谷物、杂豆类和薯类摄入量;膳食中糖类提供的能量应占总能量的 50% 以上。

(二)推荐二:吃动平衡,健康体重

体重是评价人体营养和健康状况的重要指标,吃和动是保持健康体重的关键。各个年龄段人群都应该坚持天天运动、维持能量平衡、保持健康体重。体重过低和过高均易增加疾病的发生风险。推荐每周应至少进行 5 天中等强度身体活动,累计 150 分钟以上;坚持日常身体活动,平均每天主动身体活动 6000 步;尽量减少久坐时间,每小时起来动一动,动则有益。

(三)推荐三:多吃蔬果、奶类、大豆

蔬菜、水果、奶类和大豆及制品是平衡膳食的重要组成部分,坚果是膳食的有益补充。蔬菜和水果是维生素、矿物质、膳食纤维和植物化学物的重要来源,奶类和大豆类富含钙、优质蛋白质和维生素 B 族,对降低慢性病的发病风险具有重要作用。提倡餐餐有蔬菜、天天吃水果,并达到推荐摄入量。注意应当多摄入深色蔬菜,果汁不能代替鲜果。吃各种奶制品,经常吃豆制品,适量吃坚果。

(四)推荐四:适量吃鱼、禽、蛋、瘦肉

鱼、禽、蛋和瘦肉可提供人体所需要的优质蛋白质、维生素 A、维生素 B 族等,有些也含有较高的脂肪和胆固醇。动物性食物优选鱼和禽类,鱼和禽类脂肪含量相对较低,

鱼类含有较多的不饱和脂肪酸；蛋类各种营养成分齐全；吃畜肉应选择瘦肉，瘦肉脂肪含量较低。过多食用烟熏和腌制肉类可增加肿瘤的发生风险，应当少吃。

（五）推荐五：少盐少油，控糖限酒

我国多数居民目前食盐、烹调油和脂肪摄入过多，这是高血压、肥胖和心脑血管疾病等慢性病发病率居高不下的重要因素，因此应当培养清淡饮食习惯，成人每天食盐不超过 6g，每天烹调油 25～30g。过多摄入添加糖可增加龋齿和超重发生的风险，推荐每天摄入糖不超过 50g，最好控制在 25g 以下。水在生命活动中发挥重要作用，应当足量饮水。提倡饮用白开水和茶水，不喝或少喝含糖饮料。儿童少年、孕妇、乳母不应饮酒，成人如饮酒，一天饮酒的酒精量男性不超过 25g，女性不超过 15g。

（六）推荐六：杜绝浪费，兴新食尚

勤俭节约，珍惜食物，杜绝浪费是中华民族的传统美德。按需选购食物、按需备餐，提倡分餐不浪费。选择新鲜卫生的食物和适宜的烹调方式，保障饮食卫生。学会阅读食品标签，合理选择食品。创造和支持文明饮食新风的社会环境和条件，应该从每个人做起，回家吃饭，享受食物和亲情，传承优良饮食文化，树立健康饮食新风。

二、特定人群膳食指南

为了更好地指导孕妇、乳母营养，以及婴幼儿科学喂养和辅食的添加，满足儿童青少年快速发育，适应老年人生理和身体变化，根据特定人群的生理特点和营养需求，膳食指南中制定了特定人群膳食指南。特定人群膳食指南包括孕妇、乳母膳食指南（备孕妇女、孕期妇女、哺乳期妇女），婴幼儿喂养指南（6 月龄内、7～24 月龄），儿童少年（学龄前儿童、学龄儿童少年）膳食指南，老年人（≥65 岁）膳食指南，素食人群膳食指南。0～2 岁的婴幼儿喂养指南全面给出了核心推荐和喂养指导，其他特定人群是在一般人群膳食指南基础上给予的补充说明。

三、平衡膳食模式及实践

为了更好地应用和传播中国居民膳食指南，《中国居民膳食指南（2016）》以中国居民平衡膳食宝塔、中国居民平衡膳食餐盘和中国儿童平衡膳食算盘三种图形化方式进一步传达了合理膳食的理念。

（一）中国居民平衡膳食宝塔

中国居民平衡膳食宝塔形象化的组合，遵循了合理膳食的原则（图 4-1）。平衡膳食宝塔共分 5 层，通过宝塔各层面积体现 5 类食物每日所需数量。5 类食物分别是谷薯类，蔬菜、水果类，畜禽肉、水产品、蛋类，奶及奶制品、大豆和坚果类以及烹饪用油盐，宝塔旁边文字注释标明了能量在 1600～2400kcal 时，一段时间内成人每人每日各类食物摄入量的平均范围。

1. **第一层，谷薯类食物**　膳食指南中推荐一般人群膳食应食物多样、谷类为主。谷薯类是膳食能量的主要来源，同时也是多种矿物质、维生素和膳食纤维的良好食物来源。一段时间内，成人每人每日应摄入谷、薯、杂豆类 250～400g，其中全谷物（包括杂豆）50～150g，新鲜薯类 50～100g。

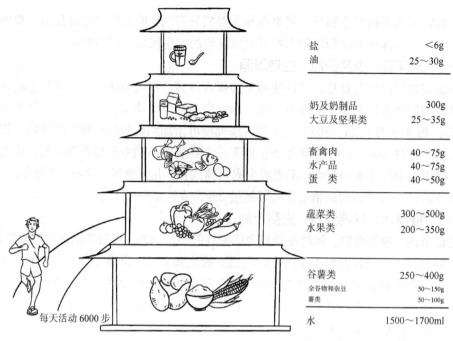

每天活动6000步

盐	<6g
油	25～30g
奶及奶制品	300g
大豆及坚果类	25～35g
畜禽肉	40～75g
水产品	40～75g
蛋　类	40～50g
蔬菜类	300～500g
水果类	200～350g
谷薯类	250～400g
全谷物和杂豆	50～150g
薯类	50～100g
水	1500～1700ml

图 4-1　中国居民平衡膳食宝塔（2016）

谷、薯和杂豆类是糖类的主要来源，常见谷类包括稻米、小麦、玉米、高粱等，以及米饭、馒头、面包、烙饼、饼干、麦片等谷类制品。常见薯类包括马铃薯、红薯等，可代替部分主食。杂豆包括大豆以外的其他干豆类，如芸豆、绿豆、红小豆等。全谷物保留了天然谷物的全部成分，是膳食纤维和其他营养素的来源，是理想膳食模式的重要组成部分。我国常见的全谷物包括玉米、小米、荞麦、燕麦片等。为保证获得更多的营养素、膳食纤维及健康益处，2 岁以上所有年龄的人都应摄入全谷物。

2. 第二层，蔬菜、水果类食物　膳食指南中鼓励多摄入蔬菜、水果，在 1600～2400kcal 能量需要量下，推荐每人每日摄入蔬菜 300～500g，水果 200～350g。蔬菜、水果是膳食纤维、维生素、矿物质和植物化学物的良好来源。蔬菜中深绿色、深黄色、紫色、红色等有色蔬菜被称为深色蔬菜，每类深色蔬菜提供的营养素略有不同，深色蔬菜一般富含维生素、植物化学物和膳食纤维，推荐每日摄入量占蔬菜摄入总量的 1/2 以上。

新鲜水果可提供多种维生素、矿物质和膳食纤维，故建议吃新鲜水果，在鲜果供应不足时可选择一些含糖量低的干果制品和纯果汁。蔬菜、水果各有优势，故不能相互替代。多吃蔬菜、水果对降低膳食能量也是较好的选择。

3. 第三层，鱼、禽、肉、水产品、蛋类等动物性食物　鱼、禽、肉、蛋等动物性食物是膳食指南推荐适量食用的一类食物，在 1600～2400kcal 能量需要量下，推荐每人每日鱼、禽、肉、蛋的摄入量共计 120～200g。新鲜的动物性食物是优质蛋白质、脂肪和脂溶性维生素的良好来源，建议每日畜禽肉摄入 40～75g，减少加工类肉制品摄入量。目前我国汉族居民肉类摄入以猪肉为主，且增长趋势明显。猪肉脂肪含量较高，应尽量选择瘦肉或禽肉。鱼、虾、蟹和贝类为常见水产品，此类食物优质蛋白质、脂类、维生素和矿物质含量高，推荐每日摄入 40～75g，有条件时可以多吃一些以代替禽肉类。

蛋类可分为鸡蛋、鸭蛋、鹅蛋、鹌鹑蛋、鸽蛋等及其加工制品，蛋类营养价值高，推荐每日摄入 1 枚鸡蛋（约 50g）。蛋黄中富含胆碱、卵磷脂、胆固醇、维生素 A、叶黄素、锌、维生素 B 族，对各年龄段人群均有健康益处，因此吃鸡蛋不能弃蛋黄。

4. 第四层，奶及奶制品、大豆及坚果类食物　膳食指南鼓励多摄入奶类和豆类。奶类、大豆和坚果营养素密度高，是蛋白质和钙的良好来源。在 1600～2400kcal 能量需要量下，推荐每人每日摄入相当于鲜奶 300g 的奶类及奶制品；为改善我国奶制品摄入量低的问题，建议多吃多种多样的奶制品，从而提高乳品摄入量。

大豆可分为黄豆、黑豆、青豆，豆腐、豆浆、豆腐干、千张为常见的豆制品。推荐大豆和坚果的摄入量为 25～35g。

坚果可分为花生、葵花子、核桃、杏仁、榛子等，部分坚果蛋白质的特点与大豆蛋白质相似，富含必需脂肪酸和必需氨基酸，作为菜肴、零食都是食物多样化的良好选择，建议每周摄入坚果 70g 左右（每日 10g 左右）。10g 坚果仁相当于 2～3 个核桃、4～5 个板栗、一把松子仁。

5. 第五层，烹调油和盐　油和盐作为烹饪调料，是建议尽量少用的食物，推荐成人每人每日烹调用油不超过 30g，食盐不超过 6g。各种动植物油均属烹调用油，植物油包括花生油、豆油、菜籽油、芝麻油、调和油等，动物油包括猪油、牛油、黄油等。使用烹调用油应多样化，经常更换种类，食用多种植物油可以满足人体对各种脂肪酸的需求。

盐与高血压关系密切，我国居民食盐摄入量普遍较高，限制盐的摄入量是我国的长期目标。除了减少食盐使用量外，也需要控制酱油、味精、香肠等隐形高盐食品的摄入量。

6. 运动和饮水　中国居民平衡膳食宝塔图示（图 4-1）中包含身体活动和水，强调增加身体活动和足量饮水的重要性。水是生命必需的物质，是膳食的重要组成部分，其需要量主要受年龄、身体活动、环境温度等因素影响。饮水不足或过多都会对人体健康带来危害，轻体力活动成人每人每日至少饮水 1500～1700ml（7～8 杯）；在高温或强体力活动条件下，应适当增加饮水量。

身体活动或运动是保持身体健康及能量平衡的重要手段。身体活动或运动能有效消耗能量，保持精神和机体代谢活跃性。推荐成人每日至少进行相当于快步走 6000 步以上的身体活动，每周最好进行 150 分钟中等强度的运动，如骑车、跑步、农田劳动等。一般轻体力活动者能量消耗占总能量消耗的 1/3 左右，重体力劳动者能量消耗占总能量消耗的 1/2 左右。

（二）中国居民平衡膳食餐盘

中国居民平衡膳食餐盘是按照平衡膳食的原则，在不考虑烹调用油和盐的基础上，描述了 2 岁以上一人一餐膳食食物组成和其大致比例。餐盘共分为 4 部分，即谷薯类，鱼、肉、蛋、豆类，蔬菜类和水果类，餐盘旁摆放一杯奶提示奶及奶制品的重要性（图 4-2）。

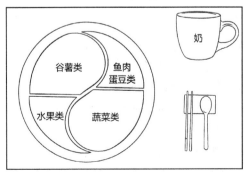

图 4-2　中国居民平衡膳食餐盘（2016）

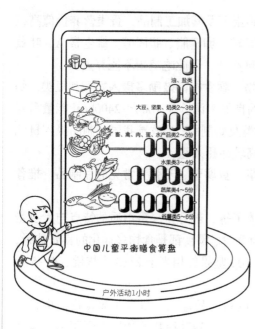

图4-3　中国儿童平衡膳食算盘

（三）中国儿童平衡膳食算盘

中国儿童平衡膳食算盘主要针对儿童，将食物分为6类，用珠子表示食物的量，自下往上，第一排为六颗珠子代表谷薯类，第二排为五颗珠子代表蔬菜类，第三排为四颗珠子代表水果类，第四排为三颗珠子代表畜、禽、肉、蛋、水产品类，第五排两颗珠子代表大豆、坚果、奶类，第六排一颗珠子代表油、盐类，跑步的儿童身挎水壶，表达鼓励儿童多喝白开水、天天运动、积极活跃地生活和学习（图4-3）。

第4节　中国居民膳食营养素参考摄入量

为科学指导人们合理营养，很多国家根据自身国情制定了本国的推荐营养素供给量标准，并持续进行修订。1955年我国提出了"推荐每日膳食供给量（RDA）"的概念，RDA是基于预防缺乏病提出的参考值，没有考虑预防慢性病和过量的危害，故随着营养学的发展，目前用"膳食营养素参考摄入量"来衡量日常摄入食物营养素是否适宜。

一、居民膳食营养素参考摄入量的概念

膳食营养素参考摄入量是为了保证人体合理摄入营养素而设定的一组每日平均膳食营养素摄入量的参考值，是帮助个体和人群制订膳食计划的工具。2000年第一版《中国居民膳食营养素参考摄入量》共包括四个参数，即平均需要量、推荐摄入量、适宜摄入量和可耐受最高摄入量。2013年修订版增加了与非传染性慢性病相关的三个参数，即宏量营养素可接受范围、预防非传染性慢性病的建议摄入量和某些膳食成分的特定建议值。

二、每日膳食营养参考摄入量

（一）平均需要量

平均需要量（estimated average requirement，EAR）是指可以满足某一特定性别、年龄及生理状况群体中个体对某营养素需要量的平均值。营养素摄入达到平均需要量水平时，50%个体对该营养素的需求可得到满足，但不能满足群体中另外50%个体对该营养素的需要。平均需要量是制定推荐摄入量的基础，由于某些营养素缺乏足够的人体需要量研究资料，因此并非所有营养素都能制定其平均需要量。

（二）推荐摄入量

推荐摄入量（RNI）相当于传统使用的每日膳食营养素供给量，是可以满足某一特定性别、年龄及生理状况群体中绝大多数（97%～98%）个体需要量的摄入水平。长期摄入推荐摄入量水平，可以满足身体对该营养素的需要，保持健康和维持组织中有适当的储备。推荐摄入量的主要用途是作为个体每日摄入该营养素的目标。推荐摄入量是以

平均需要量为基础制订的，故不是全部营养素皆制定有推荐摄入量值，此种情况可用适宜摄入量代替推荐摄入量做膳食评估。

（三）适宜摄入量

当个体需要量的研究资料不足不能计算平均需要量，因而不能求得推荐摄入量时，可设定适宜摄入量（AI）来代替推荐摄入量。适宜摄入量是通过观察或实验获得的健康人群某种营养素的摄入量。例如，纯母乳喂养的足月产健康婴儿，从出生到4~6个月，他们的营养素全部来自母乳，则母乳中供给的营养素量就是他们的适宜摄入量值，适宜摄入量的主要用途是作为个体营养素摄入量的目标。适宜摄入量和推荐摄入量二者都用作个体摄入的目标，能满足目标人群中几乎所有个体的需要，但适宜摄入量的准确性远不如推荐摄入量，可能显著高于推荐摄入量，因此使用适宜摄入量时要比使用推荐摄入量时更加小心。

（四）可耐受最高摄入量

可耐受最高摄入量（UL）是平均每日可以摄入某营养素的最高量。这个量对一般人群中的几乎所有个体都不至于损害健康，但并不表示达到此摄入水平对健康有益。因此，可耐受最高摄入量并不是一个建议的摄入水平。目前某些营养素还没有足够的资料制定可耐受最高摄入量，所以未提出可耐受最高摄入量的营养素并不意味着过多摄入这些营养素无潜在风险。

链接 宏量营养素可接受范围、预防非传染性慢性病的建议摄入量、特定建议值

宏量营养素可接受范围指蛋白质、脂肪和糖类理想的摄入量范围，该范围可以提供这些必需营养素的需要，并有利于降低发生非传染性慢性病的危险，常用占能量摄入量的百分比表示。

预防非传染性慢性病的建议摄入量是以非传染性慢性病的一级预防为目标，提出的必需营养素的每日摄入量。当非传染性慢性病易感人群某些营养素摄入量达到此值时，可降低非传染性慢性病的发生风险。

特定建议值是指膳食中某些营养素以外的成分摄入量达到此建议水平时，有利于维护人体健康。

自测题

A₁/A₂型题

1. 易出现蛋白质-能量营养不良、缺铁性贫血、维生素A缺乏症的膳食结构是
   A. 以动物性食物为主的膳食结构
   B. 以植物性食物为主的膳食结构
   C. 动、植物性食物平衡的膳食结构
   D. 地中海膳食结构

E. 以上均不是

2. 易出现营养过剩、肥胖症、冠心病、高脂血症、高血压、糖尿病等"文明病"的膳食结构是
   A. 以动物性食物为主的膳食结构
   B. 以植物性食物为主的膳食结构
   C. 动、植物性食物平衡的膳食结构
   D. 地中海膳食结构

E. 以上均不是

3. 为保证合理营养，每天应摄入食物种类的数量
   至少是
   A. 5   B. 8   C. 12
   D. 20   E. 25

4. 为保证健康，推荐每周至少进行中等强度身体
   活动的天数是
   A. 1   B. 3   C. 5
   D. 7   E. 以上均不是

5. 以下不属于膳食指南推荐多摄入的是
   A. 蔬菜   B. 水果   C. 奶类
   D. 大豆   E. 瘦肉

6. 成年男性一天饮酒的酒精量应不超过
   A. 5g   B. 10g   C. 15g
   D. 20g   E. 25g

7. 中国居民平衡膳食宝塔的层数是
   A. 3   B. 4   C. 5
   D. 6   E. 7

8. 中国居民平衡膳食宝塔建议每日水的摄入量是
   A. 1000～1200ml   B. 1200～1500ml
   C. 1500～1700ml   D. 1700～1900ml
   E. 1900～2100ml

9. 中国居民平衡膳食宝塔建议每日乳类的摄入
   量是
   A. 100g   B. 200g   C. 300g
   D. 400g   E. 500g

10. 中国居民平衡膳食宝塔建议每日蛋类的摄入
    量是
    A. 40～50g   B. 50～60g
    C. 60～70g   D. 70～80g
    E. 80～90g

11. 中国居民平衡膳食宝塔建议每日水产品的摄
    入量是
    A. 20～55g   B. 40～75g
    C. 50～85g   D. 60～95g
    E. 70～105g

12. 中国居民平衡膳食宝塔建议每日盐的摄入量
    应小于
    A. 6g   B. 8g   C. 10g
    D. 12g   E. 14g

13. 中国居民平衡膳食宝塔建议每日活动应不小于
    A. 2000 步   B. 3000 步
    C. 4000 步   D. 5000 步
    E. 6000 步

14. 以下不属于保留了天然谷物的全部成分的是
    A. 玉米   B. 小米   C. 绿豆
    D. 饼干   E. 荞麦

15. 以下属于蛋白质和钙的良好来源的是
    A. 稻米   B. 牛奶   C. 西红柿
    D. 瘦肉   E. 橙子

16. 以下在合理营养实践和传播中针对儿童的是
    A. 中国居民平衡膳食宝塔
    B. 中国居民平衡膳食餐盘
    C. 中国儿童平衡膳食算盘
    D. 以上均是
    E. 以上均不是

17. 以下没有出现在中国居民平衡膳食餐盘中的是
    A. 谷薯类   B. 鱼、肉、蛋、豆
    C. 蔬菜类   D. 水果类
    E. 油和盐

18. 可以满足某一特定性别、年龄及生理状况群体
    中绝大多数（97%～98%）个体需要量的摄入
    水平的是
    A. EAR   B. RNI   C. AI
    D. UL   E. 以上均不是

19. 制定 RNI 的基础是
    A. EAR   B. RDA   C. AI
    D. UL   E. 以上均不是

20. 个体需要量的研究资料不足不能计算 EAR，
    因而不能求得 RNI 时，可用来代替 RNI 的是
    A. EAR   B. RDA   C. AI
    D. UL   E. 以上均不是

（李明媚）

第5章

特定人群的营养

人体的生理状态因性别、年龄的差异而不同，所以对膳食中营养素的需求也不同。因此，针对特定人群采取相应的膳食原则，能够有效地预防营养相关性疾病的发生，从而促进健康，提高生命质量。本章以特定人群的生理特点为依据，依次介绍了孕妇、乳母、婴幼儿、儿童青少年和中老年人的膳食营养需要及膳食指导原则。

第1节　孕妇、乳母的营养需要及膳食指导

案例 5-1

王女士，28 岁，身高 158cm，妊娠第 20 周，孕前体重 65kg，现体重 78kg。孕期饮食量正常，不喜欢吃牛肉、猪肝等食物。目前出现了头晕、乏力、心悸的现象。护士对她进行了相关的营养测评，并对孕期膳食做了详细指导。

问题： 1. 该孕妇主要的健康问题有哪些？营养测量的项目有哪些？

2. 该孕妇的孕期营养与膳食应如何合理安排？

育龄妇女自备孕期、妊娠期直至产褥期、哺乳期，均为需要加强营养的特殊生理时期。充足而合理的营养，不仅可以满足孕期母体的营养需要，还能通过胎盘转运营养供给胎儿的生长发育，并为产后母体器官功能的恢复和泌乳进行营养储备。因此，此阶段的营养对母体、胎儿及其成年后的健康状况都至关重要。

链接　中国营养学会对于备孕期的关键推荐

备孕期是指育龄妇女有计划地怀孕并对优孕进行必要的前期准备，是优孕与优生优育的重要前提。备孕妇女的营养状况直接关系着孕育和哺育新生命的质量，并对妇女及其下一代的健康产生长期影响。推荐一，调整孕前体重至适宜水平（BMI 18.5～23.9kg/m^2）。推荐二，常吃含铁丰富的食物，选用碘盐，孕前 3 个月开始补充叶酸（每天补充 400μg）。推荐三，禁烟酒，保持健康生活方式。

一、孕妇的营养需要及膳食指导

按妊娠的生理过程及营养需要特点，孕期分为：孕早期（孕 1～12 周）指胚胎发育初期；孕中期（孕 13～28 周）指胎儿迅速发育时期；孕晚期（孕 29 周至分娩）指胎儿生长最快并进行营养储备阶段，历时共计约 40 周（280 天）。妇女在妊娠过程中，体内发生了一系列生理改变与代偿性的变化。

（一）孕期各系统的生理变化及主要营养问题

孕期各系统的生理变化及主要营养问题见表 5-1。

表 5-1   孕期各系统生理变化及主要营养问题

系统	生理变化	主要营养问题
代谢加快	孕早期基础代谢稍下降，孕中期逐渐升高，孕晚期增高可达 10%～20%	营养不良
体重增加	孕早期增重 1.0～1.5kg；孕中期增重 4～5kg；孕晚期增重约 5kg	营养过剩
血液系统	从妊娠第六周开始血容量逐渐增加，至妊娠 28～32 周达到高峰。红细胞增加较晚、较少，造成血液相对稀释	缺铁性贫血
消化系统	孕 6 周左右会出现恶心、呕吐、厌油腻等早孕反应。由于胃肠道平滑肌张力降低，胃酸分泌减少，肠蠕动减弱，常出现胃肠胀气和便秘。妊娠高血压疾病与钙的摄入量呈负相关	体重不增或下降妊娠期高血压疾病手足抽搐、痉挛
泌尿系统	肾小球滤过率比非孕期增加 50%，肾血浆流量增加 35%。由于肾小管对葡萄糖再吸收能力相应不足，故孕妇饭后可出现糖尿	妊娠期糖尿病
内分泌系统	妊娠期脑垂体前叶增大 1～2 倍，性腺激素分泌减少，垂体生乳素增多，促进乳腺发育，为产后泌乳做准备。孕妇血浆甲状腺激素水平升高，胰岛素水平较高	妊娠期糖尿病

（二）孕妇的营养需要

1. 能量   孕早期基础代谢并无明显变化，一般从怀孕第 13 周起逐渐增加能量供给。中国营养学会建议孕中、晚期能量的推荐摄入量为非孕妇女基础上分别增加 300kcal/d，450kcal/d。一般根据体重增减来调整能量的供给。

2. 蛋白质   孕期蛋白质主要用于母体组织增长及胎儿生长发育的需要，并为产后泌乳打下基础。中国营养学会建议孕早、中、晚期蛋白质的推荐摄入量为非孕妇女基础上分别增加 0g/d、15g/d、30g/d。

3. 脂肪   孕妇的血脂比平时高，脂肪的摄入总量不宜过多。为保证自身和胎儿的营养需要，须提供必需脂肪酸、磷脂、饱和脂肪酸、长链多不饱和脂肪酸等来满足机体的需要。中国营养学会建议孕期脂肪供给的能量占总能量的 20%～30%。饱和脂肪酸、单不饱和脂肪酸、多不饱和脂肪酸的比例约为 1∶1∶1。

4. 糖类   母体摄入糖类不足时，将会氧化脂肪、蛋白质来供给能量，容易引起酮体过多积聚于体内，导致胎儿早期脑发育不良。

5. 矿物质   孕妇对矿物质需求增加，主要用途及参考摄入量见表 5-2。

表 5-2   孕期矿物质的主要用途与参考摄入量

矿物质	主要用途	RNI 或 AI		
		早	中	晚
钙（mg/d）	①促进胎儿骨骼、牙齿发育；②满足母体自身储备，降低母体发生骨软化症、妊娠期高血压和子痫前期的危险	800	1000	1000
铁（mg/d）	①满足胎儿造血及储备的需要；②满足母体自身储备，补偿分娩损失	20	24	29
锌（mg/d）	①促进胎儿生长发育；②预防胎儿先天性畸形	9.5	9.5	9.5
碘（μg/d）	①合成甲状腺素；②预防因缺碘导致子代克汀病；③增强母体新陈代谢	230	230	230

6. 维生素　孕妇对维生素需求增加，主要用途及参考摄入量见表 5-3。

表 5-3　孕期维生素的主要用途与参考摄入量

维生素	主要用途	RNI 或 AI		
		早	中	晚
维生素 A（μgRAE/d）	①促进胎儿生长发育，缺乏时可致早产、胎儿宫内发育迟缓及婴儿低出生体重；②过多过少均可致畸	700	770	770
维生素 D（μg/d）	①促进母体和子代的钙代谢，预防新生儿低钙血症、手足抽搐、婴儿牙釉质发育不良及母体骨质软化症；②过量可导致婴儿高钙血症	10	10	10
叶酸（μgDFE/d）	①预防孕妇巨幼细胞贫血；②降低胎儿神经管畸形、低体重儿的发生率	600	600	600
维生素 C（mg/d）	增强孕妇抵抗力及胎儿活力，缺乏易致早产、流产、胎膜早破、死胎	100	115	115
维生素 B_1（mg/d）	促进胎儿生长发育，预防婴儿急性脚气病	1.2	1.4	1.5
维生素 B_2（mg/d）	促进胎儿生长发育，缺乏可致胎儿生长发育迟缓	1.2	1.4	1.5
维生素 B_6（mg/d）	辅助治疗早孕反应，预防妊娠期高血压	2.2	2.2	2.2
维生素 B_{12}（mg/d）	预防妊娠期高血压，缺乏易引发贫血和早产	2.9	2.9	2.9

链　接　中国营养学会对于孕期的关键推荐

　　妊娠期是生命早期 1000 天机遇窗口的起始阶段，营养作为最重要的环境因素，对母子双方的近期和远期健康都将产生至关重要的影响。推荐一，补充叶酸，常吃含铁丰富的食物，选用碘盐。推荐二，孕吐严重者，可少量多餐，保证摄入含必要量糖类的食物。推荐三，孕中晚期适量增加奶、鱼、禽、蛋、瘦肉的摄入。推荐四，适量身体活动，维持孕期适宜增重。推荐五，禁烟酒，愉快孕育新生命，积极准备母乳喂养。

（三）孕妇的膳食指导

　　为满足孕期对各种营养素需要量的增加，孕期的食物摄入量也应相应增加，但膳食构成仍然是由多种类食物构成的平衡膳食，食物种类保证丰富多元、营养齐全，无须忌口。因各种原因从膳食中不能满足其营养需要时可遵医嘱合理使用营养补充剂。

　　1. 孕早期膳食指导　孕早期是胎儿主要器官发育形成的时期，特别是胎儿的神经管及主要内脏器官。应维持孕前平衡膳食；如果孕妇早孕反应严重，可少食多餐，选择清淡或适口的膳食，保证摄入含足够量糖类的食物（每天至少摄入谷类 200g，约合 150g 糖类），预防酮血症对胎儿早期脑发育造成不良影响。同时从准备怀孕开始尽可能早地多摄取富含叶酸的动物肝脏、深绿色蔬菜、豆类，及时补充铁、锌、碘、维生素 B 族等营养素，并戒烟、禁酒。孕早期食谱举例见表 5-4。

表 5-4　提供 200μgDFE 叶酸的一天蔬菜类食物搭配举例*

例一			例二		
食物名称	重量（g）	叶酸含量（μgDFE）	食物名称	重量（g）	叶酸含量（μgDFE）
小白菜	100	57	韭菜	100	61
甘蓝	100	113	油菜	100	104
茄子	100	10	辣椒	100	37
四季豆	100	28	丝瓜	100	22
合计	400	208	合计	400	224

*依据《中国食物成分表 2004》计算

2. 孕中、晚期膳食指导　孕中期胎儿体重迅速增加，组织器官也在不断地分化、完善；孕妇的体重此时也迅速增加（孕妇在怀孕期间体重将增加 12～14kg，有些增长 20kg）。孕晚期胎儿生长得更快，脑部发育达到高峰期，体内需要储存的营养素增多。同时，孕妇需要的营养素也达到最高峰。

从孕中期开始，孕妇妊娠反应消失，食欲大增，胎儿进入快速生长发育期。与胎儿的生长发育相适应，母体的乳腺、子宫等生殖器官也逐渐增大，开始储存脂肪及蛋白质，并为产后泌乳开始储备能量及营养素，孕妇贫血和缺钙的发生率增加。因此，孕中、晚期妇女在一般人群膳食指南的基础上均需要相应增加食物量。孕中期食谱举例见表 5-5，孕晚期食谱举例见表 5-6。

表 5-5　孕中期一天食谱举例*

餐次	食物名称及主要原料重量
早餐	豆沙包：面粉 40g，红豆沙 15g
	蒸红薯：红薯 60g
	煮鸡蛋：鸡蛋 40～50g
	牛奶：250g
	水果：橙子 100g
中餐	杂粮饭：大米 50g，小米 50g
	青椒爆猪肝：猪肝 10g，青椒 100g
	芹菜百合：芹菜 100g，百合 10g
	鲫鱼豆腐紫菜汤：鲫鱼 20g，豆腐 100g，紫菜 2g
晚餐	牛肉面：面粉 80g，牛肉 20g，大白菜 100g
	滑藕片：莲藕 100g
	烧鸡块：鸡块 50g
	水果：香蕉 150g
	酸奶：250g
	核桃：10g
全天	植物油 25g，食用碘盐不超过 6g

*提供铁 24mg，依据《中国食物成分表 2002》计算

表 5-6　孕晚期一天食谱举例*

餐次	食物名称及主要原料重量
早餐	鲜肉包：面粉 50g，猪肉 15g
	蒸红薯蘸芝麻酱：红薯 60g，芝麻酱 5g
	煮鸡蛋：鸡蛋 50g
	牛奶：250g
	苹果：100g
中餐	杂粮饭：大米 50g，小米 50g
	烧带鱼：带鱼 40g
	鸡血菜汤：鸡血 10g，大白菜 50g，紫菜 2g
	清炒四季豆：四季豆 100g
	水果：鲜枣 50g，香蕉 50g
晚餐	杂粮馒头：面粉 50g，玉米面 30g
	虾仁豆腐：基围虾仁 50g，豆腐 80g
	山药炖鸡：山药 100g，鸡 50g
	清炒菠菜：菠菜 100g
	水果：猕猴桃 50g
	酸奶：250g
	核桃：10g
全天	植物油 25g，食用碘盐不超过 6g

*提供铁 29mg，依据《中国食物成分表 2009》计算

（1）适当增加奶、鱼、禽、蛋、瘦肉的摄入：建议孕中、晚期每日增加总计 50～100g 的优质蛋白质。鱼类每周最好能摄入 2～3 次；蛋类每天应摄入 1 个鸡蛋。

（2）适当增加奶类的摄入：奶或奶制品富含蛋白质，同时也是钙的重要来源。从孕中期开始，孕妇每日至少摄入 250ml 的牛奶以满足钙的需要。

（3）常吃含铁丰富的食物：孕中期、孕晚期铁的推荐摄入量分别为 24mg/d、29mg/d。同时注意多摄入富含维生素 C 的蔬菜、水果，以促进铁的吸收和利用。

（4）适量身体活动，维持体重的适宜增长：适宜的身体活动（尤其是户外活动）有利于维持体重的适宜增长和自然分娩，还有助于改善维生素 D 的营养状况，促进胎儿骨骼的发育和母体骨骼的健康。若无医学禁忌，孕中、晚期每天应进行 30 分钟的中等强度身体活动，如快走、孕妇瑜伽、各种家务劳动等，结合主观感觉选择活动类型，循序渐进，量力而行。

（5）禁酒戒烟，积极准备母乳喂养：烟草、酒精对胚胎的各个阶段都有明显的毒性作用，容易引起早产、流产和胎儿畸形。孕妇应保持心情愉悦，用积极的心态去面对和适应身心的变化，愉快迎接新生命的到来。

二、乳母的营养需要及膳食指导

案例 5-2

张女士，30 岁，2 天前剖宫产下一男婴，婴儿各项生长发育指标正常。护士为其作了乳母营养及婴儿喂养的指导。

问题：该如何对张女士进行婴儿喂养的指导呢？

考点

孕中、晚期膳食指导的关键点

乳母的平衡营养有利于母体自身健康的恢复，也有利于保证乳母有充足的乳汁喂养婴儿。世界卫生组织建议婴儿 6 个月内应纯母乳喂养，并在添加辅食的基础上持续母乳喂养到 2 岁甚至更长时间。

（一）乳母的生理变化及主要营养问题

胎儿娩出后，乳母即进入产褥期（分娩结束至生殖器官恢复原状的 6～8 周）。一方面要逐步补偿妊娠、分娩时所损耗的营养素储备，促进各器官、系统功能的恢复；另一方面还要分泌乳汁、哺育婴儿。如果乳母长期营养不良，将会影响乳汁的质量，不能满足婴儿生长发育的需要。因此，根据营养需要保证乳母充足合理的营养供给是十分重要的。产褥期、哺乳期妇女的生理变化及主要营养问题见表 5-7。

表 5-7　产褥期、哺乳期妇女的生理变化及主要营养问题

时期	生理变化	主要营养问题
产褥期	①女性生殖系统的复旧。②血液循环、泌尿、消化、内分泌、免疫等系统逐渐恢复正常。③乳房开始分泌乳汁即初乳	微量营养元素、能量摄入不足
哺乳期	①泌乳活动：一般乳母每日可分泌 800～1000ml 乳汁，产后 2 个月泌乳量逐渐增加，9 个月后逐渐减少。②乳母的基础代谢率增高：哺乳期比未哺乳期基础代谢率提高了20%。③乳母动用机体储备补充乳汁：为维持乳汁成分的恒定，除了从饮食中补充外，还必须动用在肝、骨骼及其他器官中所储存的营养素。当营养供应不足时，就会破坏本身的组织来满足婴儿对乳汁的需要	①骨软化症和骨质疏松；②维生素 C 与膳食纤维摄入不足；③能量摄入过多

链　接　产褥期妇女膳食指导

产褥期是指胎儿、胎盘娩出后的产妇身体，尤其是生殖器官和心理方面调适复原的一段时间，需要42～56天。在这段时间内，产妇应该以休息为主，促进全身器官各系统尤其是生殖器官的尽快恢复。指导一，产后 1～2 天内进食易消化的流质或半流质食品，如鸡蛋挂面、蛋花汤和甜藕粉等；3 天以后，根据产妇具体情况进食软食或者普通饮食。指导二，会阴部有裂伤，1 周之内进食少渣半流质膳食，以防大便秘结撕拉会阴。指导三，剖宫产术的产妇，胃肠功能恢复后，给予不胀气流质膳食 1 天；情况好转后，改为半流质膳食 1～2 天，之后转为普通饮食。

（二）乳母的营养需要

1. 能量　乳母除了满足自身的能量需要外，还需供给乳汁所含的能量及分泌乳汁所需的能量。每 100ml 母乳约含能量 72kcal，乳母体内的能量转化为乳汁所含能量的有效率为 80%。中国营养学会建议乳母比非孕妇增加能量 500kcal/d，其余能量由孕妇脂肪储备来供给。

2. 蛋白质　母乳中蛋白质的平均含量为 1.2g/dl，每日从乳汁中排出蛋白质约 10g。中国营养学会建议乳母比非孕妇女增加蛋白质25g/d，即 80g/d，其中优质蛋白质应在 1/3 以上。

3. 脂肪　乳汁中的脂肪不仅为婴儿的生长发育提供能量，还能促进中枢神经系统的发育和脂溶性维生素的吸收。中国营养学会推荐每日膳食脂肪提供的能量占总能量的

$20\%\sim30\%$。

4. 矿物质 乳母膳食中矿物质的供给以钙、铁为主,需求量增加见表 5-8。

表 5-8　乳母膳食中矿物质的主要用途及参考摄入量

矿物质	主要用途	RNI 或 AI
钙（mg/d）	补充乳母通过乳汁分泌损失的钙约 300mg	1000
铁（mg/d）	①补充分娩出血、产后恶露及月经恢复后的铁丢失；②恢复孕妇铁储备	24
碘（μg/d）	促进婴儿神经系统及体格的生长发育	240
锌（mg/d）	促进婴儿智力、免疫力、体格的生长发育	12

5. 维生素 乳母膳食维生素的供给以维生素 A、维生素 D、维生素 B_1 为主,需求量见表 5-9。

表 5-9　乳母膳食中维生素的主要用途及参考摄入量

维生素	主要用途	RNI 或 AI
维生素 A（μgRAE/d）	提供乳汁中的维生素 A,促进婴儿的生长发育和健康状况	1300
维生素 D（μg/d）	促进膳食钙的吸收,弥补孕期母体骨钙的丢失	10
维生素 B_1（mg/d）	增进乳母食欲,促进乳汁分泌	1.5
维生素 E（mgα-TE/d）	增强免疫力	14

6. 水 乳母每天摄入的水量与乳汁分泌量密切相关。饮水量不足时,乳汁分泌量减少。由于产妇的基础代谢率较高、出汗多,再加上分泌乳汁,所以需水量每天由食物、饮水、汤水供给的要比正常成人多约 1000ml。

（三）哺乳期膳食指导

乳母每日一般以 4～5 餐为宜,每日膳食食物种类应包含五大类,并进行合理的主副搭配、荤素搭配、粗细搭配,使乳母获得所需的各种营养素。乳母一天食谱举例见表 5-10。

1. 供给充足的优质蛋白质和维生素 A 可提供丰富的优质蛋白质如鱼、禽、蛋、大豆,建议每天在一般成年女性基础上增加摄入量 25g;维生素 A 比一般成年女性增加 600μgRAE/d。

2. 提供充足的钙 乳母膳食钙推荐摄入量比一般女性增加 200mg/d,总量达到 1000mg/d。此外,还应补充充足的维生素 D,或多做户外活动。

表 5-10　乳母一天食谱举例

餐次	食物
早餐	肉包子：面粉 50g,猪肉 25g
	红薯稀饭：大米 25g,红薯 25g,红糖 10g
	拌黄瓜：黄瓜 100g
早点	牛奶：250g
	煮鸡蛋：鸡蛋 50g
	苹果：150g

续表

餐次	食物
午餐	生菜猪肝汤：生菜 100g，猪肝 20g，植物油 5g 丝瓜炒牛肉：丝瓜 100g，牛肉 50g，植物油 10g 大米饭：大米 100g
午点	橘子：150g
晚餐	青菜炒千张：小白菜 200g，千张 50g，植物油 10g 香菇炖鸡汤：鸡肉 75g，香菇适量 玉米面馒头：玉米粉 30g，面粉 50g 蒸红薯：红薯 50g
晚点	牛奶煮麦片：牛奶 250g，麦片 10g，白糖 10g

3. **多喝汤水、尽早开奶**　鱼汤、鸡汤等营养丰富，含有可溶性氨基酸、维生素和矿物质等营养成分，还能刺激消化液的分泌，帮助消化，促进乳汁的分泌，故乳母每日应多喝汤水。分娩后越早开奶越好。

4. **适度运动、充足睡眠**　产褥期根据产妇的具体情况循序渐进地选择产褥期保健操；6 周后可以进行有氧运动，如散步、慢跑等。一般每天 15 分钟，逐渐增加到每天 45 分钟，一周坚持 4～5 次。

5. **其他**　忌烟酒，避免喝浓茶和咖啡。少吃盐和盐渍食品或刺激性大的食品。

> **链接**　中国营养学会对于哺乳期乳母的关键推荐
>
> 哺乳期是母体用乳汁哺育新生子女使其获得最佳生长发育并奠定一生健康基础的特殊生理阶段。推荐一，增加富含优质蛋白质及维生素 A 的动物性食物和海产品，选用碘盐。推荐二，产褥期食物多样不过量，重视整个哺乳期营养。推荐三，愉悦心情，充足睡眠，促进乳汁分泌。推荐四，坚持哺乳，适度运动，逐步恢复适宜体重。推荐五，忌烟酒，避免浓茶和咖啡。

考点
乳母膳食指导的关键点

第 2 节　婴幼儿的营养需要及喂养指导

案例　5-3

张女士，儿子 6 个月，一直母乳喂养，近 1 周来自觉母乳减少，想改为人工喂养，2 天前喂了儿子自制的蛋黄泥后，婴儿出现了腹泻，遂前来就医。

问题： 1. 张女士此时可以为儿子添加蛋黄泥吗？

2. 请为张女士制订一个正确的喂养方案。

一、婴儿的营养需要及膳食指导

（一）婴儿的生理特点及主要营养问题

婴儿是指从出生至满 1 周岁的孩子，婴儿期是人一生中生长发育最旺盛的阶段。此期婴儿的消化器官尚未发育成熟,胃容量很小(1周岁时为 200ml),消化功能也不完善,3月龄以下婴儿唾液中淀粉酶含量较少,不宜喂食淀粉类食物。

此期的主要营养问题有:

1. 缺铁性贫血 6个月至2岁婴幼儿常见的营养缺乏病。

2. 蛋白质-能量营养不良 表现为消瘦、水肿,伴有矿物质和维生素的缺乏。

3. 佝偻病 在我国发病情况,北方多于南方,农村多于城市。此病可使患儿机体抵抗力下降,易合并肺炎、腹泻等疾病。

(二)婴儿的营养需要

1. 能量 婴儿的能量需要量较高,包括基础代谢、体力活动、食物的特殊动力作用、生长发育的需要。《中国居民膳食营养素参考摄入量》建议 0~12 月龄婴儿的能量 AI 值为 95kcal/(kg·d)。

2. 蛋白质 婴儿对蛋白质的需要量中,优质蛋白质应占总蛋白的 50% 以上。婴儿所需必需氨基酸的比例也比成人大,如6月龄的婴儿就比成人需要量多 5~10 倍。《中国居民膳食营养素参考摄入量》建议母乳喂哺婴儿的蛋白质 AI 值为 1.5g/(kg·d),牛乳喂养者为 3.0g/(kg·d),大豆或谷类蛋白喂养者为 4.0g/(kg·d)。

3. 脂肪 脂肪是婴儿最重要的能量来源,也是脑、神经组织形成和发育所必需的。0~6 月龄的婴儿按每日摄入人乳 800ml 计,可获得脂肪 27.7g,占总能量的 47%,其中不饱和脂肪酸的含量高达 55% 以上。《中国居民膳食营养素参考摄入量》建议 0~6 月龄婴儿脂肪摄入量占总能量的 45%~50%,6月龄后虽然添加一些辅助食品,但还是以奶类食品为主,7~12 月龄婴儿脂肪提供的能量占总能量的 35%~40%。

4. 糖类 人乳中的糖类主要是乳糖,由于4月龄以下的婴儿消化淀粉的能力并未成熟,所以淀粉类食物应在6月龄后慢慢添加。

5. 矿物质 婴儿必需而又容易缺乏的矿物质主要有钙、铁、锌。

(1)钙:婴儿生长发育过程中需储存大量的钙。婴儿所需的钙主要来源于乳汁,人乳的钙含量为 350mg/L。以一天 800ml 人乳计,能提供 300mg 左右的钙。《中国居民膳食营养素参考摄入量》建议婴儿钙的 AI 值:6月龄以下为 200mg/d,6月龄以上为 300mg/d。

(2)铁:婴儿铁的适宜摄入量为 3~10mg/d。足月新生儿体内有 300mg 左右的铁储备,可以满足婴儿出生后 4~6 个月的需要;早产儿及低出生体重儿的铁储备相对不足,在婴儿期容易出现铁缺乏。由于乳汁中的铁含量低,母乳哺养的足月婴儿在6个月后应添加含铁辅食。人工喂养儿3月龄后,早产儿和低出生体重儿2月龄后应补充含铁辅食。《中国居民膳食营养素参考摄入量》建议婴儿铁的 AI 值:6月龄以下为 0.3mg/d,6月龄以上为 10mg/d。

(3)锌:摄入不足,可引起婴儿生长发育迟缓、食欲不振、味觉异常、伤口愈合缓慢、智力发育受损等。《中国居民膳食营养素参考摄入量》建议婴儿锌的 AI 值:6月龄以下为 2.0mg/d,6月龄以上为 3.5mg/d。

6. 维生素 正常母乳中含有婴儿所需要的各种维生素,只有维生素 D 含量稍低。婴儿维生素 D 的推荐摄入量为 10μg/d,如果母乳不足或出现维生素 D 的早期缺乏现象,可考虑每日额外补充 5~10μg(200~400IU)的维生素 D。其他维生素如维生素 B_1、维生

素 B_2 和维生素 C 等婴儿常常较成人容易缺乏，也应及时由膳食补充。

考点
婴儿膳食
指导的关
键点

（三）婴儿膳食指导

婴儿的喂养方式有纯母乳喂养、人工喂养和混合喂养三种，由于婴儿生长发育的不同阶段其营养特点不同，因此应选择适宜的喂养方式来满足婴儿生长发育的需要。

链 接　母乳的分期及特点（表 5-11）

表 5-11　母乳的分期及特点

分期	定义	特点
初乳	分娩后 7 天内分泌的母乳	蛋白质含量多，糖类和脂肪相对较少。外观呈黄色，质地浓稠，含有丰富的抗体和免疫物质
过渡乳	分娩后 7~14 天分泌的母乳	免疫物质、蛋白质含量下降，脂肪、乳糖逐渐增多，热量增加
成熟乳	分娩后 2 周至 8 个月分泌的母乳	乳清蛋白和酪蛋白的比例下降
晚乳	分娩 8 个月后分泌的母乳	蛋白质、脂肪、糖类变化不大，维生素和矿物质成分下降

1. 0~6 月龄婴儿喂养指导

（1）产后应尽早开奶，尽快让婴儿吸吮奶头：婴儿第一口食物是初乳（分娩后 7 天内分泌的乳汁），既可刺激乳汁分泌，也可减轻婴儿生理性黄疸、生理性体重下降和低血糖的发生。所以，应尽早让婴儿反复吸吮乳头。

（2）坚持 6 月龄内纯母乳喂养：母乳是婴儿最理想的食物，纯母乳喂养能满足婴儿 6 月龄以内所需要的全部液体、能量和营养素。应坚持纯母乳喂养 6 个月。喂养时应按需哺乳，每天可以哺乳 6~8 次或更多。坚持让婴儿直接吸吮母乳，尽可能不使用奶瓶间接喂哺人工挤出的母乳。特殊情况需要在满 6 月龄前添加辅食的，应咨询医生或其他专业人员后决定。

（3）顺应喂养，建立良好的生活规律：母乳喂养应顺应婴儿胃肠道成熟和生长发育过程，从按需喂养到规律喂养模式递进。婴儿饥饿是按需喂养的基础，饥饿引起哭闹时应及时喂哺，不要强求喂奶次数和时间，特别是 3 月龄以前的婴儿。婴儿出生 2~4 周就基本建立了自己的进食规律，家长应明确感知其进食规律的时间信息。随着月龄增加，婴儿胃容量逐渐增加，单次哺乳量也随之增加，哺喂间隔则会相应延长，喂奶次数减少，逐渐建立起规律哺喂的良好饮食习惯。

（4）出生后数日开始补充维生素 D，不需补钙：人乳中维生素 D 含量低，母乳喂养儿不能通过母乳获得足量的维生素 D。适宜的阳光照射会促进皮肤中维生素 D 的合成，但鉴于养育方式及居住地域的限制，阳光照射可能不是 6 月龄内婴儿获得维生素 D 的最方便途径。婴儿出生后数日就应开始每日补充维生素 D 10μg（400IU）。纯母乳喂养能满足婴儿骨骼生长对钙的需求，不需额外补钙。推荐新生儿出生后补充维生素 K，特别是剖宫产的新生儿。

（5）婴儿配方奶是不能纯母乳喂养时的无奈选择：以下情况很可能不宜采取母乳喂养或常规方法的母乳喂养，需要采用适当的配方奶喂养，具体患病情况、母乳喂养禁忌和适用的喂养方案，请咨询营养师或医生。①婴儿患病；②母亲患病；③母亲因各种原因摄入药物；④经过专业人员指导和各种努力后，乳汁分泌仍不足。不宜直接用普通液态奶、成人奶粉、蛋白粉、豆奶粉等喂养 6 月龄内婴儿。

（6）监测体格指标，保持健康生长：身长和体重是反映婴儿喂养和营养状况的直观指标。通过对体格的测量观察，可以在一定程度上反映智力和免疫功能的发展水平。6 月龄前婴儿每半月测量一次身长和体重，病后恢复期可增加测量次数，选用 WHO《儿童生长曲线》来判断儿童生长状况。出生体重正常婴儿的最佳生长模式是基本维持其出生时在群体中的分布水平。婴儿生长有自身规律，不宜追求参考值上限。

链 接　WHO 儿童生长曲线

　　WHO《儿童生长曲线》（*Child Growth Standards*）是 WHO 于 2006 发布的生长参考数据。该项研究数据显示，在世界上任何地方出生并给予最佳生命开端的儿童，都有潜力发展到相同的身高和体重范围；儿童生长至 5 岁前的差别，更多地受营养、喂养方法及卫生保健的影响，而不是遗传或种族。

2. 7～24 月龄婴幼儿喂养指导

（1）继续母乳喂养，满 6 月龄起添加辅食：婴儿满 6 月龄后仍需继续母乳喂养，以满足其生长发育对营养的需要。从 6 月龄开始，需要逐渐给婴儿补充一些非乳类食品，包括果汁、菜汁等液体食物，米粉、果泥、菜泥等泥糊状食物及软饭、烂面、切成小块的水果、蔬菜等固体食物，这一类食物被称为辅助食品，简称"辅食"。有特殊需要时须在医生指导下调整添加辅食的时间。不能母乳喂养或母乳不足时，应选择配方奶作为母乳的补充。

（2）从富铁泥糊状食物开始，逐步添加达到食物多样：随着母乳量减少，逐渐增加辅食量。先添加强化铁的婴儿米粉、肉泥等富铁的泥糊状食物。每次只引入一种新的食物，由少到多、由稀到稠、循序渐进，逐步达到食物多样化。从泥糊状食物开始，逐渐过渡到固体食物，并适量添加植物油。

链 接　辅食添加建议

　　建议从 6 月龄时开始添加泥糊状食物（如米糊、菜泥、果泥、鱼泥等），7～9 月龄时可由泥糊状食物逐渐过渡到可咀嚼的软固体食物（如烂面条、碎菜、肉末），10～12 月龄时，可逐渐添加全蛋，大多数婴儿可逐渐转为以固体食物为主的膳食。

（3）提倡顺应喂养，鼓励但不强迫进食：耐心喂养，鼓励进食，但绝不强迫喂养。鼓励并协助幼儿自己进食，建议 7～8 月龄的婴儿应用手握或抓食物吃，10～12 月龄时鼓励婴儿自己用勺进食。创造良好的进餐环境，通过一些小游戏培养婴儿进餐兴趣。进餐时喂养者与幼儿应有充分的交流，不看电视、玩玩具，每次进餐时间不超过 20 分钟，不以食物作为奖励或惩罚。父母应是幼儿的榜样，自己应保持良好的进餐习惯，同时培养幼儿专心进食的好习惯。

（4）辅食不加调味品，尽量减少糖和盐的摄入：婴幼儿辅食应单独制作，保持食物原味，可添加少量植物油，不需要额外添加盐、糖及各种调味品，保持清淡口味。1岁以后逐渐尝试各种清淡口味的家庭膳食。

（5）注意饮食卫生和进食安全：给婴儿的辅食应现做现吃，食物应选择安全、优质、新鲜的食材，使用安全的水和原材料。膳食制作过程始终保持清洁卫生，生熟分开。进餐环境要卫生，餐具要彻底清洗消毒。不吃剩饭，饭前洗手，进食时应有成人看护，以防进食意外。

（6）定期监测体格指标，追求健康生长：体重、身高是反映婴幼儿营养状况的直观指标。

每3个月一次，定期测量身高、体重、头围等体格生长指标并评估判断其营养状况。根据体格生长指标的变化，及时调整营养比例。对于特殊情况的（生长不良、超重肥胖、急慢性疾病期间）应增加监测次数。适度、平稳达到健康生长的营养需要，是最佳的生长模式。

链接   对于孕产妇和家有婴幼儿人群的膳食建议

对于孕产妇和家有婴幼儿的人群建议学习了解孕期妇女的膳食、哺乳期妇女膳食和婴幼儿喂养等相关知识，特别关注生命早期1000天（从怀孕开始到婴儿出生后的2周岁）的营养。孕妇常吃含铁丰富的食物，增加富含优质蛋白及维生素A的动物性食物和海产品，选用碘盐，确保怀孕期间铁、碘、叶酸等的足量摄入。尽量纯母乳喂养6个月，为6～24个月的婴幼儿合理添加辅食。

二、幼儿的营养需要及膳食指导

案例 5-4

考点
3岁幼儿
膳食指导
的关键点

3岁幼儿，身高85cm，体重12kg，家长陪同幼儿来医院进行营养咨询。
问题： 1. 此幼儿存在什么营养问题？
2. 对该幼儿的膳食应做哪些指导？

（一）幼儿的生理特点、主要营养问题

幼儿期（1～3岁）发育迅速，能独立行走、活动，是生命个体生长发育最为关键的时期。幼儿胃容量增加，牙齿处于生长过程，咀嚼功能尚未发育完善，胃肠道消化酶的分泌及胃肠道蠕动的能力还远不如成人，此期的幼儿容易发生消化不良及某些营养缺乏病，如佝偻病、缺铁性贫血、锌缺乏症、蛋白质-能量营养不良等。

（二）幼儿饮食指导

幼儿因快速的生长发育及机体各项生理功能的逐步发育完善，对各种营养素的需求相对较高。幼儿正处于从母乳逐步转变为普通膳食的过渡阶段，需要做到以下几点。

1. 继续给予母乳喂养或其他乳制品，逐步过渡到食物多样   每日可继续给予相当于350ml液体奶以上的幼儿配方奶粉直到2周岁（24月龄）。根据幼儿的牙齿发育情况，适

时增加细、软、烂的膳食，种类、数量不断增加，逐渐过渡到食物多样化。

2. **食物选用营养丰富、易于消化，满足能量需要** 增加优质蛋白质的摄入，以保证幼儿生长发育的需要。坚持单独加工、烹制，食物切碎煮烂，完全去除皮、骨、刺、核等。大豆、花生等硬果类食物，应先磨碎，制成泥、糊、浆等状态进食；不宜采用油炸、烤、烙等方式。采用蒸、煮、炖、煨等烹调方式，口味以清淡为好，不宜过咸，更不宜食辛辣刺激性食物，尽可能不用或少用含味精或鸡精、色素、糖精的调味品。要注意花样品种的交替更换，以利于幼儿保持对进食的兴趣。

3. **规律进餐，培养良好的饮食习惯** 鼓励、引导儿童使用勺子、筷子等自主进餐。逐渐做到定时、适量、有规律地进餐。幼儿饮食要一日5～6餐，上下午两主餐之间、晚饭后可以安排以奶类、水果和其他细软面食为内容的加餐。

4. **鼓励幼儿多做户外游戏与活动** 每天户外1～2小时活动完全可以满足幼儿体内维生素D的自身生成，避免佝偻病的发生。

5. **每天足量饮水，少喝含糖高的饮料** 幼儿的最佳饮品是白开水。1～3岁幼儿全日总需水量为1250～2000ml。其中600～1000ml需通过直接饮水来满足。含糖饮料和碳酸饮料，会给幼儿身体造成过多能量的摄入，导致肥胖或营养过剩等问题，尽量少喝或不喝。

6. **饮食卫生，严格餐具消毒** 在乳母无法确保婴儿饥饿时直接喂哺或因母乳不足需要添加配方奶时，注意储奶瓶的消毒（餐具洗涤洁净，完全放置沸水中2分钟即可）。

7. **定期监测生长发育状况** 1～3岁幼儿应每隔2～3个月测量一次身高、体重，并针对测量结果调整食物的种类。

第3节 儿童少年的营养需要及膳食指导

案例 5-5

10岁男童，身高110cm，体重60kg，平素喜欢吃快餐、零食，前来医院进行营养咨询。
问题： 1. 该儿童存在什么营养问题？
2. 该儿童膳食指导的关键点有哪些？

儿童少年是指满2周岁至不满18岁的未成年人，简称2～17岁儿童，可分为2～5岁学龄前儿童和6～17岁学龄儿童两个阶段。

一、学龄前、学龄儿童生理特点及主要营养问题

学龄前儿童是指满2周岁至不满6周岁的儿童，此期是儿童生长发育的关键时期，也是良好饮食习惯培养的关键时期。平衡膳食、规律就餐是2～5岁儿童获得全面营养和良好消收的保障。因此要注意引导儿童自主、有规律地进餐，保证每天不少于三次正餐和两次加餐，不随意改变进餐时间、环境和进食量，纠正挑食、偏食等不良饮食行为，培养儿童摄入多样化食物的良好饮食习惯，见表5-12。

表 5-12　学龄前、学龄儿童的生理特点及主要营养问题

年龄段	生理特点	主要营养问题
学龄前儿童 （2～5岁）	身高年增长4～7cm，体重年增加4kg左右，新陈代谢比较旺盛。乳牙已出齐，咀嚼能力增强，但消化吸收能力、生理功能发育依然尚未成熟，对外界环境的适应能力及对疾病的抵抗能力都还较弱	龋齿 饮食缺乏规律，容易偏食、挑食 营养缺乏和热能过多并存
学龄儿童 （6～17岁）	是第二个生长发育的高峰期，体力活动增大，智力发育迅速，还要为即将到来的青春期进行营养储备，对热能和各种营养素的需求量相对比成人高。一般每年长高6～10cm。其生长速度、性成熟、学习能力等都与营养有非常密切的关系	早餐量少，能量、蛋白质缺乏 饮食习惯不良，零食代替正餐 超重或肥胖

链　接　学龄前期主要营养问题

　　2002年中国居民营养与健康状况调查结果表明，我国5岁以下儿童生长迟缓率、低体重率和消瘦率分别为14.3%、7.8%和2.5%；0～6岁儿童超重率和肥胖率分别为3.4%和2.0%，并呈现增长的趋势。5岁以内儿童贫血患病率高达18.8%。

二、学龄前、学龄儿童营养需要

（一）学龄前儿童的营养需要

1. 能量　学龄前儿童能量需要见表5-13。

表 5-13　学龄前儿童所需能量一览表

年龄（岁）	能量（RNI）			
	（MJ/d）		（kcal/d）	
	男	女	男	女
2～	4.60	4.18	1100	1000
3～	5.23	5.02	1250	1200
4～	5.44	5.23	1300	1250
5～6	5.86	5.44	1400	1300

　　2. 糖类　由奶、奶制品、辅食逐渐过渡到主食，主食以提供富含糖类、蛋白质、膳食纤维和维生素B族的谷类为主，同时注意粗细合理搭配。

　　3. 矿物质　学龄前儿童矿物质的主要用途与参考摄入量见表5-14。

表 5-14　学龄前儿童矿物质的主要用途及参考摄入量（RNI 或 AI）

矿物质	主要用途	RNI 或 AI	
		2岁～	4～6岁
钙（mg/d）	促进骨骼生长，增加骨密度	600	800
铁（mg/d）	预防铁缺乏和缺铁性贫血	9	10
碘（μg/d）	促进生长发育，预防碘缺乏病	90	90
锌（mg/d）	促进生长发育；增进食欲；提高免疫力	4.0	5.5

4. 维生素　学龄前儿童维生素的主要用途与参考摄入量见表 5-15。

表 5-15　学龄前儿童维生素的主要用途及参考摄入量

维生素	主要用途	RNI 或 AI	
		2 岁~	4~6 岁
维生素 A（μgRAE/d）	促进生长、繁殖	310	360
维生素 D（μg/d）	促进钙的吸收，促进骨骼的生长	10	10
维生素 B$_1$（mg/d）	影响食欲、消化功能	0.6	0.8
维生素 B$_2$（mg/d）	预防口腔-生殖综合征	0.6	0.7
维生素 C（mg/d）	增强抵抗力	40	50

（二）学龄儿童营养需要

1. 能量、蛋白质、脂肪供能比　见表 5-16。

表 5-16　学龄儿童能量、蛋白质及脂肪供能比

年龄（岁）	能量				蛋白质（RNI）		脂肪供能占总能量的百分比（%）
	（MJ/d）		（kcal/d）		（g/d）		
	男	女	男	女	男	女	
6~	6.69	6.07	1600	1450	35	35	20~30
7~	7.11	6.49	1700	1550	40	40	20~30
8~	7.74	7.11	1850	1700	40	40	20~30
9~	8.37	7.53	2000	1800	45	45	20~30
10~	8.58	7.95	2050	1900	50	50	20~30
11~	9.83	8.58	2350	2050	60	55	20~30
14~17	11.92	9.62	2850	2300	75	60	20~30

2. 糖类　主要来源于谷类和薯类，适宜摄入量占总能量的 50%~65%。

3. 矿物质　其主要用途及参考摄入量见表 5-17。

4. 维生素　其主要用途及参考摄入量见表 5-18。

表 5-17　学龄儿童矿物质的主要用途及参考摄入量

矿物质	主要用途	RNI 或 AI		
		7 岁~	11 岁~	14~17 岁
钙（mg/d）	促进骨骼生长，增加骨密度	1000	1200	1000
铁（mg/d）	预防缺铁性贫血；增强免疫力	13	男 15	男 16
			女 18	女 18
碘（μg/d）	促进生长	90	110	120
锌（mg/d）	促进生长发育；增进食欲；增强抵抗力	7.0	男 10.0	男 11.5
			女 9.0	女 8.5

表 5-18　学龄儿童维生素的主要用途及参考摄入量

维生素	主要用途	RNI 或 AI		
		7 岁~	11 岁~	14~17 岁
维生素 A（μgRAE/d）	促进生长，提高抵抗力	500	男 670	男 820
			女 630	女 630
维生素 D（μg/d）	促进钙的吸收，促进骨骼的生长	10	10	10
维生素 B₁（mg/d）	促进食欲、帮助消化	1.0	男 1.3	男 1.6
			女 1.1	女 1.3
维生素 B₂（mg/d）	预防口腔-生殖综合征	1.0	男 1.3	男 1.5
			女 1.1	女 1.2
维生素 C（mg/d）	增强抵抗力和免疫功能	65	90	100

三、学龄前、学龄儿童膳食指导

学龄前儿童摄入的食物种类和膳食结构已经开始接近成人，是饮食行为和生活方式形成的关键时期。对各种的营养素需求量较高，但消化系统尚未完全成熟，咀嚼能力仍较差，所以食物的加工烹调应有一定的差异。学龄儿童学习和运动量大，对能量和营养素的需要相对高于成人。中国营养学会根据其营养需求，提出在一般人群的膳食指南的基础上增加关键推荐。

1. 学龄前儿童膳食指导

（1）规律就餐，自主进食不挑食，培养良好饮食习惯：儿童良好饮食习惯影响其一生健康，2~5 岁是儿童饮食良好行为培养的关键时期。

（2）每天饮奶，足量饮水，正确选择零食：每天饮奶，钙可以促进儿童的生长发育；提醒儿童定时饮水，而且一定要是煮沸过的水；正确选择有益于儿童健康的零食（新鲜的、天然易消化的食物）。

（3）食物应合理烹调，易于消化，少调料、少油炸：儿童超重肥胖危害大，从小要注意保持健康体重。

（4）参与食物选择与制作，增进对食物的认知与喜爱：带领孩子观察植物的生长方式，了解其营养成分及对身体的益处；教会孩子辨识蔬果，选购食材、制作食物，体会参与的乐趣。

（5）经常户外活动，保障健康生长：户外活动有益于身心健康，建议每天至少进行60 分钟的室外体育活动。

2. 学龄儿童膳食指导

（1）认识食物，学会烹饪，提高营养科学素养：从认识开始，再到选择购买、加工烹调。通过学习和掌握日常食物的营养知识，改变自身不利于健康的饮食行为，降低营养过剩、营养缺乏发生的危险。

（2）三餐合理，规律进餐，培养健康饮食行为：平衡膳食、合理营养是学龄儿童正常生长发育的物质基础。饮食规律，三餐时间固定，保证营养充足。

（3）合理选择零食，足量饮水，不喝含糖饮料：零食选择天然无添加的食物。饮水量 6～10 岁儿童每天 800～1000ml，11～17 岁少年每天 1100～1400ml。含糖饮料可增加学龄儿童患龋齿、肥胖等的风险，建议不喝。

（4）不偏食节食，不暴饮暴食，保持适宜体重增长：学龄儿童超重、肥胖，会增加儿童期、成年期罹患慢性病的风险。

（5）保证每天至少活动 60 分钟，增加户外活动时间：每天户外身体活动 60 分钟，有利于促进生长发育、预防肥胖、减少近视，同时可提高学习效率，促进心理健康。

考点
学龄儿童膳食指导的关键点

第 4 节　中老年人的营养需要及膳食指导

案例 5-6

73 岁老人，女，牙齿松动，近 1 个月便秘、腹胀、疲乏无力，5 天前加重。门诊检查并未发现器质性病变。

问题： 1. 此患者可能存在哪些营养问题？

　　　　2. 此患者的膳食需要做哪些指导？

按世界卫生组织的年龄划分标准，45～59 岁为中年。中年既是生理功能全盛时期，也是开始进入衰老的过渡阶段。我国将年满 60 周岁的公民定义为老年人。80 岁以上的人群叫高龄老人。随着年龄的增加，老年人器官功能会出现不同程度的衰退。

一、中年人的营养及膳食

1. 中年人的生理特点和主要营养问题　见表 5-19。

表 5-19　中年人的生理特点和主要营养问题

年龄段	生理特点	主要营养问题
中年人 （45～59 岁）	1. 基础代谢率下降：容易使脂肪堆积，引起肥胖，使发生慢性病的风险增加 2. 胃肠消化功能的变化：胃黏膜变薄，肌纤维弹性减弱，胃酸和消化酶分泌减少，肠蠕动减弱，易发生便秘 3. 心肺功能的变化：心脏自律性逐渐降低，循环系统功能减弱，常伴有动脉硬化、血压升高；肺张力减弱，肺活量降低，体力活动能力下降 4. 大脑的变化：通过大脑的血液减少，神经传导速度减慢，机械记忆力下降，睡眠时间缩短，睡眠质量下降	1. 肥胖 2. 消化能力下降 3. 便秘 4. 高血压

2. 中年人的营养需求及膳食指导

（1）中年人的营养需求及膳食指导方案：见表 5-20。

（2）中年人的合理膳食：中年后期应适当控制食量，防止能量过剩而导致肥胖。适当限制高脂肪、高胆固醇及高糖类的食物，避免摄入易诱发或加重已患疾病的食物，并限制钠盐的摄入量。养成良好的饮食习惯，注意一日三餐的合理安排。三餐定时定量，不暴饮暴食，不偏食，少吃零食，不吃过多精制食品，保持膳食平衡。

表 5-20   中年人的营养需求及膳食指导方案

营养素	膳食指导	RNI
糖类	粗细粮搭配，以有效吸收利用谷物中的维生素 B_1、维生素 B_2、烟酸和膳食纤维。多吃蔬菜和水果，增加纤维素的摄入	60%～70%
脂肪	每日摄取的脂肪量限制在 50g 左右	20%～25%
蛋白质	优质蛋白质占 50%，总量不少于 60g	12%～14%
维生素	供给充足的维生素，尤其是具有抗氧化、抗衰老作用的维生素 A（或胡萝卜素）、维生素 C、维生素 E 等	
矿物质	每日食盐摄入量不宜超过 5g，以预防高血压	
水	多喝水，利于消除体内代谢产物，预防疾病	

二、老年人的营养及膳食

1. 老年人的生理特点和主要营养问题   见表 5-21。

表 5-21   老年人的生理特点和主要营养问题

年龄段	生理特点	主要营养问题
老年人 （60 岁以上）	1. 形体改变：老年人肌肉的紧张度下降，肌肉萎缩、松弛，体内水分减少。骨的矿物质含量下降，出现骨密度减低，特别是绝经期妇女 2. 器官功能的衰退：人体各器官的生理功能都会有不同程度的减退。与营养代谢有关的表现为新陈代谢减慢，食欲下降，消化功能减弱，胃肠蠕动减慢，机体对营养素的吸收利用能力降低。胸腺萎缩，T 淋巴细胞数目明显减少 3. 代谢功能：合成代谢降低，分解代谢增高 4. 感觉器官功能减退 5. 脂类代谢功能下降	1. 骨质疏松或骨折 2. 营养不良和贫血 3. 体重异常和肌肉衰减 4. 便秘 5. 糖尿病 6. 高血脂 7. 免疫功能下降 8. 吞咽功能减弱

2. 老年人的营养需求

（1）能量：老年人的基础代谢率比成人下降了 15%～20%。体力活动、能量消耗均逐渐减少，每日能量需要量也低于成人。一般来说，能量的摄入量以能维持较理想的体重为宜，建议 60 岁以上的老年人比成人能量供给减少 20%，70 岁以上减少 30%。

（2）蛋白质：老年人体内代谢以分解代谢为主，同时蛋白质合成能力降低，所以老年人要有足够的蛋白质来补偿组织消耗。老年人因肝、肾功能逐渐减弱，所以蛋白质的摄入量也不宜过多，以维持氮平衡为原则，一般 1.0～1.5g/（kg·d）蛋白质较适宜。同时，应注重奶类、蛋类、鱼类、瘦肉和豆类等优质蛋白质的供给，优质蛋白质应占蛋白质总量的 1/3 以上。

（3）脂肪：老年人对脂肪的消化能力比成人低，其摄入量占全天总能量的 20%～25%，其中饱和脂肪酸占总能量的比例<8%、单不饱和脂肪酸占总能量的 10%、多不饱和脂肪酸占总能量的 8%～10%。每日食物中的胆固醇含量不宜超过 300mg。

（4）糖类：老年人的胰岛分泌功能下降、糖耐量降低，所以对血糖的调节能力下降，血糖会升高。糖类供能占全天总能量的 50%～60%。老年人应适当多吃水果、富含膳食纤维的蔬菜，来增强肠蠕动，预防便秘。同时还有利于降低血脂，预防结肠癌。

（5）矿物质：要摄入充足的蔬菜、水果来保证矿物质供给，其主要用途及每日参考摄入量见表5-22。

表 5-22 老年人矿物质的主要用途及参考摄入量

矿物质	主要用途	RNI 或 AI
钙（mg）	预防骨质疏松，保证肌肉的收缩和舒张	1000
铁（mg）	预防缺铁性贫血	12
硒（μg）	抗氧化、抗肿瘤、抗衰老	60

（6）维生素：由于吸收不良，排便、排尿及其他原因丢失增多，老年人很容易出现维生素缺乏。维生素对于老年人的新陈代谢改善、免疫力增强、食欲增加、延缓衰老等方面起重要作用，所以供给量应高于成人。老年人维生素的主要用途及每日参考摄入量见表5-23。

表 5-23 老年人维生素的用途及参考摄入量

维生素	主要用途	RNI 或 AI
维生素 A（μgRAE/d）	维持夜视力，抗癌，抗氧化	700
维生素 D（μg/d）	促进钙、磷的吸收，预防骨质疏松	15
维生素 B_1（mg/d）	参与物质代谢和能量代谢，调节神经生理活动	男 1.4
		女 1.2
维生素 E（mg α-TE/d）	抗氧化，抗衰老，延长细胞寿命	14
维生素 K（μg/d）	促进血液凝固，参与骨骼代谢	80
维生素 B_{12}（μg/d）	参与造血，保持免疫系统功能	2.4
叶酸（μg DFE/d）	参与骨髓红细胞的生成	400
维生素 C（mg/d）	维护血管弹性，防止血管硬化，降低胆固醇，增强免疫力，促进骨胶原形成	100

（7）水：老年人对失水的反应表现迟钝，对水分的要求高于中青年。水可以促进其他物质的代谢和体内代谢产物的排出。老年人应该有规律地少量多次饮水，首选温热的白开水，也可以选用淡茶水。每次 50～100ml，全天总量 1500～1700ml。

3. 老年人的膳食指导 老年人除了身体功能有不同程度的衰退外，大多数营养需求与成人相似。一般人群的膳食指南适合于老年人，应保证食物多样化，食物摄入量的充足。老年人的消化功能降低，建议少食多餐，食物应细而软，饮水适量。有意识地预防营养缺乏和肌肉衰减，不刻意减重，维持稳定的体重。主动参与家庭和社会活动，多做户外活动，保持心情愉悦。

（1）食物种类多样，营养物质充足齐全：老年人每天应至少摄入 12 种的食物。采用多种方法增加食欲和进食量，合理安排三餐。正餐占日能量的 20%～25%，两餐之间可适当加餐，占日能量的 5%～10%。食物须粗细搭配，营养均衡。每日主食以谷类（200～350g）、薯类及杂豆类为主。保证蛋白质供应，每日可摄入 300g 鲜奶或奶制品、50～100g

考点

老年人膳食指导的关键点

鱼虾或禽肉类、50g 畜肉类、25～50g 蛋类、30～50g 大豆及坚果类。每日摄入蔬菜 500g、水果 200～300g。

（2）烹调方式合理，食物易于消化吸收：老年人膳食在烹制过程中要根据食物特点选择适宜的烹调方式，既要考虑食物外观，又要保护食物的营养成分不被破坏。老人的饭单独做，色、香、味俱全以刺激食欲，切碎、煮烂，易于咀嚼、消化、吸收。不宜过黏、过硬及过分油腻。多用蒸煮、烩、焖、烧等烹调方式，少用煎、油炸、腌制和熏烤。

（3）调整膳食结构，预防营养不良和贫血：应适应老年人消化和吸收能力，保证每日能量、蛋白质、铁、维生素等的摄入，合理进行饮食搭配。适当增加鱼、禽、瘦肉、深色蔬菜、水果、动物肝脏和血制品，或食用畜肉、猪肝、红菇等含铁丰富的食物。注意饭前、饭后 1 小时不喝浓茶、咖啡，以免影响铁的吸收。

（4）摄入高钙食物，预防骨质疏松：我国老年人膳食钙的摄入量普遍较低，饮食中钙摄入不足会引起骨质疏松，加之老年人钙流失较多，容易发生骨折。膳食应适当增加牛奶、豆制品、海产品、黑木耳、芝麻等高钙食物。

（5）多做户外运动，维持健康体重：根据老年人身体状况，选择适合的体育运动，将体重指数（body mass index，BMI）维持在 20.0～23.9kg/m^2。多进行户外活动，促进维生素 D 的合成，增加钙的吸收，延缓骨质疏松和肌肉衰减。坚持每天户外锻炼 1～2 次，每次 1 小时左右，以轻微出汗为宜。形式可选择快走、慢跑、打太极拳等，或每日走路 6000 步，保持吃动平衡。

（6）创设舒适环境，提高生活质量：老年人的进餐环境应安静、舒适，有家人的陪伴，保持身心快乐，对进餐充满期待和渴望，从而增进食欲。促进老年人的身心健康，减少疾病，延缓衰老，提高生活质量。食谱举例见表 5-24。

表 5-24　老年人一日食谱举例

餐次	食物名称	原料名称和重量
早餐	馒头	标准粉 50g
	肉炒青笋	猪肉 25g，青笋 150g
	凉拌黄瓜	黄瓜 100g
	牛奶	牛奶 250ml
	白煮蛋	鸡蛋 50g
加餐	火龙果	火龙果 100g
午餐	二米饭	大米 50g，小米 10g
	鱼头炖豆腐	大鱼头 200g，豆腐 100g
	香菇炒油菜	香菇 20g，油菜 200g
加餐	苹果	苹果 100g
晚餐	发面饼	标准粉 50g
	肉炒三丝	猪肉 30g，豆芽 100g，土豆丝 75g，胡萝卜丝 50g
	杂粮粥	红豆 10g，绿豆 10g，花生 10g，大米 30g
加餐	香蕉	香蕉 100g

链接　健康中国行动中针对老年人的政府举措

优化老年人住、行、医、养等环境，营造安全、便利、舒适、无障碍的老年宜居环境。推进老年人社区和居家适老化改造，支持适老住宅建设（民政部、住房城乡建设部、交通运输部、卫生健康委按职责分工负责）。

自测题

A₁/A₂型题

1. 胎儿出生时体内储备的铁，一般可满足多长时期内婴儿对铁的需要量
   A. 1个月　　　　　　B. 2个月
   C. 4～6个月　　　　D. 7个月
   E. 8个月

2. 母乳喂养的婴幼儿添加辅食，从第几个月开始最好
   A. 1个月　　　　　　B. 2～3个月
   C. 6个月　　　　　　D. 7～8个月
   E. 12个月后

3. 儿童生长发育迟缓、食欲减退或有异食癖，最可能缺乏的营养素是
   A. 蛋白质和热能　　B. 钙
   C. 维生素D　　　　　D. 锌
   E. 维生素 B_1

4. 母亲妊娠期间严重缺碘，对胎儿发育影响最大的是
   A. 中枢神经系统　　B. 骨骼系统
   C. 循环系统　　　　D. 内分泌系统
   E. 呼吸系统

5. 下列哪种营养素不易通过乳腺输送到乳汁中
   A. 铁　　　　　　　B. 钙
   C. 维生素A　　　　D. 维生素C
   E. 维生素E

6. 提倡婴儿母乳喂养的原因是
   A. 人乳中的蛋白质容易消化
   B. 人乳中的脂肪球小吸收好
   C. 人乳中含丰富的免疫活性物质
   D. 人乳中的钙吸收率高
   E. 以上都对

7. 老年人保证充足的维生素E供给量是为了
   A. 抗疲劳

   B. 增进食欲
   C. 增强机体的抗氧化功能
   D. 降低胆固醇
   E. 防止便秘

8. 有关母乳喂养，不正确的说法是
   A. 6个月后开始添加辅助食品
   B. 6个月起，应添加饼干，训练幼儿咀嚼食物的能力
   C. 8个月后，减少喂奶次数，用牛奶或其他辅助食品替代
   D. 10～12个月应完全断乳
   E. 2～4周起添加鱼肝油

9. 与老年人容易发生的腰背酸痛有较密切关系的营养素是
   A. 钠　　　　　B. 钙　　　　　C. 铜
   D. 维生素A　　E. 维生素C

10. 为适合婴儿消化系统的特点，避免食品过敏，婴儿首先添加的辅食种类应为
    A. 蛋类　　　B. 谷类　　　C. 豆类
    D. 肉类　　　E. 鱼类

11. 妊娠后期，每日铁的适宜摄入量为
    A. 15mg　　B. 20mg　　C. 25mg
    D. 30mg　　E. 35mg

12. 关于幼儿的膳食要求不正确的是
    A. 热量的摄入适当减少
    B. 控制脂肪的摄入量
    C. 减少蛋白质的摄入量
    D. 控制食盐的摄入量
    E. 适当补铁

A₃/A₄型题

（13～15题共用题干）

张女士，31岁，怀孕30周前来营养咨询，体

重比孕前增加了 7kg。

13. 该孕妇目前的体重属于
    A. 营养不良   B. 消瘦   C. 正常
    D. 超重   E. 肥胖

14. 建议每天增加蛋白质的摄入量为
    A. 5g   B. 10g   C. 15g
    D. 20g   E. 30g

15. 每天钙的适宜摄入量为
    A. 600mg   B. 800mg   C. 1000mg
    D. 1200mg   E. 1500mg

（16、17 题共用题干）

　　李女士，育有一 4 月龄男婴，一直以来给予母乳喂养，现就辅食的添加问题前来咨询。

16. 婴儿首先应添加的辅食是
    A. 谷类   B. 豆腐   C. 蛋类
    D. 蔬菜   E. 肉类

17. 婴儿开始添加蛋黄比较合适的时间是
    A. 1～2 个月   B. 2～3 个月
    C. 3～4 个月   D. 4～6 个月
    E. 10～12 个月

（王晓丽）

第 6 章

营养调查及评价

为全面掌握人群营养状况，运用科学合理的方法去了解某一人群（或个体）的膳食结构和各种营养指标的水平，用以判断其当前营养状况是否合理的方法，称为营养调查。它是研究人群营养状况的重要方法。

我国曾于 1959 年、1982 年、1992 年、2002 年及 2012 年分别开展了 5 次全国性营养调查或营养与健康监测工作，历次调查结果对了解中国城乡居民食物摄入、膳食结构和营养水平、营养相关慢性疾病的流行病学特点及变化规律，评价城乡居民营养健康水平，以及制定相关政策和疾病防治措施发挥了积极的作用。2002 年我国首次进行了营养与健康综合性调查，将高血压、糖尿病和营养调查这三项调查整合进行。

营养调查的目的主要有：①了解不同地区、不同年龄组人群的体质与健康状态，发现营养不平衡人群及其原因；②了解与食物不足和过度消费有关的营养问题；③评价居民膳食结构及其与营养素供给量之间的关系；④评价居民营养状况的现状，并预测未来的发展趋势；⑤为与营养相关的研究课题提供基础资料；⑥为国家制定相关政策和社会发展规划提供理论依据。

营养调查包括膳食调查、体格测量、营养水平实验室检测和营养缺乏病的临床检查 4 个方面。营养评价是通过以上 4 个方面来判断人群（或个体）的营养状态，并对单位或个人提出改善意见；若为大面积、大量人群调查，还应向政府及相关部门提交调查报告及改善意见。

链　接　2012 年中国居民营养与健康状况调查

2012 年卫生部疾病预防控制局组织各省、自治区、直辖市相关部门开展了我国第 5 次全国性的营养调查，即 2010—2012 年中国居民营养与健康状况监测。该监测覆盖中国 31 个省、自治区和直辖市（不含香港、澳门和台湾）的 6 岁以上居民，调查人数约为 20 万名。调查内容主要包括膳食调查、询问调查、医学体检和生化检测。除膳食、营养相关问题和指标外，慢性病患病情况、生活方式和体力活动等也在调查范围之内。结果显示：居民的膳食质量明显提高；儿童青少年发育水平稳步提高；儿童营养不良患病率显著下降；居民贫血的患病率有所下降；慢性非传染性疾病（高血压、糖尿病）患病率上升迅速。

第1节　膳食调查与评价

案例 6-1

　　膳食模式与疾病的关系是营养流行病学研究的新手段，通过膳食调查可用来分析某小学学生的膳食模式与健康状况之间的关系。

问题： 1. 什么是膳食调查呢？
　　　　2. 该选择哪种膳食调查的方法？

　　膳食调查是营养调查的重要组成部分，目的是了解在一定时期内人群膳食摄入的状况，并与中国居民膳食营养素参考摄入量进行比较，以此来评定营养需要得到的满足程度。通过膳食调查发现人群（或个体）存在的营养不良或营养过剩问题，以此来开展营养咨询，并提出营养干预措施。每次膳食调查的时间一般为 3～7 天。膳食调查的内容：①调查对象的基本信息；②调查对象每人每天摄入食物的品种、数量；③调查对象的膳食摄入餐饮分配及膳食制度；④膳食烹饪加工的方法；⑤调查对象既往的膳食情况。

考点
膳食调查
的方法、
适用范围

一、膳食调查的方法

　　常用的膳食调查方法有称重法、记账法、询问法、食物频率法、化学分析法等，每种方法都有其适用范围及不足之处，实际工作中需灵活选择，也可以多种方法结合使用。

（一）称重法

　　称重法（又名称量法）是指将被调查单位（或个人）在调查期间每日每餐各种食物的消耗量，包括生重、烹调后熟重和每餐剩余食物的量作准确记录，计算出每人每天各种营养素的平均摄入量的调查方法。

1. 调查步骤

　　（1）准确地称量并记录食物烹调前后的重量，计算生熟比。其中，调味品不需要称三餐，早餐前称一次，晚餐结束后称一次，二者相减即为一天的调味品的量。

$$生食物重量（毛重）=可烹调的食物重量（熟食重）-食物的残渣重$$
$$生熟比=生食物重量/可烹调的食物重量$$

　　（2）称量个人实际摄入的熟食量，准确记录每餐就餐人数。

$$实际摄入的熟食量=熟食重-（熟食余重+熟食残渣重）$$

　　（3）按生熟比计算所摄入各种食物原料的生重，将调查期间所消耗的食物按品种分类，求得每人每天的生食物实际消耗量。

$$生食物实际消耗量=实际摄入的熟食量×生熟比$$

　　（4）整理资料，按照调查目的对调查资料进行分类和整理。

　　（5）根据食物成分表和各种食物营养素含量，分别计算每人每天能量和各种营养素摄入量。

　　（6）对膳食调查数据进行分析评价。

　　（7）撰写膳食调查报告。

2. 优缺点　该方法适合于团体、个人和家庭的膳食调查。较为仔细精确，可调查出每日膳食的变动情况和三餐食物的分配情况。优点是能获得比其他方法较为可靠的食物摄入量，因此常把称重的结果作为膳食调查的"金标准"来比较其他方法的准确性。缺点是需要较多人力、物力，且需要有关单位密切配合，不适合大规模的营养调查。

（二）记账法

记账法（又称查账法）是通过记录一定时期内食物总消耗量，并根据同一时期进餐人数，计算每人每天各种食物的平均摄入量。再按食物成分表推算出每人每日所摄取的热能和各种营养素的量。

1. 调查步骤

（1）建立膳食管理账目，记录并计算食物消耗量与就餐人数。

调查期间食物消耗量=（库存食物+调查期间所购入的食物数量）–调查结束时食物的剩余量。一个人24小时内所有餐次为一人日。在调查过程中首先应记录各餐的就餐人数，再根据主食的消耗量来折算总人日数。

（2）计算每人每天食物消耗量。

每人每天食物的消耗量=食物总消耗量/总人日数

（3）根据食物成分表和各种食物营养素含量，分别计算每人每天能量和各种营养素的摄入量。

（4）对膳食调查数据进行分析并评价。

（5）撰写膳食调查报告。

2. 优缺点　该方法适用于有详细账目的单位或家庭，如幼儿园、中小学、养老院等。优点是容易掌握，简单快速，节省人力，可用于大样本调查。缺点是记账法不够精确，因为对食品剩余量难以估算，其代表性受一定影响。其调查结果只能得到集体中人均的摄入量，难以分析个体膳食摄入情况。

（三）询问法

通过问答的方式了解被调查对象的膳食摄入、饮食习惯等情况。一般分为24小时膳食回顾法和膳食史法两种。询问法的结果不够准确，可用于由于客观条件限制，无法用称重法和记账法的情况。通过与被调查对象的问答，经验丰富的调查人员能发现膳食营养的缺陷，用以估算营养素水平；还能了解被调查对象有无挑食、偏食等不良饮食习惯，考量增加哪些方面的膳食指导。

1. 24小时膳食回顾法　通过询问，详细了解被调查对象24小时内所摄入食物的种类及数量，按食物成分表计算分析营养素的摄入量，并与中国居民膳食营养素参考摄入量进行比较，记录消耗的总食物量，计算每人营养素的摄入量。调查时一般由最后一餐开始向前推24小时，调查期限一般采用3天连续调查的方法。

（1）调查步骤

1）做好调查前的准备工作：设计调查表，确定调查对象，预约调查时间和地点等。

2）调查进食情况：要求调查对象准确回顾描述24小时内摄入的所有食物种类和数量。

3）整理调查资料（同称重法）。

4）计算能量和营养素的摄入量（同称重法）。

5）对调查数据进行分析和评价，并撰写调查报告。

（2）优缺点：该法常用于个人的膳食调查与评价。优点是方便快捷，可以进行面对面的入户调查，应答率高。缺点是结果相对粗糙，不适合于70岁以上和7岁以下的人群。

2. 膳食史法　因为人体的生长发育受到长期饮食习惯的影响，因此通过膳食史法可获得调查对象的膳食结构或模式。调查时间一般覆盖过去1个月、半年或一年的时间。该法广泛用于流行病学的调查和研究，用来评估个体每日总的食物摄入量及在不同时期的膳食模式。由于该调查方法结果不够准确，所以在无法用称重法和记账法的情况下才使用。

（四）食物频率法

食物频率法指用问卷形式调查个体在一段时间内摄入某些食物的频率，来获得个体经常性的食物摄入种类。根据每天、每周、每月或每年所食用各种食物的次数或食物种类来评价膳食营养状况。

食物频率法的优点是可以反映个体长期的膳食模式；被应用于研究既往膳食习惯和某些慢性疾病关系；作为对居民进行膳食指导的参考依据。缺点是需要对过去的食物进行回顾，对食物份额大小的量化不准确，也不能计算能量和各种营养素的摄入量。

（五）化学分析法

此法是在实验室中测定受试者每日进食的食物所含成分，准确地获得各种营养素的摄入量。化学分析法分析过程复杂，费用高，且受到场地的限制，因此仅适于较小规模的调查，如营养代谢实验。不适合大规模的人群研究，也不适合大范围的营养素研究。

二、膳食调查结果的整理及评价

无论采用哪种膳食调查方法，都需要对收集到的资料进行整理分析，所得结果与中国居民膳食营养素参考摄入量进行比较，然后给出合理评价。通过膳食调查的数据和资料，准确了解人群（或个体）在食物选购、储存、加工烹调等过程中的问题，发现不良的膳食习惯，针对存在问题提出改善意见。

（一）资料收集整理、统计计算

1. 记录每人每日摄入各种食物及调味品的名称和数量：将食物进行分类排序记录，并与中国居民平衡膳食宝塔参考摄入量进行比较。

2. 计算平均每人每日各种营养素的摄入量占推荐摄入量标准的百分比：若就餐者年龄、性别、劳动强度等条件一致时，可直接从中国居民膳食营养素参考摄入量中查出该人群推荐摄入量（RNI）或适宜摄入量（AI）作为平均摄入量标准；若不一致，则要查出各组人群的RNI或AI，乘以该组人群的人日数（一个人一日吃早、中、晚三餐为一个人日数），即为各组人群营养素需要量总和。将各组营养素需要量总和相加除以各组人群的总人日数之和，得出平均营养素摄入量标准。

营养素摄入量占推荐摄入量的百分比=平均每人每日各种营养素的摄入量/平均摄入量标准（RNI或AI）×100%。

3. 根据食物的成分表，分别计算各种食物提供的能量，再将各种食物提供的能量相加，计算出能量摄入量的总和。

4. 计算能量来源及三大产能营养素的供能比。

5. 计算三餐供能比。

（二）膳食营养的评价

1. **膳食构成评价**　参照中国居民膳食宝塔评价其膳食构成的种类是否多样，比例是否合适，是否能满足不同生理状况及劳动条件人群的需求。

2. **能量及各种营养素满足程度评价**　参照营养素推荐摄入量（RNI）分析能量及各种营养素摄入量是否存在摄入不足或过剩的情况。要求在目标值的90%以上，同时，要注意有无超过 UL 的营养素。

3. **能量来源及分配评价**　能量来源于蛋白质、脂肪、糖类的比例分别为10%～12%（儿童 12%～15%）、20%～30%（儿童 25%～30%）、55%～65%。三餐的能量分配为早餐 25%～30%、午餐 40%、晚餐 30%～35%。

第 2 节　体格测量与评价

案例 6-2

张先生，70 岁，身高183cm，体重80kg。平素饭量正常，近一个月来，食欲欠佳，体格消瘦明显，体重下降10kg。

问题： 试着用 BMI 对其体质进行评价。

体格测量指标结果是评价人体营养状况的重要依据。体格的大小和生长速度是儿童营养状况的灵敏指标，学龄前儿童的体格测量指标常用于一个地区人群营养状况的评价。体格测量常用的指标有身高、体重、皮褶厚度、坐高、上头围、胸围、上臂围等。其中身高、体重、皮褶厚度是世界卫生组织规定的必测项目。

一、身高

（一）概述

身高与遗传有密切关系，一定程度上又受到营养状况的显著影响。身高比较适合于儿童营养状况的检测，是反映骨骼发育，尤其是钙和蛋白质在体内储备情况的指标。

（二）测量方法

被测量者赤脚，"立正"姿势站在身高计的底板上，上肢自然下垂，足跟并拢，足尖分开约成 60°，脚跟、骶骨部及两肩胛骨（三点）紧靠身高计的立柱。测量者站在被测量者一侧，移动身高计的水平板至被测量者的头顶，使其松紧度适当即可测量出身高。测试者读数时双眼应与压板水平面（两点）等高。

（三）评价标准

一般以实测身高与同龄组的标准身高相比较，实测身高为标准身高的80%以下者被评为矮小，80%～93%为正常，大于105%者为高大。注意：长期的营养不良可导致儿童生长发育迟缓，表现为身高较相同年龄儿童矮小，即年龄别身高，该指标可反映儿童较长期的营养状况。

考点
身高的评价标准

二、体重

（一）概述

体重是反映一个人一定时间内营养状况的变化。评定时将实际体重与理想体重比较进行。清晨空腹、排空大小便后测量较准确。

（二）标准体重（又称理想体重）

$$标准体重（kg）=身高（cm）-105$$

（三）评价标准

1. 实际体重　在标准体重±10%为正常范围；±20%以上为肥胖或极瘦。

2. 体重指数（BMI）　是目前国际上评价人体胖瘦程度及是否健康最常用的标准。其公式：BMI=体重（kg）/[身高（m）]^2。

中国成人 BMI 划分标准：BMI<18.5kg/m^2 为体重过低；18.5~23.9kg/m^2 为体重正常；24.0~27.9kg/m^2 为超重；≥28.0kg/m^2 为肥胖。

3. 身高别体重　是判断相同身高体重情况的指标，常应用于儿童，如果达不到相同身高儿童应有的体重标准，表示为消瘦。这一指标主要反映当前营养状况，对区别急性营养不良和慢性营养不良有意义。

三、皮褶厚度

（一）概述

皮褶厚度主要指皮下脂肪的厚度，临床常用于估计皮下脂肪储备和消耗情况，用皮褶厚度计测量。

（二）测量部位与方法

世界卫生组织推荐选用三个测量部位：

1. 三头肌部　左上臂背侧中点（即左肩峰至尺骨鹰嘴的中点）上方约2cm。测量者站立于被测者后方，使被测者上肢自然下垂，测量者用拇指及示指将皮肤连同皮下组织捏起，从拇指下1cm左右处测量皮褶厚度。

2. 肩胛下部　左肩胛骨下角下方约2cm处。上肢自然下垂，与水平呈45°。

3. 腹部　距脐左方1cm处，用拇指及示指将皮肤连同皮下组织与正中线平行捏起，距拇指下1cm左右处进行测量。

测量方法：在被测部位用左手拇指和示指将皮肤连同皮下的组织轻轻捏起，再用皮褶厚度计测拇指下方1cm左右的厚度，在2秒内读数，读数记录至0.5mm。皮褶厚度计压力要求10g/mm^2，测量时不要用力加压，同时应注意皮褶厚度计与被测部位保持垂直，每个部位测量3次，取其平均值。

（三）评价标准

1. 三头肌皮褶厚度　男性正常值为8.3cm，女性为15.3cm。测量值为正常值的90%以上者为正常，80%~90%为轻度营养不良，60%~80%为中度营养不良，60%以下者为重度营养不良。

2. 肩胛下皮褶厚度　临床上以三头肌皮褶厚度与肩胛下皮褶厚度之和来判断营养状况。男性在10~40mm、女性在20~50mm为正常；男性>40mm、女性>50mm为肥胖；男性＜10mm、女性＜20mm 为消瘦。详见本书实训表 3-1 不同人群皮褶厚度参考值。

第 3 节 生化免疫检验与评价

一、生化免疫检验的目的

当人体由食物吸收的营养素与实际需要量不符，无论是不足还是过剩都会导致体内营养失衡。由于一些营养失衡的生化指标异常常早于临床症状、体征的出现，所以可借助生化、生理实验手段来发现临床营养不足、营养储备低下或营养过剩，及早掌握营养失衡的早期变化，以便及时采取干预措施。人体营养水平的实验室检查是营养调查的组成部分，常用的检验标本有血、尿、毛发、指甲等。因受民族、体质、环境因素等多方面的影响，所以检验结果是相对的。

二、生化免疫检验的常用指标

（一）我国常用人体营养水平评定生化指标

我国常用人体营养水平评定生化指标见表 6-1。

考点
常用人体营养水平评定生化指标

表 6-1　人体营养状况生化测定的检查项目和参考值

营养素	检验指标	参考值
蛋白质	1. 血清总蛋白	60～80g/L
	2. 血清白蛋白（A）	35～55g/L
	3. 血清球蛋白（G）	20～30g/L
	4. 白蛋白/球蛋白（A/G）	（1.5～2.5）：1
	5. 空腹血浆总氨基酸量/必需氨基酸量	＞2
	6. 血液相对密度	＞1.015
	7. 尿羟脯氨酸系数（尿肌酐系数）	＞2.0～2.5mmol/L
	8. 游离氨基酸	血浆 40～60mg/L；红细胞 65～90mg/L
	9. 每天必然损失氮（ONL）	男性 58mg/kg；女性 55mg/kg
血脂	1. 总脂	4.5～7.0g/L（成人）
	2. 三酰甘油	0.56～1.70mmol/L
	3. α-脂蛋白	30%～40%
	4. β-脂蛋白	60%～70%
	5. 胆固醇（其中胆固醇酯）	2.80～5.70mmol/L（70%～75%）
	6. 游离脂肪酸	0.2～0.6mmol/L
	7. 血酮体	＜20mg/L
钙、磷、维生素 D	1. 血清钙（其中游离钙）	90～110mg/L（45～55mg/L）
	2. 血清无机磷	成人 30～50mg/L；儿童 40～60mg/L
	3. 血清钙×磷	＞30～40
	4. 血清碱性磷酸酶	成人 1.5～4.0（菩氏单位）；儿童 5～15（菩氏单位）
	5. 血浆 25-（OH）-D_3	36～150nmol/L
	6. 血浆 1, 25-（OH）_2-D_3	62～156pmol/L

续表

营养素	检验指标	参考值
铁	1. 全血血红蛋白浓度	成年男性＞130g/L；成年女性、儿童＞120g/L；6岁以下小儿及孕妇＞110g/L
	2. 血清运铁蛋白饱和度	成人＞16%；儿童＞7%～10%
	3. 血清铁蛋白	男性15～200μg/L；女性12～150μg/L
	4. 血液血细胞比容（HCT或PCV）	男性40%～50%；女性37%～48%
	5. 红细胞游离原卟啉	＜70mg/L
	6. 血清铁	500～1840μg/L
	7. 平均血细胞比容（MCV）	80～90μm^3
	8. 平均红细胞血红蛋白（MCH）	26～32μg
	9. 平均红细胞血红蛋白浓度（MCHC）	32%～36%
锌	1. 发锌	125～250μg/ml（临界缺乏＜110μg/ml，绝对缺乏＜70μg/ml）
	2. 血浆锌	800～1100μg/L
	3. 红细胞锌	800～1100μg/L
维生素A	1. 血清视黄醇	儿童＞300μg/L；成人＞400μg/L
	2. 血清β-胡萝卜素	＞800μg/L

维生素B₁	24h尿	4h负荷尿	任意一次尿/克肌酐	血
	＞100μg	＞200μg（5mg负荷）	＞66μg	RBC转羟乙醛酶活力TPP效应＜16%
维生素B₂	＞120μg	＞800μg（5mg负荷）	＞80μg	RBC内谷胱甘肽还原酶活力系数≤12
烟酸	＞1.5mg	3.5～3.9mg（5mg负荷）	＞1.6mg	
维生素C	＞10mg	5～13mg（500mg负荷）	男性＞9mg；女性＞15mg	3mg/L血浆
叶酸				3～16μg/L血浆 130～628μg/L RBC

其他	尿糖（－）；尿蛋白（－）；尿肌酐0.7～1.5g/24h尿；尿肌酐系数：男性23mg/（kg·bw），女性17mg/（kg·bw）；全血丙酮酸4.0～12.3mg/L

（二）我国常用人体营养水平评定免疫功能指标

当体内营养素缺乏得不到及时纠正，持续消耗到一定程度就会出现组织细胞形态学的改变。细胞免疫功能在人体抗感染中起重要作用，蛋白质-能量营养不良常伴有细胞免疫功能损害，继而引起免疫功能下降，容易发生各种感染，如小儿反复呼吸道感、鹅口疮、肺炎、结核病，术后患者感染率、死亡率增加。

免疫功能检测在分析发病机制，观察疗效及评估预后方面有重要意义。细胞免疫功能检测常采用：

1. 总淋巴细胞计数　是评定细胞免疫功能的简易方法。

2. 皮肤迟发型超敏反应　是评价细胞免疫功能的重要指标。

（三）氮平衡

氮平衡（nitrogen balance）是评价蛋白质营养状况的常用指标，可反映摄入蛋白质能否满足体内需要，有助于判断体内蛋白质合成与分解代谢程度。氮平衡有三种情况，即零氮平衡、正氮平衡、负氮平衡。蛋白质营养不良的个体，免疫功能和抵抗力下降，罹患各种疾病的风险增加。

第 4 节 临床体征检查

一、临床体征检查的目的

由于机体营养素摄入不足、吸收或代谢障碍和机体需要量增加等原因引起的营养缺乏病，可以根据患者的症状和体征初步进行判断。营养水平的体格检查不仅要检查有无营养缺乏病，还要同时观察患者身体发育情况及有无营养过剩等问题。

二、营养缺乏导致的症状与体征

当人体营养物质的贮藏量减少时，从细胞水平开始先影响其生化过程，然后降低机体抵抗力，随之出现一系列相应的临床体征。主要变化表现在头发、面色、眼、唇、舌、齿、龈、皮肤、指甲、心血管、消化等方面。临床常见的营养缺乏导致的症状与体征见表 6-2。

表 6-2 营养缺乏导致的常见症状与体征

部位	症状与体征	缺乏的营养素
全身	消瘦或水肿、发育不良	糖类、脂肪、蛋白质、维生素、锌
	贫血	蛋白质、铁、叶酸、维生素 B_{12}、维生素 B_6、维生素 B_2、维生素 C
皮肤	干燥、毛囊角化	维生素 A
	毛囊四周出血点	维生素 C
	癞皮病皮炎	烟酸
	阴囊炎、脂溢性皮炎	维生素 B_2
头发	脱发、稀少、失去光泽	蛋白质、维生素 A
眼睛	毕脱氏斑、角膜干燥、夜盲症	维生素 A
唇	干裂、口角炎、唇炎	维生素 B_2
口腔	齿龈炎、齿龈出血、齿龈红肿	维生素 C
	舌炎、舌猩红、舌肉红	维生素 B_2、烟酸
	游走性舌炎（地图舌）	维生素 B_2、烟酸、锌
指甲	反甲（舟状甲）	铁
骨骼	颅骨软化、方颅、鸡胸、肋珠串、"O" 形腿、"X" 形腿、骨膜下出血	维生素 D、钙、蛋白质
神经系统	肌肉无力，四肢末端蚁行感，下肢肌肉疼痛	维生素 B_1
循环系统	水肿	维生素 B_1、蛋白质
	右心肥大、舒张压下降	维生素 B_1
其他	甲状腺肿大	碘

考点

营养缺乏导致的症状与体征

自测题

A₁/A₂ 型题

1. 称重法是计算集体或单位三餐食物（　　）的平均摄入量。
   - A. 每日营养素
   - B. 每人每餐营养素
   - C. 每日每餐营养素
   - D. 每人每日营养素
   - E. 每日每人营养素

2. 某成年女性身高 165cm，体重 80kg，按照 BMI 评定其体质属于
   - A. 正常
   - B. 超重
   - C. 肥胖
   - D. 消瘦
   - E. 偏瘦

3. 营养调查中，常用的人体测量指标不包括
   - A. 血糖
   - B. 体重
   - C. 皮褶厚度
   - D. 腰围
   - E. 上头围

4. 适用于一般门诊患者的膳食调查方法为
   - A. 记账法
   - B. 询问法
   - C. 称重法
   - D. 化学分析法
   - E. 回忆法

5. 在膳食营养评价中，动物性和豆类蛋白质占总蛋白质摄入量的（　　），可判定蛋白质质量良好。
   - A. 10%
   - B. 50%
   - C. 70%
   - D. 90%
   - E. 30%

6. 皮褶厚度的三个测量点是
   - A. 三头肌、肩胛下、脐旁
   - B. 三头肌、腰部、脐旁
   - C. 三头肌、脐旁、小腿部
   - D. 肱二头肌、腰部、脐旁
   - E. 肱二头肌、脐旁、肩胛下

7. 一日三餐能量摄入分配最合理的是
   - A. 早餐 20%、中餐 40%、晚餐 40%
   - B. 早餐 40%、中餐 40%、晚餐 20%
   - C. 早餐 30%、中餐 40%、晚餐 30%
   - D. 早餐 30%、中餐 30%、晚餐 40%
   - E. 早餐 20%、中餐 50%、晚餐 10%

A₃/A₄ 型题

（8、9 题共用题干）

　　骨质疏松是我国中老年女性的常见病，为研究其与钙的摄入量之间的关系，现在针对某山区中老年女性进行含钙膳食习惯与骨质疏松之间关系的调查。

8. 选哪种膳食调查的方法比较合适
   - A. 称重法
   - B. 记账法
   - C. 化学分析法
   - D. 询问法
   - E. 食物频率法

9. 常见食物中含钙量丰富的有
   - A. 牛奶
   - B. 虾
   - C. 肉
   - D. 黄瓜
   - E. 西红柿

（王晓丽）

第7章

食品安全与健康

第1节 影响食品安全的因素

案例 7-1

2013 年 5 月，××省××县 3 家大米厂生产的大米在××市被查出镉超标，被媒体披露。××省××市通报了该市的大米检测结果，在销售终端发现了 6 家店里售卖的 6 批次大米镉含量超标；在生产环节，发现 3 家公司生产的 3 批次大米镉含量超标；在流通环节抽检了××省产地的大米。5 月 16 日，该市食品药品监督管理局在其网站公布了 2013 年第一季度抽检结果，不合格的 8 批次原因都是镉含量超标。从 5 月 19 日开始，××县已经召集农业、环保等多个政府部门组成调查组对此展开调查。

问题： 1. 大米中的镉对健康有什么危害？

2. ××省出产的大米为何会出现重金属污染？

3. 重金属超标大米又是如何流向餐桌的？

一、食物本身含天然有毒成分

食物中的天然有害物质是指食物本身成分中含有或由于贮藏条件不当形成的对人体健康产生不良影响的一些物质。这些天然有害物质主要存在于植物性食物中，多属于次生植物物质，一般是由糖类、脂肪、氨基酸、核酸等基本有机物质代谢衍生出来的。

（一）植物性食物中的天然有害物质

1. 分类 在植物性有毒成分中，目前已发现的植物毒素有 1000 余种，它们大部分都属于植物次生性代谢物，主要有氰苷、皂苷、棉子酚、毒菌的有毒成分及植物凝集素等。

2. 毒苷物质 毒苷主要有氰苷、硫苷和皂苷三种类型。

（1）氰苷类有毒成分：氰苷主要存在于某些豆类、核果和仁果的种仁及木薯的块根等植物体中。其毒性作用是潜在的，只有当氰苷发生降解，产生氢氰酸时，才表现出比较严重的毒性作用。当摄食量比较大时，如果抢救不及时，会有生命危险。

（2）硫苷类有毒成分：硫苷类有毒成分，又称为致甲状腺肿原，主要存在于甘蓝、萝卜等十字花科蔬菜及葱、大蒜等植物中。但是，真正存在于这些蔬菜或植物的可食性部分的致甲状腺肿原成分却是很少的，绝大部分致甲状腺肿原物质往往存在于它们的种子中。过多地摄入此类物质，可以引发甲状腺肿大。

（3）皂苷类有毒成分：皂苷，即皂素，是一种分布很广泛的苷类物质。其溶于水后可以生成胶体溶液，会产生像肥皂一样的蜂窝状泡沫，由此皂苷常被用作饮料如啤酒、柠檬水等的起泡剂或乳化剂。但是，皂苷具有破坏红细胞的溶血作用，因此当使用过量时，即可引起中毒。一般的中毒症状为喉部发痒、嗳逆、恶心、腹痛、头痛、晕眩、泄

考点
植物性食物中天然有害物质的种类

泻、体温升高、痉挛，最后因麻痹而死亡。

皂苷的代表物质为大豆皂苷和茄碱。大豆皂苷存在于大豆中，含量甚微。现有的研究表明，热加工以后的大豆或其制品对人、畜并没有产生损害。但是，大豆皂苷本身具有溶血作用。

茄碱又称为龙葵碱或龙葵素，存在于茄子、马铃薯等茄属植物中。其毒性极强，即使在煮熟情况下也不易被破坏。在一般情况下茄碱的含量很少，因此不会使食用者发生中毒。但是，发芽的马铃薯及光致变绿的马铃薯表层，茄碱含量会大幅度提高，人食用一定量后，往往会出现中毒现象。其一般的中毒症状为腹痛、呕吐、战栗、呼吸及脉搏加速、瞳孔散大，严重者可发生痉挛、昏迷和虚脱。一般大多数中毒者都可以得到恢复。

3. 毒酸成分 常见并且典型的毒酸成分，就是草酸及草酸盐，主要为草酸钠或草酸钾。草酸及其盐广泛地存在于植物中，其在菠菜、豆类、黄瓜、食用大黄、甜菜中的含量比较高，有时可达到 1%～2%。过多地食用含草酸或草酸盐多的蔬菜，会产生急性草酸中毒症状，其表现包括口腔及消化道糜烂、胃出血、血尿等，严重者会发生惊厥。动物性实验的结果表明，食用菠菜等含草酸多的食物并不会发生缺钙的现象，这与普遍的社会认知结果是相反的。

4. 毒酚 大多数场合下，所谓的毒酚，实际上就是指棉子酚。棉子酚能使人体组织红肿出血、精神失常、食欲缺乏，并且在长期食用后，还会影响生育能力。主要的棉子酚中毒途径，是食用了未经脱酚处理的食用棉籽油。禽畜中毒，则是由于吃了未经脱毒处理的棉子蛋白。

5. 毒胺成分 天然的毒胺成分，主要是指苯乙胺类衍生物、5-羟色胺和组胺，它们大多都有强烈的升血压作用，同时还可以造成头痛现象。毒胺成分，一般都是微生物的代谢产物。在许多水果和蔬菜中，也存在微量的这类物质。由于在正常情况下，毒胺成分的含量甚少，所以，大多不会引起中毒。毒芹碱主要存在于斑毒芹、洋芫荽菜（洋芹菜）、水毒芹菜等中。毒芹碱中毒，主要是由洋芫荽菜与芫荽相误用、毒芹叶与芫荽及芹菜相误认、毒芹根与芫荽根或莴笋相误认、毒芹果与八角茴香相误认等造成的。毒芹碱的致死量为 0.15g，最快可以在数分钟内致人死亡。主要的中毒症状为运动失调，由下上行的麻痹，最后导致呼吸停止。

6. 有毒氨基酸成分 有毒氨基酸成分，包括它们的衍生物，大多存在于豆科植物的种子中。

（1）山黧豆毒素原：存在于山黧豆中，它实际上是由两类毒素成分构成的。第一类是致神经麻痹的成分，即 α、γ-二氨基丁酸、γ-N-草酰基-α、γ-二氨基丁酸和 β-N-草酰基-α、β-二氨基丙酸。第二类是致骨骼畸形的成分，即 β-N-（γ-谷氨酰）-氨基丙腈。摄食山黧豆中毒的典型症状是肌肉无力、不可逆的腿脚麻痹，严重者可导致死亡。

（2）氰基丙氨酸：存在于蚕豆中，为一种神经性毒素。其引起的中毒症状与山黧豆中毒症状相似。

（3）刀豆氨酸：存在于豆科植物的蝶形花亚科植物中，为精氨酸的同系物。刀豆氨酸在人体内是一种抗精氨酸代谢物，其中毒效应也因此而起。加热或煮沸可以破坏大部分的刀豆氨酸。

（4）L-3,4-二羟基苯丙氨酸：又称多巴，主要存在于蚕豆中。其引起的主要中毒症状是急性溶血性贫血。一般来讲，在摄食过量的青蚕豆后5～24小时即开始发作，经过24～48小时的急性发作期后，大多可以自愈。

7. 毒菌的有毒成分　许多菌类都是不能食用的，因为其含有有毒成分。这些有毒成分，只有一部分是可以经高温烹调而被分解破坏的，还有相当一部分则是不能用一般方法解毒的。我国所发现的毒菌有80余种，其所含有的有毒成分和含量各不相同。误食毒菌或可食菌中混入毒菌，造成的中毒或死亡事件，每年都有相当多的记载。

著名的毒菌成分有鹅膏菌毒素和鬼笔菌毒素。鹅膏菌毒素和鬼笔菌毒素毒性作用机制是相似的，它们都是作用于肝脏部位。从毒性作用的大小上来讲，鹅膏菌毒素要大于鬼笔菌毒素。一般认为，一个重50g左右的鹅膏菌，足以毒杀死一个成人。毒绳菌中的有毒成分绳菌碱是在许多摄食菌类食物中毒场合下可以检查出来的成分，能溶于水、乙醇。

个别毒菌所含的有毒成分，实际上是一些致幻成分。例如，墨西哥光盖伞菌、花褶伞菌（粪菌）等所含的光盖伞素和去磷酸光盖伞素，可使人精神错乱、狂舞、大笑，产生极度的快感。但是，也有人因此产生极度的烦躁不安，出现自杀或凶杀的企图。

8. 有毒植物蛋白

（1）凝集素：即植物红细胞凝集素，是指豆类及一些豆状种子中含有的一种能使红细胞凝集的蛋白质。当生食或烹调加热程度不够时，会引起食用含有凝集素食物者发生恶心、呕吐，严重时可致死亡。含有凝集素的植物种子有蓖麻、大豆、豌豆、扁豆、菜豆、刀豆、蚕豆、绿豆、芸豆种子等。大多数情况下，采用热处理（或高压蒸汽处理）及热水抽提的办法来除去凝集素或使其失活。

主要的凝集素种类：①大豆凝集素，为糖蛋白。将大豆凝集素混入饲料中饲喂大白鼠时，它的生长和发育明显受到抑制。但是，尚未见有人食用后中毒死亡的报道。②蓖麻毒蛋白，也称为蓖麻毒素，毒性极大，2mg即可使人中毒死亡，毒性为其他豆类凝集素的1000倍。人、畜中毒，主要是个别地区有生食蓖麻子或蓖麻油的习惯所造成的。除凝集素作用外，蓖麻毒蛋白还易使肝、肾等的实质细胞发生损害而产生混浊、肿胀、出血及坏死等现象，蓖麻毒蛋白也可以麻醉呼吸中枢、血管运动中枢。③菜豆属豆类凝集素。动物试验表明，其可以明显地抑制大白鼠的生长，在高剂量时，可导致死亡。人食用菜豆属豆类中毒，主要是由生食或烹调加热程度不够引起的。

（2）消化酶蛋白质抑制剂：对食品成分消化起障碍作用的抑制剂中，主要有胰蛋白酶抑制剂、卵类黏蛋白及淀粉酶抑制剂。关于胰蛋白酶抑制剂和黏蛋白，我们在介绍有关蛋白质消化障碍时，已经涉及了。因此，下面只是简要介绍一下淀粉酶抑制剂。淀粉酶抑制剂主要存在于小麦、菜豆、芋头、芒果及未成熟的香蕉等食物中。由于生食或烹调加热程度不够，在摄取比较多的这类食物之后，淀粉酶抑制剂得以发挥作用，使得食物中含有的淀粉不能被消化和被机体吸收及利用，大部分又直接地被排泄掉。长期如此，会使人的营养素吸收率下降，生长和发育受到影响。经充分加热处理以后的豆类、麦类食物，基本上可以完全去除有关消化酶蛋白质抑制剂的活性。

（二）动物性食物中的天然有害物质

动物性食物中的天然有害物质几乎都属于鱼类、贝类毒素，常见的有河鲀毒素、贝类毒素、雪卡毒素等。河鲀毒素是一种在鱼体内生成的非蛋白质低分子化合物，属于毒性很强的神经毒素。贝类毒素主要有石房蛤毒素，是一种低分子量化合物，组分中有胍残基（神经元细胞及肌膜上的 Na^+ 通道阻断剂）。雪卡毒素是由绿藻产生的一种大分子聚醚神经毒素，毒性非常强，比河鲀毒素强 100 倍，可通过食物链蓄积于鱼的肌肉及内脏，其中毒最显著的特征是"干冰的感觉"和热感颠倒。

链　接　河鲀毒素

　　河鲀毒素（tetrodotoxin，TTX）是鲀鱼类（俗称河豚鱼）及其他生物体内含有的一种生物碱。为氨基全氢喹唑啉型化合物，是自然界中所发现的毒性最大的神经毒素之一，0.5mg 即可致人死亡。毒素对肠道有局部刺激作用，吸收后迅速作用于神经末梢和神经中枢，可高选择性和高亲和性地阻断神经兴奋膜上 Na^+ 通道，阻碍神经传导，从而引起神经麻痹而致死亡。

　　毒素起源于生物体本身还是寄生物尚有争议，鱼体内毒素的积累和分布因不同季节和部位而异。河鲀在生殖季节毒性大，且雌性大于雄性，而在不同部位中，卵巢>脾脏>肝脏>血液>眼睛>鳃耙>皮肤>精巢。一般肌肉中不含河鲀毒素，但河鲀死后内脏中的毒素可渗入肌肉，此时鱼肉也含有少量毒素。提取毒素的主要部位为卵巢和肝脏。中毒潜伏期很短，短至 0～10 分钟，长至 3～6 小时发病，发病急，如果抢救不及时，中毒后最快 10 分钟内死亡，最迟 4～6 小时死亡。一般采取排除毒素和对症处理为主（如催吐、洗胃和灌肠；大量补液和利尿；早期给予大剂量的肾上腺皮质激素和莨菪碱类；给予心肺功能支持等）。

二、食品化学性污染

（一）有害金属对食品的污染

　　金属毒物对食品的污染是指来自生产及生活环境中的金属毒物侵入食品的量超出了自然本底。食品中金属毒物主要来源于工业生产中各种金属毒物的废气、废渣和废水不合理的排放，农业化学物质如化肥、农药施用不当等。食品中有害金属污染对人体有强蓄积毒性，常以慢性中毒和远期效应为主。常见的污染食品的有害金属有汞、镉、铅、砷、铬、锡、铝等。

1. 汞对食品的污染

　　（1）食品中汞污染的来源：含汞的工业污水污染水体中的鱼虾贝类等水产品；含汞废水、淤泥和含汞农药直接接触农产品或其他水生生物。汞通过食物链的生物富集和转移到达人体。

　　（2）食品中汞污染对人体的危害：微量的汞进入体内，可随尿、粪便、汗液排出体外而基本保持体内动态平衡，但是如果汞量过多即可在体内蓄积而引起急性或慢性汞中毒。有机汞毒性大于无机汞，以甲基汞毒性最大。甲基汞除了能引起严重中枢神经损害外，还可以通过胎盘屏障引起胎儿损害，导致先天性汞中毒。

2. 镉对食品的污染

　　（1）食品中镉污染的来源：含镉化肥、农药、工业"三废"，以及容器与包装材料等均可造成食品的镉污染。植物、水产品含镉量最高。表面镀镉处理的食品加工设备、器皿等也可造成严重的食品镉污染。酸性食品或饮料能从器皿中溶出镉而受到污染。烟草中含有镉，每支香烟含镉约为 2μg。

（2）食品中镉污染对人体的危害：镉在人体内有明显的蓄积性，生物半衰期长达 16～33 年。镉中毒主要是由于镉对体内含巯基酶的抑制。镉中毒主要损害肾、骨骼和消化系统，尤其是损害肾近曲小管上皮细胞，使其重吸收功能障碍，出现蛋白尿、氨基酸尿、高钙尿和糖尿，导致体内出现负钙平衡，并由于骨钙析出而发生骨质疏松和病理性骨折。摄入较多的镉，可引起高血压、动脉硬化和心脏病变。

3. 铅对食品的污染

（1）食品中铅污染的来源：食品容器和包装材料中含有铅，如陶瓷食具；工业"三废"和汽车尾气中含有铅；含铅农药的使用；食品添加剂和加工助剂，如加工松花蛋使用的黄丹粉（氧化铅）。

（2）食品中铅污染对人体的危害：铅主要侵害神经系统、造血器官和肾脏。铅中毒常见的症状有食欲缺乏、胃肠炎、口腔金属味、失眠、头晕、关节痛、肌肉酸痛、腹痛、便秘或腹泻、贫血等，严重者可发生休克或死亡。部分铅中毒患者可观察到血液中点彩红细胞和牙龈的"铅线"。慢性铅中毒患者后期可出现腹痛和瘫痪症状。有人认为铅可使儿童智力低下，损害人体免疫系统。动物实验发现铅有致畸、致突变和致癌作用，但铅盐对人无致癌性。

4. 砷对食品的污染

（1）食品中砷污染的来源：工业"三废"的污染，如用含砷废水灌溉农田；含砷农药的使用；食品加工过程中容器的污染；食品添加剂的不当使用，如生产奶粉时使用含砷的磷酸氢二钠作为稳定剂等。

（2）食品中砷污染对人体的危害：食品中砷的毒性与其存在形式和价态有关。元素砷没有毒性，三价砷的毒性高于五价砷。砷的急性中毒大多是因为误食，长期经口摄入少量的砷化合物则可导致慢性砷中毒。慢性砷中毒常有感觉异常、进行性虚弱、眩晕、心悸、食欲缺乏、恶心、呕吐等症状；可同时出现皮肤角化，颜面及四肢、躯干等部位的色素异常，严重者可出现四肢末梢神经性疼痛；砷对心肌、肝脏也有损害；砷还是一种致畸物，可引起染色体畸变。

5. 铬对食品的污染

（1）食品中铬污染的来源：食品中的铬主要来自于水、土壤中的铬。pH 高时可促使铬氧化成易溶的铬酸盐，有利于吸收。水生生物的富集作用可以极大地提高食物中的铬浓度。

（2）食品中铬污染对人体的危害：铬是人体必需的微量元素中毒性最小的一种。无机铬的吸收率较低，六价铬吸收率高于三价铬。铬经口可引起动物急性中毒，主要表现为消化道刺激症状（如呕吐、流涎）和呼吸、心搏加速等。

6. 锡对食品的污染

（1）食品中锡污染的来源：马口铁上的镀锡层长期直接接触酸性较强的果汁、水果等时可将锡层大量溶出；工农业生产中的锡及其化合物使用不当时将对农作物造成污染。

（2）食品中锡污染对人体的危害：有机锡对神经系统毒性很强。大量食用锡污染的食品，可导致呕吐、腹泻等中毒症状。

7. 铝对食品的污染

（1）食品中铝污染的来源：炊具、食具、包装材料及食品工业中的铝材可通过不同途径进入到食物中。

（2）食品中铝污染对人体的危害：铝在机体内主要于胃肠内与磷酸盐形成不溶性磷酸铝盐，使粪便中磷酸盐排出增加，体内磷吸收减少，血磷水平下降。铝在体内还干扰磷代谢，影响细胞和组织的磷酸化过程，使三磷腺苷含量也下降。长期大量摄入铝及其化合物可抑制胃蛋白酶活性，使胃液分泌减少。当铝离子被肝细胞摄取后，可引发肝性紫质症。此外，铝干扰磷的代谢，可使骨铝增加，骨钙减少，引起骨骼脱钙软化及萎缩。

（二）农药对食品的污染

农药是指用于预防、消灭或者控制危害农业与林业的病、虫、草和其他有害生物，以及有目的地调节植物、昆虫生长的化学合成的或者来源于生物、其他天然物质的一种物质或者几种物质的混合物及其制剂。由于使用不当，化学农药可对人类造成急、慢性损害。

1. 农药污染食品的途径　农药对食品的污染途径主要有直接喷洒污染、从污染的环境中吸收、在生物体内富集及食物链污染等。

2. 常见农药对食品的污染

（1）有机氯类农药：是一类高效广谱杀虫剂，我国过去曾大量使用，如六氯环己烷、DDT 等。有机氯类农药易溶于脂肪和多种有机溶剂、挥发性小、不易分解，在高温及酸性环境中比较稳定，在含脂肪组织中容易蓄积、不易降解。有机氯类农药可通过胎盘进入胎儿体内，也能通过母乳排出，能引起染色体畸变。有机氯类农药对人体的主要影响是肝脏组织和肝功能的损害，还可引起神经系统功能紊乱，导致再生障碍性贫血。我国于 1983 年停止生产，1984 年停止使用此类农药。

（2）有机磷类农药：在我国农业上用量大、品种多，如乐果、敌百虫、敌敌畏等。有机磷的化学性质不稳定，极易分解，在生物体内迅速分解解毒；在农作物上残留时间短，因此在慢性中毒方面较为安全，但对哺乳动物的急性毒性较强。有机磷类农药具有神经毒性，对血液和组织中胆碱酯酶有明显的抑制作用。有机磷类农药中毒的临床表现有出汗、肌肉颤动、嗜睡、瞳孔缩小、精神错乱、抑郁等。部分有机磷类农药在急性中毒 8~14 天可出现迟发性神经中毒症状，表现为下肢共济失调、肌无力和食欲减退，严重的可出现下肢麻痹。部分有机磷类农药具有胚胎毒性、致畸性、致突变性和致癌性。

（3）氨基甲酸酯类农药：杀虫能力强，作用迅速，有较强的选择性，较易分解，对人毒性低。其毒性与有机磷类农药相似，主要抑制血液和组织中的胆碱酯酶，但是能很快恢复正常，比一般有机磷类农药安全。

（4）拟除虫菊酯类农药：对哺乳动物毒性较低，在环境中滞留时间短，可用于杀虫、防霉。拟除虫菊酯类农药有中枢神经毒性，可使神经传导受阻；动物中毒后出现流涎、共济失调、痉挛等症状，但其不抑制胆碱酯酶。拟除虫菊酯类农药的施药量很少，残留量低，对人类一般不构成危害；其缺点是高抗性（昆虫在短时间内可对其产生抗药性而使其杀虫活性降低，甚至完全失效）。

（三）兽药残留

兽药是指用于预防、治疗、诊断畜禽等动物疾病，有目的地调节其生理功能，并规定作用、用途、用法、用量的物质（含饲料药物添加剂）（《兽药管理条例》）。兽药残留是指动物产品的任何可食部分所含兽药的母体化合物和（或）其代谢物，以及与兽药有关的杂质[联合国粮农组织和世界卫生组织（FAO/WHO）食品中兽药残留联合立法委员会]。导致兽药残留的原因主要有兽药本身的质量问题、非法使用违禁或淘汰药物、不遵守休药期规定、超剂量超范围用药、屠宰前用药等。容易残留的兽药主要有抗生素类、磺胺类、激素类、β-兴奋剂类等。兽药残留对人体的危害主要包括：急、慢性中毒，如氯霉素超标可引起致命"灰婴综合征"及成人再生障碍性贫血；"三致"作用，如丁苯咪唑具有致畸作用；产生耐药菌株；变态反应，如青霉素能使部分人群发生过敏性休克；肠道菌群失调等。

链 接　儿童体内抗生素残留

研究人员对江浙沪 1000 多名 8~11 岁的在校学生的尿液进行抽样检测。化验结果显示，在 1000 多个样本儿童中，58% 的儿童尿液中可检测出抗生素残留，含有两种及两种以上抗生素的儿童占 25%，最高的样本甚至检测出 6 种抗生素。此次调查发现，一些临床上早已不推荐使用的抗生素及仅限畜禽使用的抗生素也均被检出。其中，环境污染与食品污染成为抗生素污染的重要来源。

调查指出，现代化养殖中为了防止畜禽大规模暴发疫情疾病，往往会提前大量使用抗生素为畜禽做疾病预防。儿童长期食用了含有抗生素的畜禽肉蛋奶后，就有可能在身体里累积这些抗生素成分。

有数据显示，2013 年，中国抗生素总使用量约为 16.2 万吨，人均使用量是欧美国家的 5 倍以上。另有数据显示，我国每年因滥用抗生素致死者达 8 万人，7 岁以下儿童因为不合理使用抗生素致聋的达 30 万。

（四）N-亚硝基化合物对食品的污染

N-亚硝基化合物是一类对动物致癌性很强的化合物，分为 N-亚硝胺和 N-亚硝酰胺两大类。食品中天然存在的 N-亚硝基化合物的含量极微。其前体物如亚硝酸盐和仲胺等则广泛存在于自然界，在适宜条件下这些前体物可形成亚硝胺或亚硝酰胺。N-亚硝基化合物的合成与氢离子浓度、反应物的浓度、胺的种类及催化剂等有关系。含 N-亚硝基化合物的主要食物是腌制动物性食品、啤酒和霉变食品等。N-亚硝基化合物主要损害动物肝脏，可使动物出现肝小叶中央坏死、出血、胆管增生和纤维化等病变；许多亚硝胺和大多数 N-亚硝基化合物是强致癌物、强致突变物，还有一定的致畸性。

（五）多环芳烃对食品的污染

多环芳烃化合物是食品中具有促癌作用的一类化学污染物，是有机物燃烧不全的产物。比较有代表性的是苯并[a]芘。苯并[a]芘是一种由 5 个苯环构成的多环芳烃化合物。

各种食品均可受到其污染，鲜肉、熏肉、熏鱼、烘烤食品、叶菜、根茎类蔬菜、粮谷类等都能检出苯并[a]芘。食品中苯并[a]芘的含量与生产、加工、烹调方法、距离污染源的远近、生产地区及食品品种等有关。其中，烘烤和熏制食品苯并[a]芘的含量最高。研究发现，苯并[a]芘有致癌性和致突变性。

（六）杂环胺对食品的污染

食品在高温（100～300℃）条件下，肌组织中的氨基酸、肌酸或肌酐可形成杂环胺。杂环胺的生成受烹调方式和食物成分影响较大。烧、烤、煎、炸等直接与火接触或与灼热的金属表面接触的烹调方法产生杂环胺的数量较多；蛋白质含量较高的食物产生杂环胺也较多。鱼和肉类食品是膳食中杂环胺的主要来源。所有的杂环胺都是前致突变物或前致癌物，必须经过代谢活化后才有致癌和致突变作用。在哺乳类细胞测试系统中，杂环胺具有显著的遗传毒性作用，表现为诱发基因突变、染色体畸变、姐妹染色单体交换、DNA链断裂和程序外DNA合成等。杂环胺致癌的主要靶器官是肝脏，但大多数还可诱发其他多种部位的肿瘤。

（七）二噁英对食品的污染

氯代二苯并-对-二噁英和氯代二苯并呋喃一般称为二噁英，它为氯代含氧三环芳烃类化合物，有200多种同系物异构体，2,3,7,8-四氯二苯并-对-二噁英是目前已知化合物中毒性和致癌性最强的物质。二噁英的化学性质极为稳定，难以被生物降解，并可以通过食物链传递和富集。食品中二噁英的来源主要是含氯化合物的使用、城市垃圾不完全焚烧、汽车尾气、食物链中二噁英的生物富集等。鱼、家禽及其蛋类、肉类等是主要受污染的食品。二噁英毒性极强，可导致氯痤疮。此外，二噁英还有肝毒性、免疫毒性、生殖毒性、发育毒性、致畸性和致癌性。

三、食品物理性污染

物理性污染物包括任何在食品中发现的不正常的有潜在危害的外来物。根据污染物的性质可将物理性污染物分为食品的外来物和食品的放射性污染物。

（一）食品的外来物污染

食品在生产、储存、运输、销售过程中，由于存在管理上的漏洞，可使食品受到外来物的污染，如石头、木屑、金属、玻璃、铁锈、肉中注的水、牛奶中加入的米汤等。

（二）食品的放射性污染

放射性物质的使用、放射性废物排放，以及意外事故中放射性核素的渗漏，均可通过食物链污染食物。特别是鱼类等产品对某些放射性核素有很强的富集作用，超过安全限量则可对人体健康造成危害。放射性物质对组织、器官和细胞产生的低剂量长期内照射效应主要为免疫系统、生殖系统的损伤和致癌、致畸、致突变作用。天然放射性核素主要有 ^{40}K、^{226}Ra、^{210}Po、^{210}Pb 等；人为污染食品的放射性核素主要有 ^{131}I、^{90}Sr、^{89}Sr、^{137}Cs 等。

四、食品生物性污染

食品的生物性污染是指微生物、寄生虫和昆虫等生物对食品的污染，其中以微生物的污染最为常见。

（一）食品的细菌污染

1. **常见的食品细菌**　常见的食品细菌主要有假单胞菌属细菌、微球菌属与葡萄球菌属细菌、芽孢杆菌属与芽孢梭菌属细菌、肠杆菌科各属细菌、弧菌属与黄杆菌属细菌、嗜盐杆菌属与嗜盐球菌属细菌、乳杆菌属细菌等。

2. **食品中细菌菌相及其食品卫生学意义**　细菌菌相是指共存于食品中的细菌种类及其相对数量的构成，其中相对数量较多的细菌为优势菌。食品在细菌作用下发生变化的程度与特征主要取决于细菌菌相，特别是优势菌。根据食品的理化性质及其所处的环境条件可以预测污染食品的菌相。

3. **食品中菌落总数及其食品卫生学意义**　菌落总数是指在被检样品的单位重量（g）、容积（ml）或表面积（cm²）内，所含能在严格规定的条件下（培养基及其 pH、培养温度与时间、计数方法等）培养所生成的细菌菌落数，以菌落形成单位（colony forming unit，CFU）表示。检测食品中细菌总数，有助于判定食品的卫生质量，以及食品在生产、储运、销售过程中的卫生措施和管理情况，也能在一定程度上反映食品的腐败变质程度，并预测食品的耐保藏性。

（二）食品的霉菌及霉菌毒素污染

霉菌分布极广，有 45 000 多种，但是只有少数菌种或菌株能产生对人体有害的霉菌毒素。目前已知的产毒霉菌主要有曲霉菌属、青霉菌属、镰刀菌属等。

1. **黄曲霉毒素**　黄曲霉毒素具有极强的毒性和致癌性。

（1）黄曲霉毒素的理化性质与食品污染：黄曲霉毒素是黄曲霉和寄生曲霉的代谢物，为二呋喃香豆素的一类衍生物。黄曲霉毒素在紫外线照射下能够发出荧光，根据荧光颜色及其结构可以对黄曲霉毒素进行命名，如黄曲霉毒素 B_1、B_2、G_1、G_2、M_1、M_2、P_1 及 Q_1 等。黄曲霉毒素的毒性与结构有一定的关系，凡二呋喃环的末端有双键者，其毒性较强并有致癌性，如黄曲霉毒素毒性 $B_1 > M_1 > G_1$。黄曲霉毒素耐热，在 280℃时方可被破坏。加碱可使黄曲霉毒素转化为香豆素钠盐而水洗去除。黄曲霉在自然界分布十分广泛，最适宜黄曲霉产毒的食物是花生、玉米和大米，我国长江流域及长江以南的广大高温、高湿地区受黄曲霉毒素污染较为严重。

（2）黄曲霉毒素的毒性：①急性毒性：黄曲霉毒素的毒性是氰化钾的 10 倍。黄曲霉毒素具有肝脏毒性。②慢性毒性：长期低剂量摄入黄曲霉毒素可引起肝细胞增生与肝硬化等慢性损伤。③致癌性：研究发现，黄曲霉毒素在猴、大鼠、禽类、鱼类等动物身上能诱发出实验性肝癌；调查发现，食物中黄曲霉毒素污染严重地区，居民肝癌发病也较多。

（3）黄曲霉毒素污染的控制措施：①食品防霉：主要措施是控制食品的水分。②去除黄曲霉毒素：可采取剔选碾磨法、吸附法、生物学解毒法、气体熏蒸法、碱处理法、日光或紫外线照射法等。③加强检验工作：凡黄曲霉毒素超过国家标准者，一律不许投放市场。

2. **镰刀菌毒素**　镰刀菌毒素主要是由镰刀菌产生的有毒代谢物质的总称。镰刀菌属霉菌能引起人和家畜发生食物中毒性白细胞减少症和赤霉病麦中毒。食物中毒性白细胞减少症的主要症状是皮肤出现出血斑点、白细胞缺乏、坏死性咽喉炎和骨髓再生障碍，严重者可死亡。赤霉病麦中毒的主要表现有头痛、头晕、乏力、呕吐，有醉酒感，也称"醉谷病"。

考点

黄曲霉毒素毒性特点

3. **赭曲霉毒素** 赭曲霉毒素是曲霉菌属和青霉菌属细菌产生的结构相似的一组代谢物。赭曲霉毒素 A 有较强的急性毒性（中毒靶器官为肾脏和肝脏），以及致畸、致突变和致癌作用。

4. **展青霉素** 展青霉素是一种由多种霉菌产生的有毒代谢物。展青霉素可引起啮齿动物急性中毒，表现为痉挛、肺出血、皮下组织水肿、无尿，直至死亡；展青霉素也能抑制植物和动物细胞的有丝分裂，对鸡胚有明显的致畸作用。

五、食品违法生产与经营

食品安全关系每个人的身体健康和生命安全，吃得放心、吃得安全是广大群众的心声，是全面建成小康社会的基本要求。为了保证食品安全，保障公众身体健康和生命安全，《中华人民共和国食品安全法》于 2009 年 6 月 1 日起正式实施。《中华人民共和国食品安全法》对于规范食品生产经营活动、保障食品安全发挥了重要作用。但是近些年来，我国食品企业违法生产经营现象依然存在，食品安全事件时有发生，食品安全形势依然严峻。为了更好地解决当前食品安全领域存在的突出问题，以法治方式维护食品安全，第十三届全国人民代表大会常务委员会第七次会议修订发布了新的《中华人民共和国食品安全法》，并于 2019 年 12 月 1 日起施行。

第 2 节 食物中毒及其预防

案例 7-2

2018 年 9 月，湖南省某市一名初一学生李某，早晨吃了一包辣条。上课半个多小时后，李某突然肚子疼痛，嘴唇发紫，浑身哆嗦，呼吸困难。到医院及时抢救方脱离危险。经调查检验，李某吃的辣条已过期变质，并含有大量的病菌，为没有生产厂家、出厂日期和保质期的伪劣垃圾食品。

问题： 1. 此案例属于食物中毒事件吗？

2. 食物中毒有何特点？

食物中毒是指摄入了含有生物性、化学性有毒有害物质的食品，或者把有毒有害物质当作食品摄入后出现的非传染性的急性、亚急性疾病。它不包括摄取"非可食状态的"、"非正常数量的"、"非经口摄入的"食物和因一次大量或长期少量多次摄入某些有毒有害物质而引起的以慢性毒害为主要特征的疾病。

食物中毒可以简单地分为细菌性食物中毒和非细菌性食物中毒，也可以分为细菌性食物中毒、真菌及其毒素中毒、动物性食物中毒、有毒植物中毒、化学性食物中毒。

考点
食物中毒的定义、特点

食物中毒的发病特点是突然暴发，潜伏期短，发病者均与食用某种食物有明确的联系，停止食用有毒食品后发病很快停止，临床表现相似（多为急性胃肠道症状），人与人之间不直接传染。

食物中毒的流行病学特点主要是细菌性食物中毒占绝大多数；明显的季节性与地区性；大多集体暴发。

一、细菌性食物中毒

细菌性食物中毒是指因摄入被致病性细菌或其毒素污染的食物而引起的食物中毒。细菌性食物中毒可分为感染型、毒素型和混合型三种类型。细菌性食物中毒发生的原因主要包括：食物在生产、运输、储存、销售及烹调过程中受到致病菌的污染；储藏方法不当，食物中的少量致病菌大量繁殖或产生毒素；烹饪方法不当，出现生熟交叉污染、加热不彻底或食品从业人员带菌者再次污染等。细菌性食物中毒发病率高、病死率低；夏秋季发病率高。中毒食物以动物性食物为主。中毒表现主要以急性胃肠炎为主（恶心、呕吐、腹泻等），感染型食物中毒常伴有发热。

案例 7-3

2019 年 9 月 6 日上午，某市食品安全委员会办公室接到报告称某镇初中在晨检过程中发现 80 余名学生有腹痛、腹泻、呕吐等症状，因这些学生在学校有共同就餐史，且发病时间非常集中，怀疑为食物中毒。事件概况：根据学校报告，9 月 5 日下午 5 点 20 分开始，有学生陆续出现腹痛、腹泻、呕吐、恶心、头痛、头昏症状，到 6 日早晨发现有 80 余名学生出现类似症状，6 日上午 7 点 30 分向该镇卫生院报告。

问题： 1. 该食物中毒可能是什么病原体感染所致？

2. 接到报告后，疾控中心该如何处理？

（一）沙门菌食物中毒

沙门菌属有 2500 多种血清型，宿主特异性较弱，极易引起人类的食物中毒。致病能力较强的沙门菌主要是猪霍乱沙门菌、鼠伤寒沙门菌、肠炎沙门菌、伤寒沙门菌、副伤寒甲杆菌、副伤寒乙杆菌等。沙门菌食物中毒在全年皆可发生，多见于夏、秋季节。最常见的中毒食物为畜肉及其制品，其次是禽肉、蛋类、乳类及其制品。

沙门菌食物中毒以感染型为主。临床上主要有五种类型，即胃肠炎型、类霍乱型、类伤寒型、类感冒型和败血症型。沙门菌食物中毒的主要临床表现：潜伏期一般为 12～36 小时；中毒初期表现为头晕、恶心、食欲缺乏，以后出现呕吐、腹泻（黄色或黄绿色水样便为主）、腹痛、发热，重者可引起痉挛、脱水、休克等；病程 3～5 天，及时治疗预后良好。一般结合流行病学特点、临床表现和实验室检验结果（细菌学检验+血清学鉴定）即可作出沙门菌食物中毒的诊断。沙门菌食物中毒的治疗以对症处理为主（补液、纠正电解质紊乱），重症者考虑给予抗菌、镇静、升压或抗休克治疗等。

沙门菌食物中毒的主要预防措施：防止食品被沙门菌污染（不食用病死牲畜肉，生、熟肉分开）；控制沙门菌的繁殖（低温冷藏，5℃以下）；高温杀灭沙门菌（肉块深部的温度至少达到 80℃并持续 12 分钟；加热肉块重量应不超过 2kg，肉块厚度不超过 8cm，沸水中持续煮 2.5～3.0 小时；蛋类沸水中煮 8～10 分钟）。

（二）副溶血弧菌食物中毒

副溶血弧菌为革兰氏阴性嗜盐杆菌，兼性厌氧，在 30～37℃，pH 为 7.4～8.2，含氯化钠 3%～4% 的培养基中生长最佳；副溶血弧菌抵抗力较弱，56℃时 5 分钟，或 90℃时

1分钟，或1%食醋中5分钟即可将其杀灭；在淡水中存活不超过2天。部分血清型的副溶血弧菌能够产生耐热溶血毒素并出现"神奈川试验"阳性。我国沿海地区为副溶血弧菌食物中毒的高发地区；6~9月份为副溶血弧菌食物中毒的高发期。中毒食物主要是海产食品和腌制食品。中毒原因主要是食物在烹饪时未烧熟、煮透，或熟食制品再次受到污染。

副溶血弧菌食物中毒的发病机制有感染型和毒素型。副溶血弧菌食物中毒的主要临床表现：潜伏期一般为6~10小时；主要症状为恶心、呕吐、腹痛（上腹部阵发性绞痛）、腹泻（水样、黏液或脓血便）、发热（一般为37.7~39.5℃）等；病程2~3天，及时治疗预后良好。一般结合流行病学特点、临床表现、实验室检查结果（细菌学检验、血清学检验、动物实验）即可作出副溶血弧菌食物中毒的诊断。副溶血弧菌食物中毒的治疗以对症治疗为主（补液、纠正电解质紊乱）。

副溶血弧菌食物中毒的主要预防措施：防止污染、控制繁殖和杀灭致病菌。海产品蒸煮需加热至100℃并持续30分钟，凉拌海产品于洗净后用食醋浸泡10分钟或100℃漂烫数分钟方可杀灭副溶血弧菌。

（三）葡萄球菌食物中毒

葡萄球菌为革兰氏阳性兼性厌氧菌，最适生长温度为30~37℃，最适pH为7.4。该菌对热有较强的抵抗力，70℃时可存活1小时；部分菌株能产生耐热肠毒素。葡萄球菌在环境中广泛存在，主要来源是动物及人的鼻腔、咽喉、皮肤、头发及化脓性病灶。葡萄球菌食物中毒多发生在夏、秋季节。中毒的食物主要为奶、肉、蛋、鱼及其制品，国内以奶及其制品、冰淇淋最常见。中毒原因主要是被葡萄球菌污染后的食物在较高温度下存放了较长时间（25~30℃环境下5~10小时）产生了葡萄球菌肠毒素。

葡萄球菌食物中毒属于毒素型。葡萄球菌食物中毒的主要临床表现：潜伏期一般为2~4小时；主要症状为恶心、剧烈而频繁的呕吐，呕吐物中常有胆汁、黏液、血液；上腹部剧烈疼痛、腹泻（水样便），脱水严重；体温一般正常；病程1~2天，预后良好，但是儿童敏感性较强而病情较重。一般结合流行病学特点、临床表现、实验室检验结果（细菌培养、分离鉴定、肠毒素检验）即可作出葡萄球菌食物中毒的诊断。葡萄球菌食物中毒的治疗以对症、支持治疗为主（补水、纠正电解质紊乱），一般不需用抗生素。

葡萄球菌食物中毒的主要预防措施：防止葡萄球菌的污染（防止带菌人群对各种食物的污染、防止葡萄球菌对奶的污染、患局部化脓性感染的畜禽处理等）；防止肠毒素形成（食物需低温保藏、常温下存放时间不应超过6小时、食用前彻底加热等）。

（四）蜡样芽孢杆菌食物中毒

蜡样芽孢杆菌为革兰氏阳性菌，需氧或兼性厌氧，有鞭毛，无荚膜，是条件致病菌，生长6小时后可形成芽孢。该菌最适生长温度为28~35℃，10℃以下停止繁殖，繁殖体不耐热（100℃时20分钟即死亡）；蜡样芽孢杆菌可产生肠毒素，包括腹泻毒素和呕吐毒素。蜡样芽孢杆菌的污染源主要为泥土、尘埃、空气，其次为昆虫、不洁的用具与容器、不卫生的食品从业人员等。蜡样芽孢杆菌食物中毒多见于夏、秋季节（6~10月份）。中毒食物主要是奶制品、肉类制品、蔬菜、米饭、米粉等。由于蜡样芽孢杆菌不分解蛋白质，中毒食物大多无腐败变质现象，感官形状基本正常。

蜡样芽孢杆菌食物中毒属于混合型（大量活菌侵入肠道与肠毒素共同作用）。蜡样芽孢杆菌食物中毒在临床上分为呕吐型和腹泻型。呕吐型食物中毒的潜伏期短（1～5 小时），以恶心、呕吐、腹痛为主要症状，病程 8～10 小时，预后良好。腹泻型食物中毒的潜伏期较长（8～16 小时），以腹痛、腹泻为主要症状，病程 16～36 小时，预后良好。一般结合临床表现、流行病学调查、实验室检查结果（细菌学检验、毒素鉴定）即可作出蜡样芽孢杆菌食物中毒的诊断。蜡样芽孢杆菌食物中毒的治疗以对症治疗为主，重症者可采用抗菌治疗。

蜡样芽孢杆菌食物中毒的主要预防措施：防止污染（生产、加工、运输、储藏、销售等环节）；食品低温短时间存放（10℃以下）；食前彻底加热（100℃下持续 20 分钟）。

考点
各类细菌主要污染的食物及中毒症状

二、非细菌性食物中毒

（一）毒蕈中毒

我国境内约有毒蕈 80 多种，每年都有因误食毒蕈而致中毒甚至死亡的报告。由于毒蕈种类繁多，其有毒成分十分复杂，毒蕈中毒的临床表现也各不相同，一般分为以下几类。

1. **胃肠炎型** 此型发病快，潜伏期多为 0.5～6.0 小时；主要症状为剧烈恶心、呕吐、腹泻、阵发性腹痛（上腹部和脐部为主）；经及时治疗，病程 2～3 天，预后良好。

2. **神经精神型** 此型潜伏期 1～6 小时，最短仅 10 分钟；临床表现以副交感神经兴奋症状为主（流涎、流泪、大量出汗、瞳孔缩小、脉缓等），可伴有轻微胃肠道症状，重症患者出现精神错乱、幻视（小人国幻视症）、幻听、谵妄等症状；经阿托品类药物及时治疗，可迅速缓解，病程 1～2 天，病死率低。

3. **溶血型** 此型潜伏期多在 6～12 小时；除有胃肠炎表现外，主要是出现黄疸、肝脾大，少数患者出现血红蛋白尿；给予肾上腺皮质激素治疗可快速控制病情，病程 2～6 天，病死率不高。

4. **肝肾损害型** 此型中毒最严重，可损害人体的肝、肾、心脏与神经系统，尤其对肝肾损害最大，如不及时抢救，病死率极高。其病情可分为六期：①潜伏期：多为 10～24 小时。②胃肠炎期：患者出现恶心、呕吐、脐周腹痛、腹泻水样便，多在 1～2 天后缓解。③假愈期：胃肠炎症状缓解后，患者可暂时无症状或仅轻微乏力和不思饮食，但此时毒素实际上逐渐进入内脏并损害肝脏。④内脏损害期：严重中毒患者在发病后 2～3 天出现肝、肾、脑、心脏等器官损害，以肝损害最严重，可出现肝大、黄疸、氨基转移酶升高，严重者可出现肝坏死、肝性脑病、肾损害与肾衰竭。⑤精神症状期：多数患者继内脏损害期后，出现烦躁不安、表情淡漠、嗜睡，继而出现惊厥、昏迷，甚至死亡。⑥恢复期：经及时治疗后的患者在 2～3 周后进入恢复期并痊愈。

5. **类光过敏型** 此型潜伏期一般为 24 小时左右；暴露于日光部位的皮肤可出现肿胀、疼痛，患者指甲根部出血、嘴唇肿胀外翻等；胃肠炎症状较少。

发生毒蕈中毒后，应及时采取催吐、洗胃、导泻、灌肠等措施，迅速排除尚未被吸收的有毒物质。导致肝肾损害型的毒蕈毒素作用较慢，发病迟缓，故食毒蕈后 10 小时内应彻底洗胃（用 1∶4000 高锰酸钾液大量、反复地洗胃）。洗胃后可给予活性炭吸附可能残留于胃内的毒素。对于不同类型的毒蕈中毒，应根据不同症状和毒素情况进行治疗。

胃肠炎型毒蕈中毒可采用一般食物中毒处理措施；神经精神型毒蕈中毒可采用阿托品治疗；溶血型毒蕈中毒可采用肾上腺皮质激素治疗，一般状况差或出现黄疸者应尽早应用较大量的氢化可的松，同时进行保肝治疗；肝肾损害型毒蕈中毒采用二巯基丙磺酸钠有一定效果。由于许多毒蕈难以鉴别，防止中毒的有效措施就是不要随便采集野蕈食用，不认识的蕈类一定不吃。

（二）亚硝酸盐食物中毒

亚硝酸盐食物中毒是指食用了含硝酸盐及亚硝酸盐的蔬菜，或误食亚硝酸盐后引起的一种高铁血红蛋白症。亚硝酸盐为强氧化剂，可将血中低铁血红蛋白氧化成高铁血红蛋白，使血红蛋白失去运氧的功能，导致组织缺氧而中毒。

1. 主要临床表现　发病急速，潜伏期一般为 1~3 小时，短的仅 10 分钟。主要症状为缺氧、血管扩张和消化道症状，如头晕、头痛、无力、胸闷、气短、嗜睡或烦躁不安、心率快、呼吸急促，并有恶心、呕吐、腹痛、腹泻。严重者可昏迷、惊厥、大小便失禁，并因呼吸衰竭而死亡。轻症中毒患者一般不需治疗；重症患者病程发展快，须及时进行抢救，迅速予以洗胃、灌肠，然后注射或口服亚甲蓝；临床上常将亚甲蓝、维生素 C 和葡萄糖三者联合使用，效果较好。

2. 预防措施　①保持蔬菜新鲜，勿食变质蔬菜；食剩的熟蔬菜不可在高温下过久存放；腌菜时食盐应达到 12% 以上，至少需腌制 20 天以上再食用。②肉制品中硝酸盐和亚硝酸盐的用量应严格按照国家卫生标准的规定，不可多加。③不喝苦井水，勿用苦井水煮粥或其他食物，勿煮熟后存放过夜。④勿将亚硝酸盐当成食盐或碱而误食。

考点
亚硝酸盐
中毒的解
毒措施

> **链　接**　2014 年全国食物中毒事件情况通报
>
> 国家卫生计生委通报了 2014 年我国突发公共卫生事件网络直报系统共收到的食物中毒类突发公共卫生事件（以下简称食物中毒事件）报告 160 起，中毒 5657 人，其中死亡 110 人。
>
> 食物中毒事件报告起数、中毒人数和死亡人数以第三季度（7~9 月份）最高。微生物性食物中毒事件起数和中毒人数最多，分别占食物中毒事件总起数和中毒总人数的 42.5% 和 67.7%。有毒动植物及毒蘑菇引起的食物中毒事件死亡人数最多，占食物中毒事件死亡总人数的 70.0%。
>
> 发生在家庭的食物中毒事件报告起数和死亡人数最多，分别占食物中毒事件总报告起数和死亡总人数的 50.6% 和 85.5%，病死率为 6.2%。发生在集体食堂的食物中毒事件中毒人数最多，占食物中毒事件中毒总人数的 37.8%。主要原因是食物污染或变质、加工不当、储存不当及交叉污染等。
>
> 微生物性食物中毒主要为沙门菌、副溶血弧菌、金黄色葡萄球菌及其肠毒素、蜡样芽孢杆菌、大肠埃希菌等引起。非微生物性食物中毒主要为毒蘑菇、未煮熟四季豆和豆浆、油桐果、蓖麻籽、河鲀鱼等引起，其中毒蘑菇引起的食物中毒事件占该类事件总起数的 68.9%。化学性食物中毒主要为亚硝酸盐、四亚甲基二砜四胺、氟乙酰胺及甲醇等引起。

自测题

A₁/A₂ 型题

1. 下列不是毒酚类的是
   - A. 棉酚
   - B. 大麻酚
   - C. 黄酮类物质
   - D. 甘草
   - E. 以上都不对

2. 食品在细菌作用下发生变化的程度与特征主要取决于
   - A. 细菌来源
   - B. 环境温度
   - C. 细菌菌相
   - D. 菌落总数
   - E. 食品本身理化特性

3. 黄曲霉毒素对人体危害主要作用于
   - A. 肝脏
   - B. 肠胃
   - C. 大脑
   - D. 心脏
   - E. 眼

4. 黄曲霉毒素耐热，加热到什么温度才裂解破坏
   - A. 280℃
   - B. 250℃
   - C. 200℃
   - D. 300℃
   - E. 400℃

5. 花生油被黄曲霉毒素污染，急需去毒，首选措施为
   - A. 兑入其他油
   - B. 白陶土吸附
   - C. 加碱去毒
   - D. 紫外线照射
   - E. 氨气处理

6. 拟除虫菊酯类农药的缺点是
   - A. 高残留性
   - B. 低效性
   - C. 高抗性
   - D. 高蓄积性
   - E. 高毒性

7. 在急性中毒时主要危害是胃肠炎症状，严重者可致中枢神经系统麻痹而死亡的毒物为
   - A. 铅
   - B. 汞
   - C. 铬
   - D. 砷
   - E. 镉

8. 甲基汞中毒的主要表现是下列哪个系统出现损害的症状
   - A. 胃肠
   - B. 神经
   - C. 骨骼
   - D. 消化
   - E. 泌尿

9. 为了减少亚硝胺的合成，人体不能同时食用咸鱼、烤肉等，必要时可立即补充
   - A. 维生素 E
   - B. 维生素 C
   - C. 维生素 A
   - D. 维生素 D
   - E. 维生素 K

10. 目前在果树、蔬菜上禁止使用的农药有
    - A. 乐果
    - B. 甲胺磷
    - C. 氰戊菊酯
    - D. 敌敌畏
    - E. 美曲膦酯

11. 镉对人体的伤害主要是
    - A. 损害肾
    - B. 损害骨骼
    - C. 损害呼吸系统
    - D. 损害消化系统
    - E. 以上都是

12. 黄曲霉的毒性与其结构有一定关系，其中毒性较强并有致癌性效果的是
    - A. M_1
    - B. G_1
    - C. B_1
    - D. B_2
    - E. M_2

13. 沙门菌食物中毒的主要食物来源是
    - A. 家畜、家禽
    - B. 海产品
    - C. 人化脓性伤口
    - D. 苍蝇
    - E. 尘埃

14. 金黄色葡萄球菌肠毒素食物中毒的临床表现为
    - A. 发热、腹泻
    - B. 发热、呕吐
    - C. 呕吐、腹泻
    - D. 不吐不泻
    - E. 呼吸困难

15. 副溶血弧菌属食物中毒的中毒食品主要是
    - A. 奶类
    - B. 畜禽肉类
    - C. 蛋类
    - D. 海产品
    - E. 粮豆类

16. 河鲀鱼含毒素最多的部位是
    - A. 鱼肉
    - B. 血液和皮肤
    - C. 卵巢和肝
    - D. 肾和眼睛
    - E. 胃肠

17. 毒蕈中毒的常见原因是
    - A. 加热不彻底
    - B. 未加碱破坏有毒成分
    - C. 储存不当
    - D. 误食
    - E. 被有害化学物质污染

18. 亚硝酸盐中毒时，应用下列哪种药物解毒
    - A. EDTA-Na₂
    - B. 亚甲蓝
    - C. 阿托品
    - D. 巯基解毒剂
    - E. 抗生素

19. 某人误食某种食物 1 小时后，出现头晕、头痛、恶心、多汗、胸闷、视物模糊、无力、肌震颤、瞳孔缩小、呼吸困难、意识模糊、呼出气体有大蒜味，该人可能是

A. 有机磷农药中毒　　B. 有机氯农药中毒

C. 亚硝酸盐中毒　　　D. 含砷杀虫剂中毒

E. 毒蕈中毒

20. 某人在海鲜市场购买了基围虾,天气比较热,回家时大部分虾已经死掉,并有异味,煮熟食用后,出现恶心、呕吐、腹泻、腹痛、发热等症状,该患者可能是

A. 肉毒梭菌食物中毒

B. 副溶血弧菌食物中毒

C. 葡萄球菌食物中毒

D. 沙门菌食物中毒

E. 蜡样芽孢杆菌食物中毒

A₃/A₄型题

（21～23题共用题干）

食源性疾病是分布最广、最为常见的疾病,包括肠道传染病、食源性寄生虫病、食物中有毒有害污染物中毒。在食品加工过程中可以产生哪些有害物质,请根据问题选出正确答案。

21. 食品加工的温度过高,或方法不当导致氨基酸变性,可导致

A. 热解产物污染

B. 苯并[a]芘污染

C. 亚硝胺污染

D. 铅、砷等有害金属污染

E. 微生物、病毒等生物性污染

22. 食品在烟熏、烧烤制作过程中可产生

A. 热解产物污染

B. 苯并[a]芘污染

C. 亚硝胺污染

D. 铅、砷等有害金属污染

E. 微生物、病毒等生物性污染

23. 食品用粗制盐腌制容易导致

A. 热解产物污染

B. 苯并[a]芘污染

C. 亚硝胺污染

D. 铅、砷等有害金属污染

E. 微生物、病毒等生物性污染

（24、25题共用题干）

夏季,某人食用剩饭 2 小时后,出现恶心、剧烈呕吐,上腹部剧烈疼痛,水样便,体温36.3℃。

24. 该人可能是

A. 沙门菌食物中毒

B. 副溶血弧菌食物中毒

C. 大肠埃希菌食物中毒

D. 变形杆菌食物中毒

E. 葡萄球菌食物中毒

25. 该食物中毒属于

A. 毒素型　　　B. 内毒素　　　C. 外毒素

D. 肠毒素　　　E. 混合型

（任　森）

第 1 节 医 院 膳 食

医院膳食是为住院患者制定的符合其营养需求和疾病治疗需要的膳食。医院膳食分为基本膳食、治疗膳食、试验膳食。

一、医院基本膳食

案例 8-1

患者，男，63 岁，因"车祸致左侧颌面部、上臂肿胀伴左肩、左肘活动受限 1 周"入院。诊断：左锁骨中段骨折；左肱骨中段骨折；左侧面部多发性骨折；左肺挫伤。既往无其他慢性病史。行急诊清创手术。查体：身高 170cm，体重 71kg，腹软，肠鸣音可。膳食调查：患者牙齿脱落 5 颗，因疼痛张口稍困难。

问题：目前可考虑为患者提供何种医院基本膳食？

住院患者基本膳食通常有 4 种，即普通饮食、软食、半流质饮食和流质饮食，属于医院基本膳食。除普通饮食与健康人饮食基本相似外，其余几种膳食均是根据不同疾病的病理和生理需求，将各类食物改变烹调方法或食物质地配制而成，对营养素的种类、摄入量没有严格限定。

（一）普通饮食

普通饮食简称普食，是住院患者中应用比例最大的一种膳食，几乎占所有基本膳食的 50%～60%，与正常人平时所用膳食基本相似。

1. 适用范围 普通饮食适用于体温正常、咀嚼功能无障碍、消化吸收功能无问题、无特殊膳食要求、治疗上无须任何营养素限制的住院患者或疾病恢复期患者。

2. 膳食原则 普通饮食可使用一般食物为原料，是平衡膳食，要求供给的能量充足，提供的营养素种类齐全、数量充足、比例适宜。每餐饮食需保持适当体积，以满足饱腹感。

（1）普通饮食能量供给应按患者基础代谢、食物特殊动力作用、从事活动及疾病消耗计算，每日供给 2200～2600kcal。

（2）蛋白质应占总能量的 12%～14%，每日 70～90g，其中优质蛋白应占蛋白质总量的 1/3 以上，主要包括动物蛋白和大豆蛋白。

（3）脂肪应占总能量的 20%～25%，全天饮食脂肪总量为 60～70g，包括主食、副食及 20g 左右的烹调用油。

（4）糖类应占总能量的 55%～65%，约每日 450g。

（5）维生素 A 当量每日应保持 800μg，其中最好 1/3 来源于动物性食品。每日供给

维生素 B_1 1.2～1.5mg，维生素 B_2 1.2～1.5mg，维生素 PP 12～15mg，维生素 C 60mg，维生素 D 5μg。

（6）每日膳食钙 800mg，磷 800～1200mg，铁 12～18mg，碘 150μg，镁 300～350mg，锌 15mg，铜 2～3mg，钼 0.15～0.50mg，锰 2.5～5.0mg，硒 50μg，铬 0.05～0.20mg，氟 1.5～4.0mg，镍 0.25～0.50mg。特别注意应通过饮食搭配避免膳食中的钙吸收受影响。

（7）视患者病情和生理需求确定水的摄入量，保持水的出入平衡，一般混合饮食每日需饮水 900ml 左右。

（8）三餐供能比约 3：4：3，使食物色、香、味、形俱全，增进患者食欲。

3. 食物选择

（1）宜用食物：与正常人饮食基本相同，一般食物均可选用。

（2）忌用食物：难消化及易胀气的食物，如油炸食品及干豆类；刺激性食物及调味品，如辣椒、大蒜、芥末、咖喱等。

（二）软食

软食也称软饭，是介于普食和半流质饮食之间的一种过渡膳食，其特点是少纤维、便于咀嚼、易于消化。如软饭、烂面条、切碎煮烂的菜和肉均属软食。

1. 适用范围　软食适用于体温正常或轻度发热、消化不良、拔牙或牙齿咀嚼不便而不能进食大块食物者，以及老年人及 3～4 岁小儿。也可用于痢疾、急性肠炎等恢复期患者，以及肛门、结肠、直肠术后患者。

2. 膳食原则　软食是平衡膳食，要求供给的能量充足，提供的营养素能够满足患者需求。

（1）软食每日提供能量为 2200～2400kcal。

（2）蛋白质及脂肪按正常需求量供给，主食不限量。其他营养素按正常需要量供给。

（3）因烹调时蔬菜和肉均需切碎煮烂，应采取措施补充维生素及矿物质，如注意蔬菜汁、果汁等的补充。

（4）每日除三餐外，可进行一次加餐，加餐食物可选择牛奶等。

3. 食物选择

（1）宜用食物：主食可选择软米饭、烂面条、馒头、包子、饺子及馄饨。肉类应选择纤维较短、较嫩的，如鱼肉、虾肉、肝脏及猪肉、羊肉的瘦嫩部分，做法可选择制成肉末、肉丸及肉丝，对于幼儿及眼科患者需注意避免使用整块带刺多的鱼类。蛋类可加工成炒蛋、荷包蛋、蒸蛋羹。豆类可加工为豆腐、豆腐乳等。蔬菜及水果应选择纤维较少的，如橘子、香蕉、苹果、梨、杏、柿子，若无咀嚼障碍，可去皮后切碎生吃，若为幼儿及无牙老人，可蒸烂及制成水果羹。

（2）忌用食物：煎炸、过于油腻的食物，如煎蛋、炸猪排；含纤维多及生冷的蔬菜，如韭菜、荸荠、芹菜、洋葱、生萝卜、竹笋等，如选此类食物务必切碎煮烂；坚果类如花生、核桃、杏仁、榛子等，如选此类食物可制成酱、酪等；不易咀嚼消化的整豆、糙米；刺激性调味品，如咖喱、辣椒粉、胡椒粉、芥末等。

（三）半流质饮食

半流质饮食简称半流食，外观呈半流体状态，介于软食和流质饮食之间，比软食更易于消化。半流质饮食仅作为过渡性膳食，长期食用可导致营养不良。

1. **适用范围** 半流质饮食多用于高度发热、患有消化道疾病（如腹泻及消化不良）、咀嚼吞咽困难（如耳鼻喉手术后及口腔疾病）、身体比较虚弱的患者，某些外科手术术后及刚分娩的产妇也可用半流质饮食暂时作为过渡膳食。

2. **膳食原则** 半流质饮食要求食物必须呈半流体状态，细软且易于吞咽及消化吸收。尽量保证营养充足且均衡。

（1）能量过高则对于术后及体弱、高度发热者不易接受，因此一日总能量供给1500～1700kcal。

（2）蛋白质按正常量供给，主食定量，一般全天不超过300g，需额外注意维生素及矿物质的补充。

（3）半流质饮食含水量大、能量密度低，可减轻患者消化道负担，并可尽量满足患者营养需求，通常应少量多餐，每隔2～3小时一餐，每日5～6餐。

3. **食物选择**

（1）宜用食物：主食可选择粥、面条、软面片、馄饨、面包、小包子、小花卷、藕粉等。肉类宜选嫩瘦肉，可制成肉泥、小肉丸等，瘦肉可先煮烂再切碎；纤维较短的鸡肉及鸭肉可制成肉丝或肉泥；也可选虾仁、烧鱼块、鱼肉氽丸和碎肝片。蛋类、乳类及其制品均可食用。豆类宜制成豆浆、豆腐脑、豆腐、腐乳等食用。水果及蔬菜可制成汁或泥，亦可制成果冻食用，还可食用少量嫩的碎菜叶。

（2）忌用食物：坚硬且不易消化的食物，如粗粮、蒸米饭、烙饼；整块肉类、整豆、含纤维较高的蔬菜及油炸食品，如熏鱼、炸丸子；刺激性、浓烈的调味品。

（四）流质饮食

流质饮食简称流食，是一般呈流体状态或在口腔中能融化为液体的膳食。其特点为极易消化、含渣很少且无刺激，不需咀嚼，极易吞咽。流质饮食为不平衡膳食，故只可作为过渡膳食短期使用，长期使用易造成营养缺乏。根据不同疾病需求，流质饮食可分为5种形式，即普通流质、浓流质、清流质、冷流质和不胀气流质。

1. **适用范围** 流质饮食适用于高热、咀嚼或吞咽有困难的患者，不完全肠梗阻、肠道手术术前准备及术后恢复初期患者，急性传染病、急性消化道炎症患者，病情危重的患者。胃肠道术后、痢疾、胰腺炎患者宜选用清流质或不胀气流质；喉部术后及消化道出血的患者宜选用冷流质；口腔、面、颈部术后宜选用浓流质。

2. **膳食原则** 所有食物都应被烹调加工为流体状态，或进入口腔后可融化为液体，易吞咽、易消化，为促进食欲应注意咸、甜适宜。

（1）普通流质饮食每日约提供能量800kcal，清流质所提供能量更低，故不宜长期食用。若患者需长期食用可考虑为其提供浓流质（每日提供能量可达1600kcal），或辅助肠外营养，亦可添加肠内营养制剂，从而补充能量及营养素的不足。

（2）在病情允许时，为增加患者饮食中的能量，可给予少量易消化的脂肪，如芝麻油、花生油、黄油、奶油。

（3）少量多餐，除特殊情况需按医嘱外，一般每餐液体量为200～250ml，每2～3小时进餐一次，每日共6～7餐。

考点
流质饮食的适用范围

3. 食物选择

（1）宜用食物：主食可选择稠米汤、粥、藕粉；蛋类可做成蛋花汤或嫩蛋羹；奶类可选择牛奶或酸奶；豆类可做成豆浆或豆腐脑；蔬菜可制成菜汁或菜汤；水果可榨汁。

（2）忌用食物：刺激性食品及刺激性调味品，对于腹部大手术及痢疾患者还应注意避免食用易胀气的食物，如牛奶、豆浆及含蔗糖高的食物。

4. 流质分类

（1）普通流质：常用于高热、急性传染病、消化道炎症及术后患者。可选用各类乳及乳制品、米面浓汤、蛋花汤、各种肉汤、豆浆、豆腐脑、藕粉、麦乳精、果汁、菜汁等。患者如需高能量，可多用浓缩食品，如奶粉、鸡茸汤，或做特别配制。

（2）浓流质：常用于口腔、面、颈部术后消化吸收功能良好的患者。膳食无渣较浓稠，如较稠的藕粉、奶粉冲麦乳精、牛奶、鸡蛋薄面糊等。

（3）清流质：常用于某些术后由肠外营养过渡至流质或半流质饮食前、急性腹泻初步口服、严重衰弱初步口服的患者。膳食应选用不胀气、不含渣的食物，如肉汤、菜汤、米汤、薄藕粉。

（4）冷流质：常用于咽喉部术后 1~2 天及上消化道出血的患者。可选用冰淇淋、冰砖、冰棍、冷牛奶、冷豆浆、冷米汤、冷藕粉等。

（5）不胀气流质：常用于腹部和盆腔术后患者。忌蔗糖、甜流质、牛奶、豆浆等产气食品，其余与普通流质相同。

二、常用治疗膳食

治疗膳食是根据患者病情，通过对膳食中营养素进行调整，以满足疾病治疗对营养素的需要，从而达到治疗疾病和促进健康的目的的膳食。治疗膳食的基础是平衡膳食，根据疾病情况在允许的范围内调整某种营养素，其他营养素均应种类齐全、比例适宜。膳食制备应考虑患者饮食习惯、消化及吸收能力，注意食物的色、香、味、形及品种多样化。

案例 8-2

患者，女，51 岁，因"右上腹痛伴恶心呕吐 5 小时"入院。诊断：胆囊炎，胆石症。患者入院前曾参与同学聚会聚餐，进食煎炸食物，饮酒 100g，午夜突感右上腹阵发剧烈绞痛，疼痛向右肩背放射，呕吐胃内容物。查体：身高 162cm，体重 69kg，体温 38.6℃，右上腹压痛（+），Murphy's 征（+）。实验室检查：白细胞 11×10^9/L，中性粒细胞 79%，总胆红素 66.33μmol/L。B 超示：胆囊增大，壁厚，胆囊内结石。

问题： 该患者可选择何种治疗膳食？

（一）高能量饮食

疾病使机体能量消耗增加，需从饮食中补充能量以满足机体对能量需求的大幅度升高。高能量饮食的能量供给比正常标准明显提高。

1. 适用范围　由疾病导致代谢亢进、基础代谢增高者，如甲状腺功能亢进、癌症、严重烧伤和创伤、高热患者；合成代谢不足者，如营养不良和严重消瘦或体重不足者；

考点
高能量饮食的适用范围

慢性消耗性疾病患者，如恶性肿瘤、结核、伤寒患者等；体力消耗增加者，如运动员、重体力劳动者。

2. 膳食原则

（1）循序渐进增加主食：为避免胃肠功能紊乱，应循序渐进调整主食种类，增加主食的量。宜少量多餐，在三餐之间增加 2～3 次点心。

（2）按病情调整供给量：不同病情对能量需求不同，一般情况患者宜每日增加能量 300kcal。

（3）平衡膳食：膳食应供应充足的糖类、蛋白质和适量脂肪，以保证膳食能量充足。除三大产能营养素外，维生素和矿物质的供给量也应增加，尤其是与能量代谢密切相关的维生素 B_1、维生素 B_2 和烟酸供给量应明显增加。由于饮食中蛋白质摄入量增加，还应注意适当补充维生素 A 和钙。应适当降低膳食中饱和脂肪酸、胆固醇和单糖的摄入量，从而防止血脂水平升高。

3. 食物选择

（1）宜用食物：一般主副食均可选用，加餐可选择能量较高的馒头、面包、蛋糕、巧克力、藕粉等。

（2）忌用食物：无特殊禁忌，防止过量用油及食用体积膨胀食品。

4. 注意 肥胖症、尿毒症、糖尿病患者不宜食用。食用时应密切关注患者体脂和体重变化。

（二）低能量饮食

低能量饮食又称限制能量饮食，是指饮食中所提供能量低于正常需要量。

1. 适用范围 体重需减轻的患者，如单纯性肥胖者；为控制病情需减少机体代谢负担的患者，如糖尿病、高血压、高脂血症、冠心病患者等。

2. 膳食原则

（1）限制总能量：成年患者每日能量摄入比平日减少 500～1000kcal，具体减少量视患者情况而定，但每日能量摄入不应低于 1000kcal，防止脂肪动员过快出现酮症酸中毒。

（2）蛋白质供给充足：因限制了能量摄入会导致主食摄入减少，故膳食中蛋白质的供能比应相应提高，至少占总能量的 15%～20%，保证蛋白质供给不少于 1g/（kg·d），且优质蛋白质应占 50%以上。

（3）减少糖类和脂肪：糖类占总能量 50%左右，尽量减少精制糖摄入；膳食脂肪供能比占 20%左右，减少动物脂肪和饱和脂肪酸供给，保证必需脂肪酸供给。

（4）维生素、矿物质及膳食纤维供给充足：由于进食量减少，易出现钙、铁、维生素 B_1 等维生素和矿物质供给不足，必要时可选用制剂补充；多食用富含膳食纤维的新鲜蔬菜和低糖水果可增加患者饱腹感，必要时可选用琼脂等食物。

（5）适当减少盐：患者体重减轻后可能会出现水钠潴留，故应减少食盐摄入量。

（6）适量运动，关注心理平衡：低能量饮食患者活动量不宜减少，且应关注患者心理健康，防止出现神经性厌食症。

3. 食物选择

（1）宜用食物：谷类、瘦肉、禽类、水产品、蛋、脱脂奶及其制品、豆类及其制品、新鲜的蔬菜和低糖水果，但应注意限量选用。烹调方法宜选用蒸、煮、拌、炖等。

（2）忌用食物：肥腻食物和甜食，如肥肉、花生、甜点、精制食糖等。忌用煎、炸等烹调方法。

4. 注意 低能量饮食不适用于妊娠肥胖者。

（三）高蛋白质饮食

考点
高蛋白质
饮食的适
用范围

高蛋白质饮食中的蛋白质含量高于正常饮食，其目的是补充疾病所致的蛋白质消耗，或供应康复期机体所需蛋白质。

1. 适用范围 适用于营养不良、明显消瘦、肾病综合征、烧伤或创伤、手术前后、消化系统炎症恢复期、慢性消耗性疾病（如结核、恶性肿瘤、贫血、溃疡性结肠炎）患者，以及孕妇、乳母和生长发育期的儿童。

2. 膳食原则

（1）平衡膳食：每日总能量摄入约 3000kcal。蛋白质供给按照 1.5～2.0g/kg，成人每日摄入量为 100～200g，其中优质蛋白占 1/2。为保证蛋白质被充分利用，应适当增加糖类的摄入量，每日供给 400～500g 为宜。为防止血脂水平升高，脂肪摄入应适量，每日供给 60～80g 为宜。

（2）足量维生素和矿物质：长期高蛋白饮食，维生素 A 需求量随之增加，故应注意维生素 A 的补充。维生素 B 族与能量代谢相关，故应供给足量的维生素 B 族。贫血患者还应注意与贫血相关维生素及矿物质的补充，如维生素 C、维生素 K、叶酸、维生素 B_{12}、铁和铜的补充。高蛋白饮食可增加钙的排出，故应增加钙的供给量，多选用乳类、豆类等含钙丰富的食品。

（3）逐渐加量：根据病情及时对膳食进行调整，循序渐进。推荐膳食中热氮比为（100～200kcal）：1g，以利于减少蛋白质分解供能，避免负氮平衡。

3. 食物选择 宜选用瘦肉、鱼类、蛋类、乳类、豆类及其制品等富含优质蛋白质的食物，谷薯类等糖类含量高的食物，以及新鲜的蔬菜和水果。

4. 注意 肝性脑病或肝性脑病前期，尿毒症患者，急、慢性肾功能不全患者不宜使用。

（四）低蛋白质饮食

考点
低蛋白质
饮食的适
用范围；
低蛋白质
饮食中蛋
白质的选
择

低蛋白质饮食中蛋白质含量较正常饮食低，其目的是尽快减少体内氮代谢废物，减轻肝、肾负担。

1. 适用范围 急、慢性肾炎，肾功能不全，尿毒症，肝性脑病或肝性脑病前期的患者。

2. 膳食原则

（1）蛋白质种类合适：通常每日蛋白质供给量不超过 40g，尽量选用优质蛋白。肾病患者应限制大豆及其制品，选用蛋类、乳类、瘦肉等，以增加必需氨基酸摄入量，避免出现负氮平衡。肝病患者应限制肉类等产氨多的动物性食物，选用含支链氨基酸的大豆蛋白。限制蛋白质供给量应根据病情及时调整，病情好转后适当逐渐增加蛋白质摄入量，否则不利于患者康复，生长发育期的儿童尤其需要注意。

（2）供给充足能量：充足的能量供给可减少蛋白质消耗，减少机体组织分解。可选用蛋白质含量低的薯类代替部分主食，以减少植物性蛋白质摄入，如马铃薯、甜薯、芋头等。

（3）供给充足的维生素和矿物质：供给充足的新鲜蔬菜和水果，以满足机体对维生素和矿物质的需求。根据具体病情调整矿物质供给，如急性肾炎患者除低蛋白质外，还应限制钠的供给。

（4）烹调方法合理：低蛋白质饮食易使患者食欲变差，故应注意烹调食物的色、香、味、形和食物多样化，以增加患者食欲。

3. 食物选择

（1）宜用食物：麦淀粉、藕粉、马铃薯、芋头等低蛋白质淀粉类食物，以及新鲜的蔬菜、水果、食糖、植物油。谷类中蛋白质含量为 6%～11%，但不是优质蛋白，根据蛋白质的限量标准应适当限量使用。

（2）限用食物：豆类、干果类、蛋类、乳类、肉类等蛋白质含量丰富的食物。但为了适当供给优质蛋白质，肾病患者可在适当范围内选用蛋类、乳类、瘦肉、鱼类，肝病患者可在适当范围内选用豆类及其制品。

4. 注意　正在进行血液或腹膜透析的患者不需严格限制蛋白质供给量。

（五）低脂肪饮食

低脂肪饮食限制膳食中脂肪摄入，其目的是改善或治疗由脂肪吸收、转运、水解、合成等各个环节不正常所致的疾病。

1. 适用范围　适用于胆囊、胆管、胰腺疾病，如急慢性胰腺炎、胆囊炎、胆结石；脂肪消化吸收不良，如肠黏膜疾病、胃切除和短肠综合征所致脂肪泻；肥胖症等。

2. 膳食原则

（1）限制脂肪摄入：根据实际情况，可分为三种。第一种为严格限制脂肪饮食，即饮食中脂肪供能占总能量 10%以下，限制饮食中脂肪总量不超过 20g/d，包括食物中脂肪和烹调油，必要时可采用完全不含脂肪的纯糖类完全无脂肪膳食；第二种为中度限制脂肪饮食，限制饮食中各类脂肪，使之达总能量20%以下，相当于成人每天脂肪摄入总量不超过 40g；第三种为轻度限制脂肪饮食，限制饮食脂肪供能不超过总能量25%，相当于每天摄入脂肪总量在 50g 以下。

（2）平衡膳食：除脂肪外，其他营养素应力求平衡。脂肪泻易导致多种营养素流失，注意补充蛋白质、糖类、必需脂肪酸、钙、铜、铁、锌、镁等。考虑平衡膳食原则，随病情好转，脂肪摄入量应逐渐递增。

（3）选择适宜的烹调方法：除选择脂肪含量低的食物外，烹调方法应尽量选择蒸、煮、炖、煲、烩、烘等方式，减少烹调用油使用，禁用油炸、油煎。

3. 食物选择

（1）宜用食物：根据病情及脂肪限制程度，合理选择食物。如谷薯类、未煎炸的瘦肉、禽类、鱼类、脱脂乳制品、豆类、蛋类、新鲜的蔬菜和水果。

（2）忌用食物：肥肉、全脂乳及其制品、蟹黄、鱼子、动物内脏和脑组织、花生、芝麻、松子、核桃、油酥点心等脂肪含量高的食物。

4. 注意　必要时注意补充能溶于水的脂溶性维生素制剂。

考点
低脂肪饮食的适用范围；低脂肪饮食的脂肪摄入量

考点
低胆固醇饮食的适用范围、限量及限用食物

（六）低胆固醇饮食

饮食中胆固醇限制在较低水平，目的是降低血清胆固醇、三酰甘油等的水平以减少发生动脉粥样硬化的危险。

1. 适用范围　适用于高脂血症、高血压、高胆固醇血症、动脉粥样硬化、冠心病、肥胖症和胆石症患者。

2. 膳食原则

（1）控制总能量：通过控制饮食中的总能量，达到或维持理想体重。成人每天能量摄入量不少于 1000kcal，这是较长时间能坚持的最低水平，否则有害健康。糖类占总能量 60%～70%，少用精制糖，以复合糖类为主。

（2）限制脂肪：脂肪供能应控制在总能量的 20%～25%，一般不超过 50g/d。调整膳食脂肪酸比例，较理想的供能比例为饱和脂肪酸：单不饱和脂肪酸：多不饱和脂肪酸 =1 : 1 : 1。

（3）限制胆固醇：胆固醇摄入量控制在 300mg/d 以下，可选择大豆及其制品等植物性蛋白代替部分动物性蛋白。

（4）充足的维生素、矿物质和膳食纤维：可适当多选用粗粮、杂粮、新鲜蔬菜水果、脱脂乳、豆制品等。

3. 食物选择

（1）宜用食物：谷薯类、脱脂奶制品、鸡蛋蛋白、畜瘦肉、鸡肉、鱼肉、豆类、新鲜蔬菜和水果、植物油（在限量内使用）、坚果（在限量内使用）。

（2）限用食物：全脂乳及其制品、肥肉、畜禽类的皮、蟹黄、蛋黄、鱼子、陆地动物内脏和油脂。

4. 注意　高脂血症患者选用此种饮食前，最好对患者进行葡萄糖耐量检查，以排除由饮食中糖类致病的可能性。此类饮食不适用于正在生长发育期的儿童、孕妇、创伤恢复期患者。

考点
限盐饮食的适用范围；低盐饮食食盐限量

（七）限盐饮食

限盐饮食是指限制饮食中钠的摄入，其目的是减轻由于水、电解质紊乱而出现的水钠潴留。

1. 适用范围　适用于心功能不全，急、慢性肾炎，肝硬化腹水，高血压，水肿，子痫前期患者等。

2. 分类

（1）低盐饮食：全日供钠 2000mg 左右。每日烹调用盐 2～4g，或酱油 10～20ml，饮食中忌用盐腌制加工的食物，如咸菜、甜面酱、咸肉、咸鱼、腊肠等。

（2）无盐饮食：全日供钠 1000mg 左右。烹调时不加盐或酱油，忌用一切咸食，其余同低盐饮食。

（3）低钠饮食：全日供钠不超过 500mg。除无盐饮食要求外，忌用含钠量高的蔬菜（每 100g 蔬菜含钠 100mg 以上者），如油菜、芹菜等，以及松花蛋、豆腐干、猪肾等含钠较高的食物。

3. 膳食原则

（1）根据病情调整钠量：如肝硬化腹水患者，开始时可选择无盐或低钠饮食，随后改为低盐饮食，待腹水消失后可恢复正常饮食。对高血压或水肿明显的肾小球肾炎、肾病综合征、妊娠子痫患者，使用利尿剂时用低盐饮食，不使用利尿剂而水肿严重者，用无盐或低钠饮食。不伴高血压或水肿，以及排尿钠增多者不宜限制钠摄入量。最好据 24 小时尿钠排出量、血钠和血压等指标确定是否需限钠及限钠程度。

（2）改善烹调方法：含钠较高的食物，如芹菜、豆腐干、油菜等，可用水煮或浸泡去汤减少食物中的钠含量；用酵母代替碱或发酵粉制作馒头；用番茄汁、芝麻酱、糖、醋调味。

4. 食物选择

（1）宜用食物：谷薯类、禽类、畜类、鱼类、豆类、乳类、蔬菜水果（低钠饮食注意蔬菜水果品种的选择）。

（2）限用食物：盐、酱油腌制食品，如腌菜、咸鱼等；盐制调味品，如盐、酱油、豆瓣酱、火锅调料等。

5. 注意

对某些年龄大、储钠能力迟缓、心肌梗死、回肠切除术后、黏液性水肿和重型甲状腺功能低下合并腹泻者，限钠应慎重，最好根据血钠、血压和尿钠排出量等临床指标确定是否限钠。

（八）少渣饮食

少渣饮食中食物膳食纤维含量极少、易于消化，其目的是尽量减少膳食纤维对胃肠道的刺激和梗阻，减慢肠蠕动，减少粪便量。

1. 适用范围

适用于消化管狭窄并有阻塞危险的患者，如某些食管静脉曲张，食管或肠狭窄，肠憩室病，各种急、慢性肠炎，痢疾，伤寒，肠肿瘤，肠手术前后，痔瘘患者等。

2. 膳食原则

（1）限制膳食纤维摄入量：选用细软、少渣、便于咀嚼和吞咽的食物，如嫩的瘦肉、蔬菜嫩叶，瓜类应去皮，果类可用果汁。

（2）控制脂肪摄入量：腹泻患者对脂肪消化吸收能力减弱，易发生脂肪泻，应控制脂肪摄入量。

（3）注意营养平衡，改善烹调方法：由于食物选择的限制，容易缺乏某些营养素，必要时可补充维生素和矿物质制剂。将食物切碎煮烂，做成泥状，少量多餐。

3. 食物选择

（1）宜用食物：精制谷类所制烂饭、粥、软面条等；切碎制成软烂状的嫩肉、动物内脏、鸡肉、鱼肉等；豆浆、豆腐脑；乳类、蛋类；菜汁、去皮制成软烂状的瓜类、番茄、土豆等。

（2）限用食物：粗粮、老玉米、整粒豆类、坚果，富含膳食纤维的蔬菜水果，油炸、油腻的食物，刺激性调味品。

4. 注意

长期低膳食纤维摄入易致便秘、痔疮、肠憩室及结肠肿瘤，也易致高脂血症、动脉粥样硬化和糖尿病，因此少渣饮食不宜长期使用，病情好转后应及时调整。

考点
限盐饮食的限用食物

考点
少渣饮食的适用范围

（九）低嘌呤饮食

低嘌呤饮食是指限制嘌呤摄入量，降低血清尿酸水平，增加尿酸排泄的饮食。

1. 适用范围　适用于痛风、高尿酸血症及尿酸性结石患者。

2. 膳食原则

（1）限制嘌呤摄入量：一般限制嘌呤摄入量的患者可选用嘌呤含量低于 150mg/100g 的食物；中等限制嘌呤摄入量的患者可选用嘌呤含量为 25～150mg/100g 的食物；严格限制嘌呤摄入量的患者宜选用嘌呤含量低于 25mg/100g 的食物。

（2）限制总能量和脂肪：每日能量摄入应较正常人减少 10%～20%，肥胖症患者应逐渐递减能量摄入以免出现酮血症；脂肪供给量占总能量 20%～25%，饱和脂肪酸供能小于总能量的 10%。

（3）适量限制蛋白质摄入：每日蛋白质摄入量为 50～70g，并以嘌呤含量少的谷类、蔬菜为主要来源，也可选择核蛋白含量少的乳类、干酪、鸡蛋、动物血和海参等。

（4）保证蔬菜和水果摄入量：尿酸及尿酸盐在碱性环境中易被中和、溶解，因此应多摄入蔬菜和水果等碱性食物。

（5）多饮水：无肾功能不全者宜多饮水，每日摄入水量保持 2000～3000ml，促进尿酸排出。

3. 食物选择

（1）宜用食物：可多选用谷类、奶及奶制品、蛋类、动物血，嘌呤含量低的蔬菜如芹菜、黄瓜、茄子等，以及各类水果。

（2）忌用食物：动物内脏如肝、脑、肾，凤尾鱼、沙丁鱼、肉汁、鸡汤等。

三、常用诊断试验膳食

诊断试验膳食是为协助临床明确诊断，短期内通过摄入特定饮食，观察机体对其反应的膳食，是临床诊断或治疗过程中的辅助手段。

（一）口服葡萄糖耐量试验膳食

1. 目的　通过口服高糖类膳食来测定人体对葡萄糖的耐受量，协助诊断糖尿病。

2. 方法　若患者食量很少，试验前 3 天每日进食糖类不少于 250～300g。试验前 1 天停用肾上腺皮质激素、胰岛素等药物，晚餐后禁食（8 小时以上），忌饮咖啡和茶等。清晨空腹抽血同时采集尿液。随后给受试者口服 75g 葡萄糖（葡萄糖溶入 200ml 水中），分别在 30 分钟、60 分钟、120 分钟、180 分钟各抽血一次，同时采集尿液，做血糖定量和尿糖定性测定。

（二）甲状腺 ^{131}I 试验膳食

1. 目的　通过测定甲状腺对碘的吸收速度、集聚能力、排出速度、排出量，了解甲状腺功能，辅助诊断甲状腺疾病。

2. 方法　试验期 2 周，忌食含碘食物及影响甲状腺功能的药物和食物，如鱼、虾、海参、海蜇、海带、发菜、海米、紫菜等，其间不食用加碘盐，避免使用烹调过海产品的锅勺等用具。

（三）肌酐试验膳食

1. 目的 确定内生肌酐清除率，评价患者肾小球滤过功能，测定肌酐系数，了解重症肌无力患者的肌肉功能。

2. 方法 试验期一般为 3 天，选用无肌酐饮食，即每天膳食中蛋白质摄入量控制在 40g 内，避免食用各种肉类，在此限量范围内可选牛乳、鸡蛋及谷物类食物，全天主食不宜超过 350~400g。可用马铃薯、红薯、藕粉、甜点等糖类含量高蛋白质含量低的食物充饥，蔬菜和水果不做限制。忌咖啡和茶。第 4 天上午采集抗凝血，留取尿液样本，测量血肌酐含量和尿肌酐清除率。

第 2 节 营 养 支 持

一、营养风险筛查

案例 8-3

患者，女，72 岁，因"发热、咳嗽、咳痰 2 周"入院。入院诊断：慢性阻塞性肺疾病。患者既往有类似发作史。查体：身高 160cm，体重 47kg，近 3 个月体重下降约 10kg；患者肌肉、脂肪重度消耗，无水肿。实验室检查：白蛋白 31g/L，血红蛋白 89g/L，白细胞计数 15×10^9/L。膳食调查：食欲差，进食量少，仅进食少量米汤。

问题： 该患者是否存在营养风险？

链 接 营养风险

2002 年，欧洲肠外肠内营养学会专家组在 128 个随机对照临床研究的基础上，明确营养风险的定义为现存的或潜在的与营养因素相关的导致患者出现不利临床结局的风险。应特别强调的是，此处营养风险并不是指发生营养不良的风险，而是指与营养因素有关的、出现不良临床结局的风险。常见临床结局指标包括生存率、病死率、感染性并发症发生率、住院时间、住院费用、成本-效果比及生活质量等。

营养风险筛查是指由临床医生、护士、营养医生等实施的快速、简便的筛查方法，用以决定是否需要制定和实施营养支持计划。

营养风险筛查不仅应简单快速，还应具有足够的敏感度，能够检测到几乎所有患者营养缺乏的危险性。在检查营养状况的同时还应考虑患者所患疾病的严重性，从而有助于进行正确判断。筛查结果应是量化且可以审核的指标。目前有多种营养风险筛查工具，最常用的有营养风险筛查 2002（nutrition risk screening，NRS 2002）、营养不良通用筛查工具（malnutrition universall screening tool，MUST）等。

（一）营养风险筛查 2002（NRS 2002）

NRS 2002 具有高强度的循证医学基础，是成年住院患者营养风险筛查的首选方法。NRS 2002 适用于 18~90 岁、住院 1 天以上、次日 8 时前未行手术、神志清醒、愿意接受筛查的患者。适用对象应在入院 24 小时内进行营养风险筛查。其内容包括预筛查和正式筛查两部分。

1. 预筛查 主要监测体重指数（BMI）、过去 3 个月体重变化情况、过去 1 周内摄食变化情况及是否患有严重疾病四方面，具体见表 8-1。

表 8-1　NRS 2002 预筛查表

序号	预筛查	是	否
1	BMI<20.5kg/m²?		
2	患者在过去 3 个月是否有体重下降？		
3	患者在过去 1 周内是否有摄食减少？		
4	患者是否有严重疾病（如正在进行强化治疗）？		

注：中国人 BMI 的下限为 18.5kg/m²，因此对中国患者进行筛查时应询问 BMI 是否小于 18.5kg/m²。

　　以上如有 1 个问题回答"是"，则进入第二步筛查。

　　如每个问题的回答都为"否"，患者在以后的每周进行 1 次初步筛查。

　　即使患者每个问题回答都为"否"，如患者计划接受腹部大手术治疗，仍然可以制定预防性营养支持计划

2. 正式筛查 主要针对营养状况、疾病严重程度、年龄三部分内容进行评分，见表 8-2。

表 8-2　NRS 2002 正式筛查表

评分	营养状况	疾病严重程度
0 分	营养状况正常	营养素需要量和正常人一样
1 分	3 个月内体重减轻>5% 或上周食物摄入量减少 25%～50%	髋部骨折，合并急性并发症的慢性疾病，肝硬化，慢性阻塞性肺疾病，血液透析，糖尿病，一般恶性肿瘤
2 分	2 个月内体重减轻>5% 或上周食物摄入量减少 50%～75%	腹部外科大手术，脑卒中，严重肺炎，血液恶性肿瘤
3 分	1 个月内体重减轻>5%（3 个月内体重减轻>15%） 或上周食物摄入量减少 75%～100%	颅脑损伤，骨髓移植，重症监护患者[APACHE（急性生理及慢性健康评分系统）>10 分]

年龄：如果年龄≥70 岁，总分加 1

3. 评分与判定

（1）NRS 2002 总评分计算方法：根据营养状况的削弱程度（选择最高的数值作为评分的基础）和疾病严重程度（应激代谢会增加营养需求）进行评分，将 2 项的评分相加得总分，如果患者年龄≥70 岁，应在总分的基础上再加 1 分作为校正。

（2）NRS 2002 对疾病严重程度的评分及定义

1）1 分：慢性病患者由于并发症的发生而住院，虽然身体很虚弱，但是还是可以规律地下床活动。许多患者的蛋白质需求增加量可以通过日常饮食或其他方式补充。

2）2 分：患者由于疾病而卧床，这些患者的蛋白质需求增加，如较大的腹部外科手术、严重的感染。尽管许多患者需要肠外或肠内营养支持，但是仍然可以满足要求。

3）3 分：需要辅助呼吸、正性肌力药物的危重症患者的蛋白质需求大量增加，这些患者大部分无法通过肠外或肠内营养支持得到满足，蛋白质分解和氮损失显著增加。

（3）结果判断：NRS 2002 总评分≥3 分或有严重胸腔积液、腹水、水肿患者，无严重肝、肾功能异常时，用白蛋白替代；白蛋白<30g/L 时，表明患者有营养不良或营养风险，应进行营养治疗。

NRS 2002 总评分<3 分，每周重复一次营养风险筛查。

（二）营养不良通用筛查工具（MUST）

MUST 是由英国肠外肠内营养协会多学科营养不良咨询小组开发的，适用于不同医疗机构的营养风险筛查工具，适合不同专业人员使用，如护士、医生、营养师、社会工作者和学生等。MUST 主要用于蛋白质-热量营养不良及其风险的筛查，主要包括三方面内容评估（表 8-3）：BMI；体重下降程度；疾病导致近期禁食。通过三部分评分得出总分，分为低风险、中等风险和高风险。

表 8-3　MUST 评分标准

评分项目	评分内容	分数
BMI	>20kg/m^2	0 分
	18.5~20.0kg/m^2	1 分
	<18.5kg/m^2	2 分
体重下降程度	过去 3~6 个月体重下降<5%	0 分
	过去 3~6 个月体重下降 5%~10%	1 分
	过去 3~6 个月体重下降>10%	2 分
疾病导致近期禁食时间	≥5 天	2 分

注：将以上三项分数相加即得总分，0 分为低风险状态，2 分为中等风险状态，得分高于 2 分为高风险状态，应由专业营养医生制定营养治疗方案

二、肠内营养

肠内营养（enteral nutrition，EN）是指患者通过口服或管饲摄入不需要消化或仅需化学性消化的营养制剂，从而获得机体所需能量和营养素的营养支持方法。肠内营养应用范围广，方法简便，易于管理，能够维持消化系统功能，避免肠黏膜出现失用性萎缩，故"只要肠道有功能，首选肠内营养"在临床已成为共识，在患者病情许可情况下，应尽早给予肠内营养支持。

（一）肠内营养制剂

肠内营养制剂为临床应用于肠内营养支持的各种产品的统称，可根据组成分为非要素制剂、要素制剂、组件制剂，常见肠内营养制剂及其特点见表 8-4。

表 8-4　肠内营养制剂

分类	常见肠内营养制剂	特点
非要素制剂	含乳糖类非要素制剂	氮源为全乳、脱脂乳或酪蛋白
		添加人体肠道原驻菌（乳酸菌、双歧杆菌）

续表

分类	常见肠内营养制剂	特点
非要素制剂	不含乳糖类非要素制剂	氮源为可溶性酪蛋白、大豆白蛋白分离物或鸡蛋清蛋白 不含乳糖或乳糖含量极低
要素制剂	营养均衡型要素制剂	氮源为 L-氨基酸、蛋白质完全水解或部分水解物 脂肪常用红花油、葵花籽油、玉米油、大豆油或花生油 糖类包括单糖、双糖、低聚糖、膳食纤维等 维生素和矿物质
	特殊治疗用要素制剂	肝衰竭用要素制剂：维持适当营养，有利于肝功能恢复和肝细胞再生，防止或减轻肝性脑病 肾衰竭用要素制剂：用于急、慢性肾衰竭患者，供给 8 种必需氨基酸 创伤用要素制剂：蛋白质及支链氨基酸含量均高，用于术后、烧伤、多发性骨折、脓毒血症等超高代谢者
组件制剂	蛋白质组件制剂	选用生物价高的蛋白质为原料，如牛奶、酪蛋白、乳清蛋白或大豆分解蛋白
	脂肪组件制剂	中链脂肪酸可选用可可油 长链脂肪酸可选用红花油、大豆磷脂、玉米油等
	糖类组件制剂	组件有多种，如葡萄糖、液体玉米糖浆、固体玉米糖浆或麦芽糊精膳食纤维等
	维生素、矿物质组件制剂	用于补充组件饮食所含营养素不齐全

（二）肠内营养输注途径

肠内营养输注途径有经口和管饲两种，经口摄入不足或不能经口摄入者，一般选用管饲。管饲常选用鼻饲管或造瘘。

1. **鼻饲**　鼻饲简单易行，在临床较常用，但对鼻黏膜刺激性大，故通常用于营养支持时间少于 6 周者。鼻胃管为将喂养管经鼻置入胃内，适用于胃功能正常的患者。鼻肠管为将喂养管经鼻置入十二指肠或空肠，适用于胃功能不良、胃排空障碍、胃肠疾病患者。

2. **造瘘**　需长期肠内营养的患者可根据实际情况经皮内镜或腹腔镜下行胃造瘘或空肠造瘘。

链　接　肠内营养输注方式

常用的肠内营养输注方式包括鼻饲注入、连续输注、重力滴注等。鼻饲注入适用于鼻胃管患者，将配好的营养液用专用鼻饲注射器分次缓慢注入。连续输注采用专用的营养泵及泵管输注，根据患者情况及耐受程度调节输注速度。重力滴注是将重力滴注管与营养液相连，借助重力缓慢滴注，适用于肠内营养后期或者对肠内营养耐受比较好的患者。

（三）肠内营养适应证

1. **意识障碍或昏迷**　脑外伤、脑血管疾病、脑部手术、精神病患者或老年痴呆患者无法经口正常进食。

2. **吞咽困难和失去吞咽能力**　口腔和咽喉部手术、下颌骨骨折等。

3. **消化道损伤、梗阻或手术**　物理性损伤、化学性烧伤、上消化道肿瘤晚期引起梗阻等。

4. **消化道瘘和短肠综合征**　食管瘘、胃瘘、肠瘘等。

5. **胰腺炎**　急性胰腺炎发作期。

6. **炎症性肠病**　克罗恩病、溃疡性结肠炎。

7. **高分解代谢和慢性消耗性状态**　严重感染、手术、重大创伤等。

8. **术前准备**　纠正及预防手术前后营养不良。

9. **特殊疾病**　先天性氨基酸代谢缺陷病。

（四）肠内营养禁忌证

（1）严重感染、衰竭和休克。

（2）完全性器质性肠梗阻。

（3）术后消化道麻痹所致肠功能障碍。

（4）活动性消化道出血。

（5）严重腹泻和极度吸收不良。

（6）高流量小肠瘘。

（7）严重腹腔内感染。

（五）肠内营养并发症

1. **胃肠道并发症**　肠内营养常见胃肠道并发症包括恶心、呕吐、腹胀、腹泻和便秘等。

（1）恶心、呕吐、腹胀：发生此类并发症时应注意营养液渗透压，可通过更改配方改变其渗透压；减缓输注速度，待患者耐受后可适当调快速度；少量多次输注营养液，每次 100～300ml，或将间歇式输注改为持续输注；根据医嘱给予胃肠动力药。

（2）腹泻：发生腹泻者，若室温过低可使用加温器在靠近输入端加温；严格遵守无菌制度，每 24 小时更换输注管，肠内营养液开启后 24 小时内用完，避免细菌污染；吸收不良的患者可考虑减少脂肪或采用无膳食纤维的营养液；若由药物引起，则改用其他药物；低蛋白血症患者，纠正血浆白蛋白至 30g/L 以上。

（3）便秘：发生便秘者，应及时调整配方，增加液体摄入量和应用膳食纤维配方，使用乳果糖软化大便，必要时可采用灌肠。

2. **机械性并发症**　机械性并发症与喂养管的放置及护理相关，可通过以下措施进行防治。

（1）选择型号合适、材质柔软的喂养管。

（2）插管动作应轻柔，遇有阻力不可盲目蛮插。

（3）造瘘患者需妥善固定肠内营养管，经常更换胶布防止压力性损伤。

（4）造瘘患者应保持造口周围皮肤干燥、清洁，观察患者造口处有无出血、渗液、感染等情况。

（5）鼻饲前后及输注过程中需按要求用温开水或生理盐水冲管。

（6）护理得当，定期更换喂养管。

3. **代谢并发症**　常见代谢并发症包括电解质紊乱、肝功能异常、脱水等。应注意监测患者代谢、水电解质平衡、肝肾功能及血糖变化，发现异常及时处理。

4. 感染并发症　常见感染并发症包括吸入性肺炎、腹腔感染、造口周围感染、喂养管瘘等。

（1）吸入性肺炎预防：应注意预防误吸，安置合适体位，鼻胃管或造瘘进行肠内营养时取 30°～45°半卧位；经常检查胃内潴留情况，如胃内容物超过 150ml，应通知医生，暂停或减慢输注速度；及时检查调整鼻饲管管端位置。

（2）其他感染预防：进行肠内营养前，应抽吸胃液、注气听诊等证实喂养管在胃内或肠道内；观察腹腔引流液性状、量及患者腹部体征，如出现肛门停止排气、排便及腹痛等情况应及时处理；造瘘患者应注意造口周围情况，若皮肤发红、糜烂、化脓应及时处理。

三、肠外营养

肠外营养（parenteral nutrition，PN）是通过静脉途径供应患者所需全部营养素，使患者在无法正常进食的状态下仍可以维持营养状况。分为完全肠外营养（total parenteral nutrition，TPN）和部分肠外营养（partial parenteral nutrition，PPN）。

（一）肠外营养制剂

1. 糖类制剂　主要包括葡萄糖、果糖、转化糖、麦芽糖、山梨醇、木糖醇、乙醇和甘油等。其中葡萄糖最常见，是肠外营养的主要能源物质，临床常用 50%葡萄糖，一般葡萄糖制剂浓度为 5%～50%，70%葡萄糖为肾衰竭患者专用。患有糖尿病或机体在创伤、应激情况下，可适当减少葡萄糖用量，同时按比例加入胰岛素。

2. 脂肪乳剂　在肠外营养中供给能量及必需脂肪酸，因脂肪不能直接输入静脉，故须将其制成直径小于 0.6μm 的乳剂才能供静脉输注。目前临床常用的为中-长链脂肪乳、结构脂肪乳等，其能有效避免机体出现应激创伤时对代谢的影响。因其含中链脂肪酸，能够减轻肉碱缺乏所致的脂肪代谢异常，快速供给能量，改善免疫功能，肝功能不良患者适用。

3. 蛋白质和氨基酸制剂　为肠外营养提供氮源，用于合成人体所需蛋白质，正常人体需要量为 0.8～1.0g/（kg·d），在创伤、应激时可按 1.2～1.5g/（kg·d）供给。临床常见的有平衡型和特殊型氨基酸制剂，平衡型氨基酸制剂可为人体提供必需氨基酸和非必需氨基酸；特殊型氨基酸制剂专用于不同疾病，如肝性脑病、肾病、创伤，还有婴幼儿专用氨基酸等。

4. 维生素　水溶性维生素在体内基本无储备，实施肠外营养支持时应注意每日给予补充；脂溶性维生素在体内有储备，实施肠外营养支持超过 2 周应考虑给予补充。临床常用复方水溶性维生素制剂内含维生素 B_1 3.0mg、维生素 B_2 3.6mg、烟酰胺 40mg、甘氨酸 300mg、维生素 B_6 4.0mg、泛酸 15mg、生物素 60μg、叶酸 0.4mg、维生素 B_{12} 5.0μg、维生素 C 100mg、依地酸二钠 0.5mg 等；临床常用的复方脂溶性维生素制剂多由维生素 A、维生素 D_2、维生素 E、维生素 K_1 组成。

5. 电解质　实施营养支持的患者如发生电解质紊乱，需补充相应的矿物质，临床常用 10%氯化钠溶液、10%氯化钾溶液、10%葡萄糖酸钙溶液、25%硫酸镁溶液及甘油磷酸钠注射液。

6. 微量元素　长期全肠外营养，需注意微量元素缺乏的问题。目前临床成人常用复方微量元素制剂安美达，含铬、铜、锰、钼、硒、锌、氟、铁、碘；儿童常用微量元素制剂哌达益儿，含钙、镁、铁、锌、锰、铜、氟、碘、氯。

链 接　肠外营养制剂全合一营养液、全合一"三腔袋"

全合一营养液（又称全营养混合液）是在特定场所（符合要求的超净配液中心）将患者肠外营养处方中的糖类、氨基酸、脂肪乳、电解质、微量元素、水溶性维生素和脂溶性维生素等各种成分，由经过培训的专门人员在符合相关法规要求的洁净环境中按一定比例和规定程序混合于一个输液袋中，进而通过外周或中心静脉输入患者在体内的肠外营养混合液。

全合一"三腔袋"通用名为脂肪乳氨基酸（17）葡萄糖（11%）注射液，在严格无菌生产环境下将葡萄糖、氨基酸、脂肪乳剂分别置于三腔之中，是用工业化生产的全合一营养液。在临床使用时，只需撕开两个密封条即可完成全合一营养液的混合过程，既简化了工作流程，也杜绝了污染和剂量误差。

（二）肠外营养输注途径

肠外营养输注途径主要包括周围静脉输注和中心静脉输注，应根据患者具体情况选择。

1. 周围静脉输注　常用于短期营养支持，如营养支持少于 2 周；需部分营养支持及中心静脉置管不耐受者。其优点为对机体全身代谢影响较小，并发症相对较少。

2. 中心静脉输注　可经颈内静脉、锁骨下静脉、股静脉穿刺输注营养液，近年也有经外周置入中心静脉导管或输液港进行肠外营养支持，常用于肠外营养支持超过 2 周、营养液输注量大、营养液渗透压高于 1200mOsm/L 的患者。其优点是可迅速稀释营养液，避免对血管产生刺激，但易形成血栓性静脉炎和插管并发症。

（三）肠外营养适应证

长时间（>7 天）不能进食或不能经肠内途径摄入每日所需营养素，以及由于严重胃肠功能障碍或不能耐受肠内营养的患者。

1. 无法进食或通过消化道吸收营养，如广泛小肠切除、小肠疾病、放射性肠炎、严重腹泻、顽固性呕吐。

2. 接受大剂量放、化疗而引起胃肠道反应，导致短期内不能由肠道获取营养或已存在营养不良者。

3. 进行骨髓移植者。

4. 无法进行或不耐受肠内营养的重症胰腺炎患者。

5. 消化道功能障碍的严重营养不良者。

6. 营养不良或存在并发症的获得性免疫缺陷性疾病患者。

7. 严重分解状态的患者，在 7 天内无法利用其胃肠道者。

8. 术前存在营养不良，需进行大的胸、腹部手术者。

（四）肠外营养禁忌证

1. 胃肠道功能正常或有肠内营养适应证者。

2. 患者情况良好、预计需要肠外营养时间少于 5 天者。

3. 无明确治疗目的或已确定为不可治愈而盲目延长治疗者。

4. 需立即进行手术者。

5. 心血管功能紊乱或严重代谢紊乱尚未控制或处于纠正期间者。

（五）肠外营养并发症

1. 静脉穿刺置管相关并发症　常见静脉穿刺置管相关并发症包括气胸，空气栓塞，血管、神经和胸导管损伤，喂养管移位，血栓性静脉炎，穿刺部位感染，导管性脓毒症等。此类并发症应重点通过熟练技术、加强护理予以预防。

（1）请专业医生进行静脉穿刺，严格无菌操作，妥善固定、接头连接紧密，一旦出现气胸应及时处理。

（2）加强护理，防止导管泄漏、扭折、脱出，一旦出现导管性感染，应遵医嘱拔除导管、将导管尖端送培养、抽血培养标本送检等。

（3）周围静脉留置导管输注者，导管留置时间不超过 3 天。

2. 代谢并发症

（1）糖代谢紊乱：营养液输注太快、糖浓度过高超过了机体耐受程度，易出现血糖升高，应减慢输注速度和减少输注总量，按要求加入适当的胰岛素（一般 8～10g 葡萄糖加 1 单位胰岛素），输注过程中注意胰岛素的吸附和洗脱作用；加入胰岛素过多或突然停用含糖溶液可能导致低血糖，应严密监测血糖浓度，及时调整胰岛素用量，对长期使用高渗溶液患者，应以等渗溶液过渡，如发现患者出现脉搏加快、头晕、出冷汗等疑似低血糖休克症状，应及时处理；若患者出现神志改变、尿量突然增多，疑似高渗性非酮症糖尿病昏迷，应立即停用葡萄糖，用低渗盐水输注纠正脱水。

（2）脂肪代谢紊乱：长期不用脂肪乳易导致必需脂肪酸缺乏，长期超量输注脂肪乳和葡萄糖可引起肝脂肪变性，出现肝功能损伤。最好每日补充脂肪乳剂，至少每周 2 次，每次 50g。

（3）肝脏损伤：长期实施肠外营养支持可致肝功能损害，一般表现为氨基转移酶和碱性磷酸酶升高。其预防与处理措施为尽量去除或纠正诱因，积极进行护肝等治疗。

（4）低代谢性骨病：长期实施肠外营养支持可能导致骨质疏松、骨质软化症等，其预防措施是在配制营养液时将钙剂和磷酸盐分开稀释配制，防止产生磷酸钙沉淀。

✎ 自测题

A₁/A₂ 型题

1. 流质饮食适用于
   A. 高热患者
   B. 术后恢复期患者
   C. 无急性腹泻患者
   D. 严重营养不良患者
   E. 食欲正常患者

2. 低盐饮食中，盐的每天摄入量为
   A. 1～3g　　　B. 2～4g　　　C. 3～4g
   D. 0.5～3.0g　　E. 2～6g

3. 不属于肠内营养制剂的是
   A. 要素制剂　　　　B. 非要素制剂
   C. 脂肪乳剂　　　　D. 蛋白质组件制剂
   E. 维生素组件制剂

4. 采用外周静脉营养支持治疗时间一般不超过
　A. 1 周　　　　B. 2 周　　　C. 3 周
　D. 4 周　　　　E. 5 周
5. 不属于肠内营养禁忌证的是
　A. 严重感染
　B. 活动性消化道出血
　C. 严重腹腔内感染
　D. 完全性器质性肠梗阻
　E. 口腔和咽部手术
6. 判断选择肠内营养还是肠外营养的一个重要依据是
　A. 是否能自主进食　　B. 是否有顽固腹泻
　C. 胃肠功能是否存在　　D. 以上均不是
　E. 以上均是
7. 吞咽功能良好且无上消化道梗阻的患者可以给予哪种营养支持
　A. 口服营养　　　　B. 鼻胃管饲
　C. 鼻十二指肠管饲　　D. 胃造瘘置管
　E. 以上均不是
8. 以下不是要素制剂特点的是
　A. 营养均衡型要素制剂营养较全面
　B. 创伤用要素制剂蛋白质及 BCAA 含量均高
　C. 刺激性小
　D. 化学成分不明
　E. 以上均不是
9. 以下属于试验膳食的是
　A. 低蛋白质饮食　　B. 高蛋白质饮食
　C. 肌酐试验膳食　　D. 流质饮食
　E. 软食

10. 以下哪项属于软食的适用对象
　A. 高热患者　　　　B. 腹泻患者
　C. 幼儿　　　　　　D. 手术期患者
　E. 呕吐患者
11. 选用低蛋白质饮食的患者，每日膳食中蛋白质供给量应
　A. <20g　　B. <30g　　C. <40g
　D. <50g　　E. <60g
12. 低钠饮食除无盐外还需注意每日摄入食物中钠不超过
　A. 200mg　　B. 300mg　　C. 400mg
　D. 500mg　　E. 600mg
13. 以下属于少渣饮食的忌用食物的是
　A. 鱼肉　　B. 豆浆　　C. 馒头
　D. 粗粮　　E. 大米粥
14. 以下为需要禁用海产品的试验膳食的是
　A. 尿浓缩试验膳食
　B. 肌酐试验膳食
　C. 糖耐量试验膳食
　D. 甲状腺 ^{131}I 试验膳食
　E. 胆囊造影检查膳食
15. 医院基本膳食包括普通饮食、软食、半流质饮食和
　A. 流质饮食　　　　B. 试验膳食
　C. 治疗膳食　　　　D. 低能量饮食
　E. 低嘌呤饮食

（刘俊须）

第9章

常见疾病的营养治疗

营养与疾病的发生、发展、治疗和预后密切相关。疾病营养治疗是研究人体处于不同疾病状态下的各种营养需求，根据疾病的诊断、病理生理变化、病情等综合情况，制定个体化营养治疗方案。营养治疗是疾病综合治疗的重要组成部分，有助于促进疾病的好转和机体的康复。

第1节　消化系统疾病的营养治疗

消化系统病变会影响营养物质的消化和吸收。消化系统疾病与饮食的关系密切，针对发病机制进行适当的饮食调整可以缓解症状，有助于疾病的恢复。

一、胃炎的营养治疗

案例　9-1

患者，女，20岁，高校学生，因腹痛、腹泻1天就诊。患者因食用街边小摊的食物后出现阵发性上腹部绞痛，解水样便9次，无黏液脓血便。伴恶心、呕吐10次，呕吐物为胃内容物和水样胃液。体温正常。经过治疗后，目前病情已稍有好转。

问题： 如何为患者进行饮食指导？

胃炎是指各种原因引起的胃黏膜炎症，可分为急性胃炎、慢性胃炎和特殊类型胃炎。急性胃炎和慢性胃炎临床上最常见，本节重点讨论。

（一）急性胃炎的营养治疗

急性胃炎是指由多种病因引起的胃黏膜急性炎症。内镜检查可见胃黏膜充血、水肿、糜烂和出血等一过性病变。急性胃炎患者如饮食不当，可加重胃黏膜损伤，应避免进食对胃黏膜有刺激的食物和药物。

1. 营养治疗原则

（1）禁食：急性胃炎病情严重，如大量呕吐及腹痛剧烈者，应暂禁食，使胃肠道黏膜得以修整。

（2）饮水补液：因呕吐、腹泻失水量较大，应少量多次饮水或口服补液盐溶液。

（3）合理饮食：病情好转后，可采取少量多餐，按流质饮食、半流质饮食、软食顺序逐步过渡，增加能量。少量多餐的流质饮食不仅能补充能量，还可以中和胃酸，保护胃黏膜。禁食期结束后，可予以流质饮食，早期选用清流质，如米汤、蛋汤、清肉汤等，每隔2~3小时进食一次。病情好转后可予以易消化、少渣半流质饮食，如稀粥、面条、鸡蛋羹等。待病情进一步好转时，可再过渡到少渣软食，如软饭、面条、鱼类、豆腐等。

选用富含蛋白质的食物,有助于创面修复。

2. 食物选择

(1)宜用食物:以流质饮食、软食为主,如米汤、蛋汤、牛奶、鸡蛋羹、豆腐脑、肉末、虾泥等。

(2)忌(少)用食物:急性期应避免摄入牛奶、豆类等易产气的食物,禁用烟、酒、浓茶、咖啡,以及粗纤维、生冷、辛辣食物等可能会刺激胃黏膜的食物。应注意饮食卫生,禁止暴饮暴食。

3. 食谱举例　见表 9-1。

表 9-1　食谱举例

餐次	食谱
早餐	大米粥(大米 75g),蒸鸡蛋 50g,面包 15g
加餐	牛奶 200ml,饼干 10g
午餐	热汤面(挂面 100g,鸡肉 40g,碎青菜叶 100g)
加餐	牛奶 200ml,饼干 10g
晚餐	瘦肉粥(小米 100g,猪肉 60g,白菜叶 100g)
加餐	酸奶 250ml,饼干 10g
全日	烹调油 10g,盐 3g

(二)慢性胃炎的营养治疗

慢性胃炎是指各种原因引起的胃黏膜呈非糜烂的炎性改变。大多数慢性胃炎患者无症状,幽门螺杆菌感染是慢性胃炎的常见病因。

1. 营养治疗原则　由于慢性胃炎患者长期消化道不适,进食量和食物的消化吸收受影响,故应摄入足量的、富有营养的、易消化的、不伤胃黏膜的食物。

(1)去除病因:应积极治疗病因,避免摄入对胃黏膜有损伤作用的食物和药物,戒烟、酒等。如有幽门螺杆菌感染应清除病菌。进食规律、适当休息,减轻压力。

(2)急性发作期处理:剧烈呕吐者短期内应禁食,使胃肠道得以恢复。病情好转后,可从流质饮食、半流质饮食、软食逐步过渡到普食,少量多餐流质饮食可以中和胃酸,还可以保护胃黏膜。恢复期应以高热量、高蛋白、高维生素、易消化的食物为主。

(3)调节胃酸分泌:胃酸分泌不足(如萎缩性胃炎)的患者,可给予浓肉汤、浓鱼汤、蘑菇汤等含氮浸出物多的食物;带酸味的水果,如山楂等;适量的糖醋类食物、酸奶等,以刺激胃酸的分泌。胃酸分泌过多(如慢性浅表性胃炎)的患者应减少呈酸性食物的摄入,避免肉汤、大量蛋白质、甜饮料、甜点等,减少胃酸分泌。

(4)补充适量蛋白质:慢性胃炎患者由于消化吸收功能障碍,容易发生低蛋白血症和贫血。应合理补充优质蛋白质,改善机体营养状态。

(5)补充维生素:慢性胃炎患者容易缺乏各种维生素,应选择不同颜色的蔬菜、水果,补充维生素。值得注意的是,慢性胃炎可能会出现维生素 B_{12} 吸收不良,出现胃黏膜萎缩所导致的巨幼红细胞性贫血,也称为恶性贫血。恶性贫血需终生注射维生素 B_{12}。

考点

慢性胃炎的营养治疗要点

（6）补充矿物质：慢性胃炎可有不同程度的矿物质缺乏，应注意矿物质的补充。如有贫血，可适当增加含铁丰富的食物，预防缺铁性贫血。

2. 食物选择

（1）宜用食物：易消化、无刺激、富有营养的软食，如软饭、面条、发糕、蒸蛋、肉末等。多选用新鲜蔬菜、水果。

（2）忌（少）用食物：避免摄入对胃黏膜有刺激和损伤的食物，如酸辣、生冷、油炸、粗糙和坚硬的食物。戒烟，戒酒。注意饮食规律，忌暴饮暴食。

3. 食谱举例　见表 9-2。

表 9-2　食谱举例

餐次	食谱
早餐	粥（粳米 50g，肉松 15g，鸡蛋 50g），馒头（面粉 50g）
加餐	苹果泥（125g）
午餐	肉末香菇软面条（面粉 50g，肉末 25g，香菇 25g），清蒸鱼（鲳鱼 100g），烧油菜（油菜 150g）
加餐	牛奶（220ml）
晚餐	软米饭（大米 150g），炒猪肝（猪肝 100g），肉末炒白菜（白菜 150g，肉末 25g）
全日	烹调油 15g，盐 3g

二、消化性溃疡的营养治疗

案例 9-2

患者，女，37 岁。因反复上腹胀痛 1 年余入院。患者自述于 1 年前开始出现上腹胀痛，剑突下明显，疼痛多在餐后出现，常伴反酸、嗳气，无恶心、呕吐等不适。胃镜检查发现胃窦近幽门处变形，后壁可见一大小约 1.5cm×1.5cm 不规则形溃疡。诊断为胃溃疡。

问题： 消化性溃疡患者的饮食禁忌是什么？

消化性溃疡是指在各种致病因子的作用下，胃肠道黏膜发生炎性反应与坏死、脱落、形成溃疡。病变可发生于食管、胃或十二指肠，其中以胃、十二指肠最常见。典型的症状是慢性、周期性发作的节律性上腹疼痛，与进食有关。严重者可出现出血、穿孔和幽门梗阻等并发症。由于长期上腹疼痛和消化不良，患者易出现消瘦、低蛋白血症、贫血及各类维生素缺乏，尤其是维生素 B 族的缺乏。

（一）营养治疗原则

在溃疡发作期，尤其是并发出血时，应暂禁食，减少胃酸、胃蛋白酶的分泌和胃肠道蠕动。病情好转后，可选用营养丰富、清淡易消化的食物，促进创面愈合，防止复发。

1. 蛋白质　由于蛋白质能中和胃酸，还有助于溃疡创面的修复，故应提供充足的蛋白质，可按 0.8～1.0g/（kg·d）供给，如有贫血，可增加至 1.5g/（kg·d）。

2. 脂肪　脂肪有抑制胃酸分泌的作用，但能刺激缩胆囊素分泌，导致胃排空延缓和胆汁反流，故患者脂肪摄入应适量。脂肪供应占全天总能量的 20%～25%。

3. **糖类**　糖类对胃酸的分泌既不促进也不抑制，可作为消化性溃疡患者能量的主要来源。

4. **矿物质和维生素**　消化性溃疡患者易出现缺铁性贫血，应增加富含铁的食物，如红肉、鸡肝、猪肝等。维生素 C 可促进铁的吸收，且直接影响胃黏膜和微血管的健康。消化性溃疡患者易出现各种维生素缺乏和代谢异常，应给予维生素 C 含量丰富的蔬菜、水果。

5. **其他**　乙醇对胃黏膜有刺激作用，胃溃疡患者应戒酒。除此之外，浓茶、咖啡等也会刺激胃黏膜，不宜食用。

考点
消化性溃疡患者的饮食禁忌

（二）食物选择

1. **宜用食物**　富含营养的、易消化的食物，如大米粥、小米粥、软米饭、面条、鸡蛋羹、肉末、牛肉羹、虾泥及各类新鲜蔬菜水果等。

2. **忌（少）用食物**　对胃肠道黏膜有刺激的食物均不宜食用，如酒、浓茶、咖啡、碳酸饮料等；生冷刺激性食物，如雪糕、冰棒，辛辣调味品如辣椒、芥末、胡椒等；富含膳食纤维的食物，如红薯、芋头、韭菜、芹菜等；产气食物，如豆类食品、生蒜、大葱等。

3. **食谱举例**　见表 9-3。

表 9-3　食谱举例

餐次	食谱
早餐	白菜肉末粥（大米 50g，猪肉 75g，白菜 100g），发糕（面粉 50g）
加餐	苹果泥（125g）
午餐	鸡丝香菇软面条（面粉 50g，鸡肉 100g，香菇 50g），烧豆腐（豆腐 100g）
加餐	牛奶（200ml）
晚餐	软米饭（大米 150g），炒猪肝（猪肝 100g），番茄蛋花汤（番茄 50g，鸡蛋 1 个）
全日	烹调油 10g，盐 3g

三、肝硬化的营养治疗

案例 9-3

患者，男，65 岁，因"皮肤、巩膜黄染 3 天"入院。患者 30 年前确诊为慢性乙型肝炎，未接受任何治疗，3 天前出现餐后 1 小时后恶心，呕出鲜红色血液，量约 350ml。体格检查：肝病面容，有肝掌，胸口可见蜘蛛痣，腹部膨隆，移动性浊音（＋）。B 超检查提示肝硬化，腹水。胃镜检查提示食管中下段静脉曲张。

问题：该患者的营养治疗措施有哪些？平时的饮食应注意哪些问题？

肝硬化是一种由各种病因引起的慢性进行性弥漫性肝病。典型临床表现为肝功能损害和门静脉高压，可累及全身多个系统。晚期常并发消化道出血、感染和肝性脑病等并发症。肝脏是人体最重要的代谢器官，患肝脏疾病时可出现复杂的营养代谢改变和不同程度的营养不良。患者的营养状态会影响肝病的发生、发展和预后。保证充足的营养素供给且遵守必要的饮食限制是减轻肝脏负担、保护肝脏、促进肝细胞修复及再生、延缓病情及预防并发症的重要措施。

（一）营养治疗原则

1. 能量　由于肝硬化患者食欲较差、胃肠道吸收功能低下等原因，患者能量代谢常处于负平衡状态，不利于肝细胞的修复。但是，肝硬化患者常注重休息，体力活动较轻，如能量摄入过多，亦会导致营养过剩，引起肥胖、糖尿病和脂肪肝等并发症，加重肝脏负担。因此，能量摄入要适量，应根据患者的标准体重，每天摄入 35~40kcal/kg。患者常有消化不良等不适，应予以易消化、产气少的食物。

2. 蛋白质　肝脏是蛋白质合成的重要场所。由于肝细胞受损，肝脏合成蛋白质能力下降，加之肠道蛋白质丢失增加，易引起蛋白质缺乏性营养不良。蛋白质是肝细胞修复和维持血浆蛋白正常水平的关键物质基础，可酌情增加蛋白质摄入。对于血浆蛋白过低，伴有水肿和腹水者，充足的蛋白质摄入尤为重要。对于无营养风险，无营养不良（不足）的代偿期肝硬化患者，普通膳食的蛋白质摄入量为 1.2g/（kg·d），严重营养不良失代偿期的患者蛋白质摄入量为 1.5g/（kg·d），以优质蛋白质为主。肝性脑病患者应限制蛋白质的摄入，为 0.5~1.2g/（kg·d）。反复出现肝性脑病或持续肝性脑病的患者，可优先选择富含植物蛋白和乳清蛋白的氮源。

3. 脂肪　由于肝硬化时胆汁合成、分泌障碍，对脂肪的消化、吸收功能减退，所以食用过于油腻的食物容易导致腹泻。脂肪摄入过多还会加重肝脏负担，不利于肝细胞修复。饮食中脂肪过少会影响患者食欲和脂溶性维生素等营养素的吸收。故患者饮食宜清淡、易消化，不宜过于油腻。以不饱和脂肪酸为主，如各类植物油。鱼类也可适当多摄入。

4. 糖类　肝脏是维持血糖稳定的重要器官。肝硬化患者常出现胰岛素抵抗，糖耐量曲线升高。足量的糖类不但能提供能量，增加糖原储备，防止毒素对肝细胞的损害，预防低血糖的发生，还能节约蛋白质，促进肝细胞修复。因此，肝硬化患者应予以充足的糖类。

5. 维生素　由于进食不足，或因食管静脉曲张时摄入蔬菜、水果有限，或因维生素吸收利用有限等原因，肝硬化患者容易发生维生素缺乏，应及时补充。患者应均衡饮食，从食物中摄取充足的维生素，如维生素 B 族、维生素 C、维生素 A、维生素 D、维生素 E、维生素 K 等。必要时可予以维生素制剂补充。

6. 矿物质　应根据患者的具体情况进行矿物质的补充，尤其应注意低钾血症和低钠血症的发生。应注意补充铁、锌、硒等矿物质。补充铁有利于缓解贫血，有研究认为锌和硒的补充能够改善肝硬化患者氨基酸的代谢，从而使肝性脑病得到改善。

7. 钠盐和水　肝硬化患者失代偿期常有水钠潴留。患者应以低盐饮食为宜。每日食盐摄入 1.5~2.0g，水摄入＜1000ml。若患者有低钠血症，水的摄入应限制在 500ml 以内。服用排钾利尿药时，应注意补充钾盐，多食含钾食物。

（二）食物选择

1. **宜用食物**　富含糖类的食物，如米饭、粥、馒头、面条、马铃薯、南瓜等；肝硬化早期宜选用富含优质蛋白质的食物，如蛋类、禽类、鱼虾类、豆腐等；如有肝性脑病的先兆或已有肝性脑病，应多摄入植物蛋白；可选用富含维生素的新鲜蔬菜水果；选择含铁、锌、钙、镁丰富的食物。

2. **忌（少）用食物**　戒烟、戒酒；禁食辛辣、刺激性食物和调味品；不宜选择过于油腻的食物，如肥肉、油炸食品等；禁食过硬、粗糙的食物，如韭菜、竹笋、藕等，避免出现食管静脉曲张破裂出血。

3. **食谱举例**　见表 9-4。

表 9-4　食谱举例

餐次	食谱
早餐	瘦肉粥（大米 50g，瘦猪肉 50g），煮鸡蛋（1 个），花卷（面粉 50g）
加餐	脱脂牛奶（220ml）
午餐	软米饭（大米 100g），番茄烧豆腐（番茄 100g，豆腐 100g），青椒炒猪肝（青椒 50g，猪肝 100g）
加餐	鲜橙汁（250ml）
晚餐	软米饭（大米 100g），清蒸鲈鱼（鲈鱼 100g），香菇菜心（香菇 50g，青菜 150g）
全日	烹调油 15g，盐 3g

四、急性胰腺炎的营养治疗

案例 9-4

患者，男，35 岁。因"突发上腹部疼痛 4 小时"急诊入院。患者参加酒宴后出现上腹持续剧烈疼痛，遂急诊入院，呕吐 1 次，为胃内容物。查体：身高 175cm，体重 80kg。腹部触诊发现腹肌紧张，腹部有明显压痛、反跳痛。实验室检查提示白细胞 $12×10^9$/L，血清淀粉酶 600U/L。诊断为急性胰腺炎。

问题： 该如何指导患者合理饮食？

急性胰腺炎为多种病因导致的胰酶在胰腺内被激活引起的胰腺组织自身消化，从而导致水肿、出血甚至坏死的炎症反应。临床表现为上腹部急性、持续性疼痛和血淀粉酶升高。严重者可伴发多器官衰竭及胰腺局部并发症。通过合理营养支持，可以提供机体所需营养素，减轻胰腺负担，缓解临床症状，促进胰腺组织的修复。

考点
急性胰腺炎患者的营养治疗要点

（一）营养治疗原则

1. **禁食及营养支持**　在急性胰腺炎早期，患者应严格禁食，减少胰液分泌，减轻胰腺自我消化。对轻、中度胰腺炎患者，待腹痛、呕吐等症状好转后，便可经口进食。对于短期禁食的患者，禁食期间可通过静脉补液提供能量。对于重度胰腺炎患者，先施行肠外营养，待患者胃肠动力能够耐受，且条件允许，应在入院 48 小时之内予以肠内营养。对于伴有肠道并发症等不适合肠内营养的患者，可选择肠外营养以维持患者每日必需的能量和营养。恢复饮食应从少量、无脂、低蛋白流质饮食开始，再逐渐增加食物和蛋白质的摄入量，逐渐过渡，直至恢复正常饮食。每日补充能量 30kcal/kg。

2. 蛋白质 由于胰腺炎患者在急性期无法进食，可予以肠外营养补充蛋白质 1.2g/（kg·d）。在稳定期可予以足量优质蛋白质，选用脂肪含量少、生物价高的优质蛋白质食物。但应注意避免过量的高蛋白饮食。

3. 脂肪 进食后，应从无脂饮食开始，血尿淀粉酶指标正常后，可逐步调整为低脂饮食。对原有胆囊炎和胆石症的患者，应限制脂肪的摄入，避免高脂饮食，这样可降低病情反复和加重的风险。尽量采用清淡少油的烹饪方法，如蒸、水煮、炖等。

4. 补充矿物质和维生素 由于在急性期，患者需禁食，且应激状态下内环境紊乱，常引起维生素和电解质水平的异常。应根据患者电解质水平补充钾、钠、钙、镁等。注意补充充足的维生素。

（二）食物选择

1. 宜用食物 患者可进食后，可选用无脂、低蛋白质的纯糖类流质饮食，如米汤、稀藕粉、果汁等。根据患者情况逐渐增加蛋白质和脂肪的量，由流质饮食、半流质饮食、软食过渡到普食。正常饮食后可选择面条、软饭、鸡蛋、豆腐、青菜等。

2. 忌（少）用食物 脂肪含量高的食物，如动物油脂、油炸食品、奶油等；生冷、辛辣、有刺激性的食物和调味品；各类酒和含乙醇的饮料等。

3. 食谱举例 见表 9-5。

表 9-5 食谱举例

餐次	食谱
早餐	白粥（大米 50g），素包子（面粉 50g，木耳 10g，豆腐干 30g）
加餐	脱脂酸奶（125g），烤面包片（25g）
午餐	软米饭（大米 100g），豆腐焖鱼（鱼 100g，豆腐 100g），紫菜蛋花汤（紫菜 50g，鸡蛋 1 个）
加餐	香蕉（150g）
晚餐	软米饭（大米 100g），香菇蒸鸡（香菇 50g，鸡肉 100g），丝瓜汤（丝瓜 100g）
全日	烹调油 5g，盐 3g

五、急性胆囊炎的营养治疗

案例 9-5

患者，男，40 岁，因"右上腹疼痛 3 天，伴呕吐，加重 1 天"入院。B 超检查显示胆囊增大，胆囊壁增厚，可探及胆囊内有数个结石。诊断为急性胆囊炎。

问题： 如何为患者制定合理的营养治疗方案？

考点
急性胆囊炎患者的营养治疗要点

急性胆囊炎是胆囊管梗阻和细菌感染引起的炎症，是临床常见的急腹症。根据胆囊内有无结石，将胆囊炎分为结石性胆囊炎和非结石性胆囊炎，临床上以结石性胆囊炎多见。胆囊炎与胆结石常常并存，并互为因果。胆石症是指胆道系统包括胆管和胆囊在内的任何部位发生结石的疾病，胆结石以胆固醇结石多见。由于结石导致胆囊梗阻，胆汁排出受阻可引起感染。胆石症的发生与饮食结构不合理有关，如喜食油腻食物等。急性胆囊炎的临床表现主要为腹痛、寒战高热、黄疸、恶心、呕吐等。

（一）营养治疗原则

胆囊炎急性发作期应禁食，使胆囊充分休息以缓解疼痛。待疼痛缓解后，可根据病情逐渐恢复正常饮食。饮食治疗原则：限制脂肪和胆固醇的摄入，保证足够的水和膳食纤维的摄入，少量多餐，禁止暴饮暴食。

1. **限制脂肪和胆固醇的摄入** 脂肪的摄入量与胆囊炎的发生密切相关。高脂饮食促进胆汁分泌和刺激胆囊收缩，容易诱发胆囊炎的急性发作。因此，应该减少脂肪的摄入，尤其是饱和脂肪酸的摄入，如动物脂肪、鸡蛋及油炸类食物等。可选择植物油作为烹调用油。烹调方式可以水煮、蒸、凉拌等为主，避免油炸、油煎等方法。胆固醇摄入过多易诱发胆固醇结石，因此应控制胆固醇的摄入，减少食用富含胆固醇的食物，如动物内脏、肥肉、蛋黄等。可增加富含磷脂的食物摄入，增加胆汁中磷脂与胆固醇的比例，有利于预防胆结石的形成。

2. **给予适量蛋白质** 过多的蛋白质可导致胆汁分泌增加，而过少的蛋白质则不利于组织的修复。可按照蛋白质标准体重 1.0～1.2g/（kg·d）摄入。蛋白质摄入应以生物价高但脂肪含量低的优质蛋白质食物为主。

3. **给予适量糖类** 糖类对胆囊的刺激作用比脂肪和蛋白质弱。胆囊炎患者由于限制了脂肪摄入，在维持理想体重的前提下应予以适量的糖类以满足机体的需要。

4. **补充维生素** 实验发现，维生素 A 有预防胆结石的作用。维生素 K 可以缓解胆绞痛，还可促进胆汁的排出。维生素 C 可减少胆石的形成，可多摄入富含维生素 C 的食物。患者由于限制了脂肪的摄入，可能会影响脂溶性维生素的吸收和储存，可适当补充脂溶性维生素。

5. **补充膳食纤维** 植物膳食纤维可以促进胆盐排泄，抑制胆固醇吸收，减少胆结石的形成。应多食用富含膳食纤维的新鲜蔬菜、水果等。

6. **多饮水** 多饮水可以促进胆汁排出，预防胆汁淤积，每天饮水以 1500～2000ml 为宜，以白开水为主。

7. **饮食规律，少量多餐** 饥饿时缩胆囊素不分泌，胆汁排空障碍，导致胆汁淤积于胆囊而过度浓缩，可形成胆结石或诱发炎症。因此宜规律饮食，按时进餐，避免空腹时间过长。少食可减轻消化系统负担，多餐可刺激胆汁分泌，保持胆管通畅，有利于胆管内炎性物质的排出。

（二）食物选择

1. **宜用食物** 宜选择膳食纤维丰富的食物，如绿叶蔬菜、水果、粗粮等；豆类及其制品，如豆浆、豆腐等；菌菇类食物，如香菇、鸡腿菇、黑木耳等；鱼虾、蛋类、瘦肉类等。

2. **忌（少）用食物** 忌食高脂肪高胆固醇食物，如肥肉、动物内脏、蛋黄、蟹黄和油炸食品等；严禁饮酒；忌食刺激性强的食物。烹调方式不宜选择油煎、油炸等方式。

3. **食谱举例** 见表9-6。

表 9-6　食谱举例

餐次	食谱
早餐	脱脂牛奶（250ml），红薯（200g），豆腐干（10g）
加餐	苹果（100g）
午餐	米饭（大米75g），清蒸鱼（草鱼50g），牛肉炒菜心（牛肉50g，菜心150g）
加餐	香梨（150g）
晚餐	米饭（大米75g），白菜炖豆腐（大白菜150g，豆腐100g），清蒸虾（虾50g）
全日	烹调油10g，盐3g

第 2 节　循环系统疾病的营养治疗

循环系统疾病又称心脑血管疾病，包括高脂血症、动脉粥样硬化、高血压等导致的心脏、大脑及全身组织发生的缺血性或出血性疾病。心脑血管疾病对人类的健康和生命构成了很大的威胁，是 50 岁以上人群的常见疾病。其发病与饮食结构、膳食营养密切相关。我国常见的心脑血管疾病有高脂血症、动脉粥样硬化、高血压、冠心病等。

一、高脂血症的营养治疗

案例 9-6

患者，男，42 岁，身高 175cm，体重 80kg，目前从事轻体力劳动。体检发现胆固醇 6.7mmol/L，三酰甘油 5.8mmol/L，其余未见异常。患者喜肉食，尤其是动物内脏，应酬多，爱喝酒。

问题： 该如何指导患者合理饮食？

考点
血脂异常患者的营养治疗要点

高脂血症是指各种原因引起的脂肪代谢或转运异常导致血浆中胆固醇和（或）三酰甘油水平升高的一组疾病。高脂血症可加速全身动脉粥样硬化，是冠心病的危险因素。近 30 年来，中国人群的血脂水平逐年升高。2012 年全国调查显示，18 岁及以上成人血脂异常率为 40.4%，较 2002 年呈大幅度上升。我国儿童青少年高胆固醇血症患病率也有明显升高，预示未来中国成人血脂异常患病及相关疾病负担将继续加重。三酰甘油水平升高是动脉粥样硬化性心血管疾病的重要危险因素。血脂异常明显受饮食及生活方式的影响，饮食治疗和生活方式改善是治疗血脂异常的基础措施。无论是否进行药物调脂治疗，都必须坚持控制饮食和改善生活方式。

（一）营养治疗原则

1. **能量**　每日能量摄入过多后，多余能量以三酰甘油的形式储存在脂肪细胞中，引起肥胖，肥胖是血脂代谢异常的重要危险因素。应在满足每日必需营养需要的基础上控制总能量。坚持规律的中等强度有氧运动，争取将体重控制在理想水平。

2. **蛋白质**　蛋白质摄入量应占全天总能量的 15%，以优质蛋白质为主。动物性蛋白的摄入伴随脂肪的摄入，因此可选择多摄入大豆蛋白。

3. **脂肪**　膳食总脂肪摄入量是影响血脂水平的主要因素。每日脂肪摄入量不应超过总能量的 20%～30%，以植物油为主。建议每日摄入胆固醇小于 300g。一般人群摄入饱和脂肪酸应小于总能量的 10%；而高胆固醇血症者饱和脂肪酸摄入量应小于总能量的 7%，反式脂肪酸摄入量应小于总能量的 1%。高三酰甘油血症者更应尽可能减少每日摄入脂肪总量，每日烹调油应少于 30g。脂肪摄入应优先选择富含 n-3 多不饱和脂肪酸的食物（如深海鱼、鱼油、植物油）。

4. **糖类**　建议每日糖类供能占全天总能量的 50%～65%，其中添加糖摄入不应超过总能量的 10%。糖类摄入以谷类、薯类为主，重视全谷物摄入。精制糖如蔗糖、果糖可使三酰甘油含量增高，因此应尽量减少精制糖摄入。

5. **矿物质和维生素**　成人每日食盐应控制在 6g 以内。维生素 C 具有降低胆固醇、增强血管韧性和弹性等作用，维生素 B 族有一定的降血脂和预防冠心病的作用，因此应予以丰富的维生素。

6. **膳食纤维**　膳食纤维可促进胆固醇排泄，减少胆固醇的合成，有利于血脂控制。每日应摄入 25～40g 膳食纤维。

7. **戒烟限酒**　应完全戒烟和有效避免吸入二手烟。乙醇可促进内源性胆固醇及三酰甘油的合成，应限制饮酒。

（二）食物选择

1. **宜用食物**　谷类，如大米、小麦、燕麦、玉米等；豆类及其制品，如豆浆、豆腐、豆腐干等；脱脂牛奶、瘦肉、去皮禽肉、鱼类等，新鲜蔬菜、水果；菌藻类食物，如海带、紫菜、黑木耳等。

2. **忌（少）用食物**　严格控制高脂肪、高胆固醇的食物，如肥肉、动物内脏、猪油、黄油、鱼子、蟹黄等；避免食用含有反式脂肪酸的食物，如饼干、蛋糕、带酥皮的点心或零食、薯条、蛋黄派、冰淇淋等；控制甜品与精加工米面的摄入。

3. **食谱举例**　见表 9-7。

表 9-7　食谱举例

餐次	食谱
早餐	粥（粳米 30g），馒头（面粉 100g），豆腐干（10g）
加餐	苹果（200g）
午餐	米饭（大米 150g），西兰花炒虾球（西兰花 100g，虾仁 80g），香菇青菜（香菇 50g，青菜 400g）
加餐	酸奶（100g）
晚餐	红枣小米粥（红枣 20g，小米 50g），拍黄瓜（黄瓜 200g）
全日	烹调油 10g，盐 5g

二、高血压的营养治疗

案例 9-7

患者，男，50 岁。因体检发现血压 165/100mmHg 就诊。平日喜抽烟，一天一包。每天喝酒约 250g。其父亲有高血压病史。否认糖尿病病史。

问题：营养治疗的原则和方法有哪些？

　　根据最新调查数据显示，2012～2015 年我国 18 岁及以上成人平均高血压患病粗率为 27.9%。随着年龄的增长，高血压的患病率显著增加，男性高于女性，北方高于南方。高血压的病因包括遗传和环境因素。高血压的发病与饮食习惯密切相关，如高钠膳食、低钾膳食、饱和脂肪酸摄入过多、大量饮酒等。在接受药物治疗高血压的同时，应重视营养治疗。通过平衡膳食、限制钠盐、减少乙醇摄入等，可以有助于血压的控制。

（一）营养治疗原则

　　1. 能量　超重和肥胖是高血压患病的重要危险因素。在膳食平衡基础上，减少每日总热量摄入，限制高热量食物。

　　2. 蛋白质　选择优质蛋白质，按 1.0～1.2g/（kg·d）供给，以植物蛋白为主，如大豆蛋白。动物蛋白宜选用瘦肉、禽肉、蛋类、奶类、鱼肉等。

　　3. 脂肪和糖类　减少饱和脂肪酸和胆固醇的摄入，脂肪供热占比不超过 30%。饱和脂肪酸供热占比不超过 10%。应选择复合糖类、含膳食纤维高的食物。

　　4. 矿物质

　　（1）钠：钠盐可显著升高血压，增加高血压的发病风险。我国居民的膳食中 75.8% 的钠来自于家庭烹饪用盐，其次为含钠高的调味品（如味精、酱油等）。随着饮食模式的改变，加工食品中的钠盐也成为重要的钠盐摄入途径。现况调查发现，2012 年我国 18 岁及以上居民的平均烹调盐摄入量为 10.5g。高血压患者应限制钠盐的摄入量，减少烹饪用盐及含钠高的调味品，避免含钠盐高的加工食品。为了预防高血压和降低血压，钠的摄入量应控制在不超过 2400mg/d（6g 氯化钠）。

　　（2）钾：增加膳食中钾的摄入量有利于水和钠的排出，可降低血压。可多摄入富含钾的食物，如新鲜蔬菜、水果、豆类、香菇、马铃薯。

　　（3）钙：钙的摄入与血压呈负相关，增加钙的摄入有利于控制血压。每日建议予以 1000mg 钙。

　　（4）维生素：补充充足维生素，尤其是维生素 C，有利于降低血压。多吃新鲜蔬菜、水果，蔬菜每日摄入量应在 400～500g，水果每日摄入量为 200～350g。

　　5. 戒烟限酒　吸烟是心血管疾病的主要危险因素之一。过量饮酒可显著增加高血压的风险，建议高血压患者适量饮酒。

（二）食物选择

　　1. 宜用食物　富含钾的食物，如香蕉、香菇、紫菜、黄豆等；富含钙的食物，如牛奶、虾皮等；蕈类食物，如黑木耳、银耳、草菇、蘑菇等。

　　2. 忌（少）用食物　减少烹调用盐，烹饪时可使用定量盐勺；少摄入含钠高的调味品，如味精、酱油等；避免或减少含钠盐量较高的加工食品，如咸菜、火腿及各类腌制品等；减少饱和脂肪和胆固醇的摄入。

　　3. 食谱举例　见表 9-8。

表 9-8　食谱举例

餐次	食谱
早餐	牛奶（250ml），馒头（面粉 75g），鸡蛋（1 个）

续表

餐次	食谱
加餐	苹果（100g）
午餐	米饭（大米150g），马铃薯烧牛肉（马铃薯100g，牛肉75g），炒芹菜（芹菜50g），香菇青菜（香菇50g，青菜400g）
加餐	无糖饼干（25g）
晚餐	花卷（面粉100g），韭菜炒虾（韭菜100g，河虾120g），凉拌黄瓜（黄瓜50g）
全日	烹调油25g，盐3g

链 接　高血压防治膳食模式

　　高血压防治膳食模式是由1997年美国的一项大型高血压防治计划发展而来的。高血压防治膳食中包含新鲜蔬菜、水果、低脂（或脱脂）乳制品、禽肉、鱼、大豆和坚果、少糖饮料和红肉，其饱和脂肪酸含量和胆固醇水平低，富含钾、镁、钙等微量元素，以及优质蛋白质和膳食纤维，可以有效降低冠心病和脑卒中的发生风险。

三、冠状动脉粥样硬化性心脏病的营养治疗

案例 9-8

　　患者，男，56岁。因"反复心前区疼痛3年，加重半天"急诊入院。查体：血压160/100mmHg，心率90次/分，心脏听诊无杂音。实验室检查：血清胆固醇7.0mmol/L，三酰甘油3.0mmol/L。心电图提示T波低平，ST段下移。
问题： 该如何为患者进行营养指导？

　　冠状动脉粥样硬化性心脏病是指冠状动脉粥样硬化使血管腔狭窄、阻塞，和（或）因冠状动脉功能性改变（痉挛）导致心肌缺氧或坏死而引起的心脏病，简称冠心病。饮食治疗和改善生活方式是冠心病治疗的基础。合理的膳食模式可降低心脑血管疾病的发生风险。营养治疗的目的是通过合理的饮食结构，预防动脉粥样硬化的发生和发展，防止冠心病的恶化。

（一）营养治疗原则

　　1. **能量**　平衡能量摄入与体力活动，维持理想体重。鼓励超重和肥胖者减重，以减轻心脏的负荷。

　　2. **蛋白质**　在摄入动物蛋白的同时会增加饱和脂肪酸和胆固醇的摄入，应适当减少动物蛋白并增加植物蛋白的摄入。优质蛋白质中动物蛋白和植物蛋白可各占50%。选择低脂肪、低胆固醇的动物性食物。膳食中海洋鱼类的摄入有利于减少心血管疾病的发病风险，可多吃鱼。

　　3. **脂肪**　脂肪供能不超过全天总能量的25%。减少饱和脂肪酸和反式脂肪酸的摄入，饱和脂肪酸供能占比小于总能量的7%，胆固醇摄入不超过300mg/d，若有血脂异常，应控制在不超过200mg/d。

考点
冠状动脉粥样硬化性心脏病患者的营养治疗要点

4. 糖类　糖类的种类和数量对血脂的影响较大。建议糖类供能占比 60%，选择复合糖，限制单糖的摄入。膳食纤维摄入以 25~30g/d 为宜。

5. 维生素和矿物质　维生素能改善心肌代谢和心肌功能，如维生素 E 有预防动脉粥样硬化或延缓其病程发展的作用，维生素 C 具有抗氧化作用，参与胆固醇代谢，有利于降低血中胆固醇含量，应补充充足的维生素。膳食中应补充钾、钙、镁、锌等矿物质的摄入。

（二）食物选择

1. 宜用食物　谷薯类，如大米、小麦、玉米、荞麦、燕麦、马铃薯、红薯等；豆类及豆制品，如豆浆、豆腐等；低脂肪的动物性食物，如去皮鸡肉、鱼肉、脱脂牛奶等；菌藻类食物，如海带、紫菜、蘑菇等。

2. 忌（少）用食物　高脂肪、高胆固醇的食物，如肥猪肉、动物内脏、肥鸡肉、肥鸭肉、猪蹄等；含反式脂肪酸的食物，如全脂奶油、巧克力、冰淇淋、含糖饮料等；各种刺激性食物。

3. 食谱举例　见表 9-9。

表 9-9　食谱举例

餐次	食谱
早餐	牛奶（250ml），面包片（50g），鸡蛋（1 个）
加餐	火龙果（200g）
午餐	米饭（大米 150g），草菇蒸鸡（草菇 150g，鸡 75g），炒西蓝花（西蓝花 100g）
加餐	无糖酸奶（125g）
晚餐	荞麦面馒头（荞麦 30g，面粉 20g），香煎银鳕鱼（鳕鱼 50g），凉拌木耳（木耳 3g），蒜泥苋菜（苋菜 100g）
全日	烹调油 25g，盐 3g

第 3 节　代谢性疾病的营养治疗

一、糖尿病的营养治疗

案例 9-9

患者，女，60 岁，退休在家。主诉"多食、多饮、多尿一年，体重下降半个月"。诊断：2 型糖尿病。查体：身高 155cm，体重 45kg。空腹血糖 15mmol/L，餐后血糖 20mmol/L，尿糖（++），尿酮体（+）。

问题：如何对患者进行饮食指导？

糖尿病是一组由遗传和环境因素共同作用引起的以慢性高血糖为特点的代谢性疾病。由于胰岛素分泌和（或）作用缺陷而导致糖类、蛋白质、脂肪、水和电解质等代谢紊乱，严重时可出现多系统的损害。我国是世界上糖尿病患病人数最多的国家，这已成为沉重的公共卫生问题。2013 年我国慢性病及其危险因素监测显示，18 岁及以上人群糖尿病患病率为 10.4%。在 2013 年全国调查中，未诊断的糖尿病患者占总数的 63%。肥胖和超重人群糖尿病患病率显著增加，肥胖人群糖尿病患病率升高了 2 倍。

营养治疗是糖尿病的基础治疗手段。营养治疗通过调整饮食总能量、饮食结构及餐次分配比例，有利于血糖控制，有助于维持理想体重并预防营养不良发生。营养治疗是糖尿病及其并发症的预防、治疗，以及患者自我管理及教育的重要组成部分。

（一）营养治疗原则

糖尿病营养治疗的目的包括维持健康体重，供给营养均衡的膳食，达到并维持理想的血糖水平，降低糖化血红蛋白，减少心血管疾病的危险因素。合理膳食模式是指以谷类食物为主，高膳食纤维摄入，低盐、低糖、低脂肪摄入的多样化膳食模式。

1. **能量**　合理控制能量摄入是糖尿病的基础治疗。糖尿病患者能量代谢紊乱，过高能量的摄入易导致体重增加，引起肥胖且不利于控制血糖；能量摄入不足，则会使得脂肪动员增加，导致过多酮体积聚而产生酮血症，严重时还可导致重症酸中毒和高渗昏迷。对于成人糖尿病前期或糖尿病患者应制订个体化能量平衡计划，目标是既要达到或维持理想体重，又能满足不同情况下营养需求。而对于儿童青少年目标则是提供充足的能量与营养，既保证正常生长发育又不出现超重。妊娠期糖尿病（GDM）则既要确保胎儿正常生长发育，还应使母体代谢状态得到良好控制。超重或肥胖的糖尿病患者，应减轻体重。不推荐 2 型糖尿病患者长期接受极低能量（<800kcal/d）的营养治疗。应根据患者性别、年龄、理想体重、工作性质、劳动强度等（表 9-10）计算每天需要的总热量。

表 9-10　糖尿病患者能量供给量（kcal/kg）

体型	卧床休息	轻体力劳动	中体力劳动	重体力劳动
消瘦	20～25	35	40	45～50
正常	15～20	30	35	40
超重、肥胖	15	20～25	30	35

2. **蛋白质**　糖尿病患者因体内糖原异生作用增强，蛋白质消耗代谢增加，常呈负氮平衡，要适当增加蛋白质供给。肾功能正常的糖尿病患者蛋白质供给量为 0.8g/（kg·d）。每日蛋白质供能可占总能量的 15%～20%，优质蛋白质应占 1/3 以上。如患者存在肾功能不全，则应限制蛋白质摄入，以免肾脏负担过重，加快肾衰竭的发生、发展。过高的蛋白质摄入[如>1.3g/（kg·d）]与蛋白尿升高、肾功能下降、心血管疾病及死亡风险增加有关，低于 0.8g/（kg·d）的蛋白质摄入并不能延缓糖尿病肾病的进展，已开始透析的患者蛋白质摄入量可适当增加。

3. **脂肪**　膳食中由脂肪提供的能量应占总能量的 20%～30%，对于超重或肥胖的患者，脂肪供能比小于 30%更有利于减重。合理选择脂肪的种类，饱和脂肪酸摄入量不应超过饮食总能量的 7%，尽量减少反式脂肪酸的摄入。单不饱和脂肪酸是较好的膳食脂肪酸来源，在总脂肪摄入中的供能比宜达到 10%～20%。多不饱和脂肪酸摄入不宜超过总能量摄入的 10%，适当增加富含 n-3 脂肪酸的摄入比例。要限制胆固醇含量高的食物，建议每日摄入不超过 300mg。

4. 糖类 糖类是与糖尿病关系最为密切的营养素之一。糖尿病患者肝脏中葡萄糖激酶和糖原合成酶水平下降，肝糖原合成减少，糖原分解增加，从而导致高血糖。合理控制糖类的摄入是糖尿病饮食治疗的关键。《中国 2 型糖尿病防治指南（2017 年版）》建议每日糖类摄入量占总热量的 50%～65%。单糖、双糖升血糖效果明显，多糖消化吸收过程缓慢，有利于保持血糖平稳。因此，糖尿病患者应选择多摄取膳食纤维，如燕麦、玉米、马铃薯等，控制添加糖的摄入，不喝含糖饮料。

5. 矿物质 食盐摄入量限制在每天 2.5g 以内，每日钠摄入量不超过 2000mg，合并高血压的患者更应严格限制钠摄入量。应限制含钠量高的调味品或食物，如酱油、腌制品等。糖尿病患者容易缺乏铬、锌、硒、镁、铁、锰等多种矿物质，应注意补充。

6. 维生素 糖尿病患者容易缺乏维生素 B 族、维生素 C、维生素 D，应注意补充。长期服用二甲双胍者应预防维生素 B_{12} 缺乏。而是否需要长期大量补充维生素 E、维生素 C 及胡萝卜素等具有抗氧化作用的制剂目前尚无定论，其长期安全性仍待验证。

7. 膳食纤维 糖尿病患者膳食纤维摄入可高于健康成人的推荐摄入量，膳食纤维能延缓糖的吸收，从而降低空腹血糖和餐后血糖，改善葡萄糖耐量，膳食纤维还可增强胰岛素敏感性，从而改善胰岛素抵抗。建议糖尿病患者采取膳食纤维每日推荐摄入量，推荐 25～30g/d 或 10～14g/1000kcal。豆类、富含纤维的谷物类、水果和蔬菜均为膳食纤维的良好来源。

8. 饮酒 乙醇会增加口服磺脲类药物的糖尿病患者发生低血糖的风险。对于药物治疗的糖尿病患者应避免酗酒和空腹饮酒。乙醇可能会掩盖低血糖症状，促进酮体生成。过量饮酒还会增加肝损伤、痛风、心血管疾病和某些癌症发生的风险。因此，不推荐糖尿病患者饮酒。

（二）食物选择

1. 宜用食物 多食用粗杂粮，如糙米、燕麦、玉米、荞麦等；优质蛋白质食物如鸡、鸭、鱼、虾、蛋类、各类豆制品等；乳类及其制品，如牛奶、酸奶等；新鲜蔬菜，如大白菜、菠菜、空心菜、萝卜、苦瓜、芹菜等。

2. 忌（少）用食物 减少摄入含单糖或双糖较高的食品，如各种甜饮料、蛋糕、饼干、冰淇淋等；不宜食用富含胆固醇的食物；不宜食用加工或腌制食品，以免钠盐摄入过多；糖尿病患者不宜饮酒。

3. 食谱举例 见表 9-11。

表 9-11　食谱举例

餐次	食谱
早餐	牛奶（250ml），全麦面包（面粉 75g），煮鸡蛋（1 个）
加餐	苹果（100g）
午餐	燕麦饭（大米 75g，燕麦 25g），鲫鱼汤（鲫鱼 100g），炒油菜（油菜 250g）
加餐	猕猴桃（100g）
晚餐	窝头（面粉 50g，玉米面 25g），芹菜肉丝（芹菜 100g，鸡肉 50g），小白菜豆腐汤（小白菜 100g，豆腐 50g）
全日	烹调油 15g，盐 5g

《中国糖尿病膳食指南（2017）》

　　2017 年 5 月中国营养学会发布了《中国糖尿病膳食指南（2017）》，指南中为糖尿病患者的膳食管理提供八大推荐意见：①吃、动平衡，合理用药，控制血糖，达到或维持健康体重；②主食定量，粗细搭配，全谷物、杂豆类占 1/3；③多吃蔬菜，水果适量，种类、颜色要多样；④常吃鱼禽，蛋类和畜肉适量，限制加工肉类；⑤奶类豆类天天有，零食加餐合理选择；⑥清淡饮食，足量饮水，限制饮酒；⑦定时定量，细嚼慢咽，注意进餐顺序；⑧注重自我管理，定期接受个体化营养指导。

二、肥胖的营养治疗

案例 9-10

　　患者，男，42 岁，近年来因工作应酬较多，饮食不合理，体重增加明显。目前自觉活动后气促、睡眠时打鼾明显。体格检查：身高 165cm，体重 80kg，血压 130/85mmHg。

问题： 如何为患者进行饮食指导？

　　肥胖症是指体内脂肪堆积过多和（或）分布异常、体重增加，是一种由遗传和环境等因素相互作用引起的慢性代谢性疾病。肥胖是糖尿病、心血管疾病及其他代谢性疾病和肿瘤的潜在危险因素。目前我国成人判断肥胖和超重的 BMI 为：$18.5kg/m^2 \leqslant BMI < 24kg/m^2$ 为正常体重范围，$24kg/m^2 \leqslant BMI < 28kg/m^2$ 为超重，$BMI \geqslant 28kg/m^2$ 为肥胖。根据《中国居民营养与慢性病状况报告（2015）》显示，近年来，在我国无论成人还是儿童青少年，超重率、肥胖率均呈现上升趋势。按照中国标准，2012 年 18 岁及以上成人超重率为 30.1%，肥胖率为 11.9%，比 2002 年分别上升了 7.3% 和 4.8%。男性高于女性，城市高于农村。6～17 岁儿童青少年超重率和肥胖率分别为 9.6% 和 6.4%，比 2002 年上升了 5.1% 和 4.3%。科学合理的营养治疗联合运动干预仍是目前最有效、最安全的基础治疗。目前针对肥胖有多种膳食模式，包括限制能量平衡膳食、低能量膳食、极低能量膳食、高蛋白膳食及轻断食模式等。本节重点介绍限制能量平衡膳食模式。

考点
肥胖患者的营养治疗要点

（一）营养治疗原则

　　1. 能量　限制能量平衡膳食目前主要有三种：①在目标摄入量基础上按一定比例递减（减少 30%～50%）；②在目标摄入量基础上每日减少 500kcal 左右；③每日供能 1000～1500kcal。应根据个体活动强度、年龄、标准体重及身体健康状况计算每日所需要的能量。

　　2. 蛋白质　由于限制能量平衡膳食减少了总能量的摄入，会导致产热的宏量营养素摄入降低，应适当提高蛋白质供给量比例，建议予以 1.2～1.5g/kg 或蛋白质供热占 15%～20%，这样有利于在减重过程中维持氮平衡，同时具有降低心血管疾病风险、增加骨矿物质含量等作用。保证优质蛋白质的摄入，应占 50% 以上。

　　3. 脂肪　脂肪供能比例应占全天总能量的 20%～30%，过低或过高都会导致膳食模式的不平衡。研究结果显示，n-3 多不饱和脂肪酸对肥胖者动脉弹性、收缩压、心率、三酰甘油及炎症指标等均有明显改善，可增强减重效果，因此建议保障 n-3 多不饱和脂肪酸的摄入量。

4. 糖类 糖类供热应占 40%～55%，应以淀粉类复杂糖类为主。严格限制简单糖（单糖、双糖）食物或饮料的摄入。

5. 矿物质和维生素 肥胖与某些微量营养素的代谢异常相关，尤其是钙、铁、锌、维生素 A、维生素 D 及叶酸的缺乏。肥胖和低能量膳食也可引起骨量丢失，在减重饮食干预的同时补充维生素 D 和钙可以减少骨量丢失和增强减重效果。

6. 膳食纤维 膳食纤维可增加饱腹感，减缓胃排空速度，减少营养素的摄入，有利于控制体重。膳食纤维的摄入量建议 25～30g/d。

（二）食物选择

1. 宜用食物 多摄入复合糖类，如谷类、水果等；优质蛋白质，如畜禽瘦肉、蛋、奶、鱼虾和大豆类食物；富含膳食纤维的蔬菜、水果、谷薯类和豆类。

2. 忌（少）用食物 忌食精致、加工程度高、膳食纤维含量少且糖类含量较高的食物，如各类糖果、巧克力、糕点、含糖饮料等。富含饱和脂肪酸的食物，如动物油脂、肥肉、动物内脏以及油炸食品等。由于乙醇能量密度较高，应减少饮酒。

3. 食谱举例 见表 9-12。

表 9-12 食谱举例

餐次	食谱
早餐	馒头（面粉 50g），煮鸡蛋（鸡蛋 1 个），豆芽拌海带（绿豆芽 75g，海带 25g）
加餐	脱脂牛奶（200ml）
午餐	米饭（大米 75g），茭白炒肉（茭白 150g，瘦猪肉 75g），炒油菜（油菜 150g）
加餐	苹果（150g）
晚餐	米饭（大米 75g），白菜炖豆腐（大白菜 100g，豆腐 100g），拌菠菜（菠菜 150g）
全日	烹调油 10g，盐 5g

三、痛风的营养治疗

案例 9-11

患者，男，40 岁，因"右足姆趾关节反复疼痛 3 年，急性发作 2 天"入院。患者于 3 年前出现右足姆趾关节红肿、疼痛、活动受限。诊断为痛风。2 天前因参加宴会，饮酒后出现疼痛发作。自行服药后症状无缓解，于今日急诊入院。体格检查：体温 38.5℃，右足第一跖趾关节红肿，触痛明显，皮温升高，活动受限。实验室检查：白细胞 $13×10^9$/L，血尿酸 520mmol/L。

问题： 该如何为患者进行营养指导？

痛风是由于体内嘌呤代谢紊乱，使尿酸生成过多和（或）排泄减少而引起的尿酸盐沉积，导致组织损伤的一组疾病。目前我国痛风的患病率在 1%～3%，并呈逐年上升趋势。人体的尿酸来源包括内源性尿酸和外源性尿酸。外源性尿酸主要是摄入了高嘌呤食物，因此饮食治疗的关键就是要减少嘌呤的摄入，从而减少尿酸的来源，以降低血清尿酸水平，防止痛风急性发作。

考点
痛风患者的营养治疗要点

（一）营养治疗原则

1. **能量**   限制总能量。超过 50% 的痛风患者为超重或肥胖者，更高的 BMI 可增加痛风风险，因此要控制总能量的摄入，每日总能量的摄入应低于标准的 10%～15%，每日每千克体重 25～30kcal 为宜。减轻体重应循序渐进，避免诱发痛风的急性发作。

2. **控制蛋白质和脂肪摄入**   蛋白质可按 0.8～1.0g/（kg·d）供给。全天蛋白质控制在 50～60g，以牛奶、鸡蛋、谷类为蛋白质的主要来源。脂肪不应超过 50g。

3. **适宜糖类**   果糖可增加嘌呤的分解，使尿酸生成增加，含果糖饮料可增加痛风的发生风险。

4. **补充维生素和矿物质**   应注意补充维生素，尤其是水溶性的维生素 B 族。由于限制肉类、内脏等食物，应注意补充铁剂和多种微量元素。

5. **减少嘌呤的摄入**   高嘌呤饮食可导致血尿酸升高，甚至诱发痛风急性发作。患者可据病情的不同阶段选择食物。一般人群膳食摄入嘌呤为 600～1000mg/d，对于急性期患者，应严格限制嘌呤的摄入，嘌呤摄入量应控制在 150mg/d 以内。在缓解期，可适当放松限制嘌呤摄入量，选择低至中等嘌呤食物，但高嘌呤食物仍应禁忌。一般将食物按嘌呤含量分为 3 类：低嘌呤食物（每 100g 食物中嘌呤含量小于 50mg）、中等嘌呤食物（每 100g 食物中嘌呤含量 50～150mg）和高嘌呤食物（每 100g 食物中嘌呤含量 151～1000mg）（表 9-13）。

表 9-13   常见食物嘌呤含量

分类	常见食物
低嘌呤食物	大米、小米、小麦、荞麦、面条、马铃薯、白菜、卷心菜、空心菜、黄瓜、苦瓜、冬瓜、胡萝卜、奶类、蛋类、橙、橘、苹果、梨、西瓜、香蕉、花生、核桃仁、瓜子、茶、咖啡等
中等嘌呤食物	米糠、麦麸、绿豆、红豆、豆腐、豆腐干、菠菜、猪肉、牛肉、羊肉、鸡、鸭、火腿、鳗鱼、鲤鱼、草鱼、螃蟹等
高嘌呤食物	动物内脏、沙丁鱼、牡蛎、凤尾鱼、鱼子、浓肉汤、火锅汤、芦笋、紫菜、香菇等

6. **多饮水**   痛风患者应多饮水，促进尿酸的排出。每日饮水量应达到 2000～3000ml。为防止尿液浓缩，可在睡前或夜间饮水。

7. **忌饮酒**   饮酒是痛风发病的风险因素。饮酒后会使体内乳酸堆积，乳酸对尿酸的排泄有竞争性抑制作用。酒的种类与痛风发病密切相关，饮用啤酒和烈性酒会增加痛风发病的风险。

（二）食物选择

1. **宜用食物**   含嘌呤低的食物，如牛奶及奶制品、蛋类、蔬菜、水果等。尿酸在酸性环境容易析出结晶，在碱性环境容易溶解，宜多摄入碱性食物，如蔬菜、水果等。

2. 忌（少）用食物 含嘌呤高的食物，如大量肉类、动物内脏（肝、肾、心、脑）、肉汁（汤）、沙丁鱼；少摄入高脂肪的食物，禁止饮酒；少喝含糖饮料等。

3. 食谱举例 见表9-14。

表 9-14　食谱举例

餐次	食谱
早餐	大米粥（大米 40g），蒸蛋羹（鸡蛋 1 个），花卷（面粉 50g，豆油 5ml）
加餐	牛奶（220ml）
午餐	米饭（大米 75g），茭白炒肉（茭白 150g，瘦猪肉 75g）
加餐	苹果（150g）
晚餐	米饭（粳米 100g），清蒸鱼（鱼 100g），炒青菜（青菜 150g）
全日	烹调油 15g，盐 5g

第 4 节　泌尿系统疾病的营养治疗

一、急、慢性肾小球肾炎的营养治疗

案例 9-12

患者，女，19 岁。半个月前淋雨后出现咽痛、咳嗽，当时未予以重视。2 天前，患者出现肉眼血尿，检查示：尿常规（++），尿蛋白（++），肾功能正常。查体：血压 150/100mmHg，眼睑和双下肢轻度水肿。

问题： 如何为患者进行饮食指导？

（一）急性肾小球肾炎的营养治疗

考点
急性肾小球肾炎的营养治疗

急性肾小球肾炎是一种常见的肾脏疾病，临床表现为血尿、蛋白尿、水肿和高血压。以急性链球菌感染后肾炎最为常见。本病具有自限性，数月内可自愈。治疗以休息和对症治疗为主，合理膳食有助于减轻肾脏负担，改善肾功能。

1. 营养治疗原则 营养治疗的目的是减轻肾负担，辅助肾小球组织修复，改善肾功能。

（1）能量：急性肾炎应以卧床休息为主，因能量消耗降低，故能量的摄入不宜过高，以 25～30kcal/（kg·d），全天 1600～2000kcal 为宜。

（2）蛋白质：蛋白质的供给量应根据病情而定。症状较轻者予以 1.0g/（kg·d）；病情较重，出现肾功能异常者，应限制蛋白质摄入，予以 0.6～0.8g/（kg·d）；若尿素氮超过 21.42mmol/L，蛋白质应按 0.4～0.5g/（kg·d）供给，但实施低蛋白饮食时间不宜过长，以防止发生贫血。应以优质蛋白质为主。动态观察尿蛋白和肾功能的变化，做到合理摄入蛋白质。

（3）脂肪：不需严格控制脂肪总量，但应减少动物油脂及油炸食物的摄入。脂肪提供热能占全天总热能的 20%～30%。有高胆固醇血症的患者应减少胆固醇的摄入，每日不超过 200mg。

（4）糖类：应保证糖类的摄入，可防止能量不足，也能更好地使蛋白质作用于组织修复和生长发育。

（5）限制钠和水分：原则上应采取低盐饮食，每日摄入盐 2～3g 或酱油 10～15ml。不宜摄入含钠高的食物。对于水肿严重患者，短期内应予以无盐饮食。严格记录 24 小时水的出入量，轻度水肿可适当限制饮水量，粗略计算方法为前一天尿量加上 100～500ml。严重水肿或少尿时，每日摄入水量应控制在 1000ml 以内。

（6）维生素和矿物质：少尿或无尿时，会有钾潴留，应严格控制钾的摄入。维生素A、维生素 B 族和维生素 C 等均有利于肾功能恢复和预防贫血，应在膳食中提供丰富的维生素。

2. 食物选择

（1）宜用食物：优质蛋白质食物，如蛋、奶、瘦肉类等；低钠食物，如大米、面粉、玉米、马铃薯等；新鲜蔬菜和水果。多食用碱性食物，如海带、菠菜、萝卜等。

（2）忌（少）用食物：腌制类食物，如咸菜、罐头、咸鱼等；含钾高的蔬菜和水果，如鲜蘑菇、辣椒、银耳、蚕豆、香蕉等；辛辣刺激性食物，如胡椒、茴香、芥末等；少用食盐和酱油。

3. 食谱举例　见表 9-15。

表 9-15　食谱举例

餐次	食谱
早餐	米粥（大米 50g），馒头（面粉 50g）
加餐	苹果（100g）
午餐	米饭（大米 100g），番茄炒鸡蛋（番茄 200g，鸡蛋 1 个），炒青菜（青菜 150g）
加餐	葡萄（100g）
晚餐	米饭（大米 150g），肉末茄子（瘦猪肉 30g，茄子 100g）
全日	烹调油 25g，盐 3g

（二）慢性肾小球肾炎的营养治疗

慢性肾小球肾炎简称慢性肾炎，是一组以蛋白尿、血尿、高血压和水肿为特征的肾小球疾病。多数患者起病隐匿，进展缓慢，病程长，可有不同程度的肾功能减退，最终可发展为慢性肾衰竭。饮食治疗的目的在于辅助延缓肾功能恶化，缓解病情，促进康复。

1. 营养治疗原则

（1）能量：慢性肾炎病程长，能量供给要满足活动需要。应根据患者的标准体重、生理状况、劳动强度等制订能量的摄入量。

（2）蛋白质：应结合病情和尿蛋白状况来制订每日蛋白质的摄入量。如肾功能正常，蛋白质的摄入不需要严格控制，按 1.0g/（kg·d）供给；如尿蛋白量较大，同时血白蛋白降低，无氮质血症时，可适当增加蛋白质的摄入量，按 1.2～1.5g/（kg·d）供给，其中优质蛋白质占 50%以上。应注意长期高蛋白质饮食会增加肾脏负担，加重肾功能的恶化。如有氮质血症时，应限制蛋白质的摄入。应注意监测尿蛋白和肾功能的变化，及时合理调整蛋白质的摄入量。

（3）脂肪和糖类：脂肪提供热能占全天总热能的 20%～30%。有高胆固醇血症的患者应减少胆固醇的摄入，每日不超过 200mg。对于有高血压的患者，应适度控制动物脂肪的摄入，可选择富含不饱和脂肪酸的食物。慢性肾炎病程长，应供给足够的能量满足机体的需要。由于限制蛋白质，控制脂肪的摄入，应适当提高糖类的供给量，糖类供热可占全天总热能的 60%～70%。

（4）矿物质和维生素：应根据患者水肿情况和高血压程度确定钠的摄入量，必要时可采用低盐或无盐饮食。应动态监测患者电解质的变化，根据血钾、血钠情况酌情处理。应注意充分供给维生素，如有贫血的患者应注意多摄入富含铁的食物并补充维生素 B 族。

2. 食物选择

（1）宜用食物：容易消化的淀粉类食物，如米饭、面条、馒头、玉米、马铃薯等；优质蛋白质含量丰富的食物，如蛋奶、禽肉、鱼肉、豆制品等；含铁多的食物，如红肉、猪肝、海带、黑木耳等；新鲜的蔬菜、水果。

（2）忌（少）用食物：各类含钠高的食物，如腌制类肉制品、咸菜、咸蛋、榨菜等；脂肪含量高的食物，如肥肉、各类油炸食物等；乙醇和各类刺激性食物等。

二、肾病综合征的营养治疗

案例 9-13

患者，女，35 岁。因"无明显诱因出现双下肢水肿"入院。体格检查：血压 130/85mmHg，双下肢凹陷性水肿。实验室检查：尿蛋白（+++），血清白蛋白 25g/L，胆固醇 6.5mmol/L。

问题： 如何为患者进行饮食指导？

考点
肾病综合
征的营养
治疗要点

肾病综合征指由各种肾脏疾病所致的，以大量蛋白尿（尿蛋白＞3.5g/d）、低蛋白血症（血清白蛋白＜30g/L）、水肿、高脂血症为临床表现的一组综合征。通过合理营养，可减轻临床症状，缓解病情，提高生命质量。

（一）营养治疗原则

补充营养，纠正"三高一低"，选用高能量、优质蛋白质、低脂饮食，同时应限制钠和水的摄入。

1. 能量　能量摄入按 30～35kcal/（kg·d）计算，总量为 2000～2500kcal。因患者食欲欠佳，需注意食物的色、香、味、形，提高患者食欲。

2. 蛋白质　摄入适量优质蛋白质饮食，肾功能良好时，可按 1g/（kg·d）供给，优质蛋白质占 60%～70%，纠正低白蛋白血症。发生氮潴留时，应限制蛋白质摄入，全天供给 50g 左右。在低蛋白质饮食基础上适当补充一些必需氨基酸。

3. 脂肪　脂肪供能占全天总热能＜20%。对于高胆固醇血症患者，可选择低胆固醇饮食，每天胆固醇供给量＜200mg。适度限制动物脂肪的摄入，可选择富含不饱和脂肪酸的食物。

4. **糖类**　为保证蛋白质的利用率，促进氨基酸的利用，需摄入足够的糖类以保证充足的热量，来自糖类的能量可占到总能量的 60%。

5. **限制钠盐**　严格限制钠盐，钠摄入 1000～2000mg/d；严重者应降低至 500mg/d。禁食含钠高的食物。

6. **维生素和矿物质**　选择富含维生素 A、维生素 B 族和维生素 C 的食物。由于长期大量蛋白尿，使钙、磷丢失过多，易导致骨质疏松，需注意补充钙和维生素 D。

（二）食物选择

1. **宜用食物**　各类米、面、蛋类、畜禽瘦肉类、蔬菜水果和富含钙的食物。

2. **忌（少）用食物**　含钠盐高的食物，如咸菜、腌制食品等，酱油每日不超过 10ml；辛辣刺激性食物，如辣椒、芥末、胡椒等；富含饱和脂肪酸和胆固醇的食物，如动物脑、肥肉等。

3. **食谱举例**　见表 9-16。

表 9-16　食谱举例

餐次	食谱
早餐	馒头（面粉 50g），豆浆 240ml，煮鸡蛋（1 个）
加餐	香蕉（1 个）
午餐	米饭（大米 50g），马铃薯胡萝卜炖牛肉（马铃薯 100g，牛肉 40g，胡萝卜 100g）
加餐	牛奶（200ml）
晚餐	米饭（大米 50g），清蒸鲈鱼（鲈鱼 100g），炒西蓝花（西蓝花 100g）
全日	烹调油 25g，盐 3g

三、慢性肾脏病的营养治疗

案例 9-14

陈某，男，55 岁，慢性肾脏病 3 期患者。予以激素、雷公藤等治疗。一般情况良好。后自行停药。一周前因颜面水肿入院。查体：血压 155/100mmHg，颜面及双下肢轻度水肿。

问题： 患者的饮食治疗原则有哪些？

慢性肾脏病（CKD）是指经肾活检或检测肾损伤标志物证实的肾脏损伤或肾小球滤过率（GFR）持续<60ml/（min·1.73m²）≥3 个月的疾病。CKD 概念的提出强调了肾脏疾病早期识别和防治的重要性。根据 GFR 水平，CKD 一般分为 5 期。CKD 进行性进展引起 GFR 下降和肾功能损害，临床上以代谢产物潴留，水、电解质和酸碱失衡，以及全身各系统症状为主要表现的临床综合征，称为慢性肾衰竭。

（一）营养治疗原则

在适当限制蛋白质摄入的同时保证充足的能量摄入，以防止营养不良的发生。选择多样化、营养合理的食物。应根据患者生活方式、CKD 分期及营养状况等进行个体化膳食安排。

1. **能量**　CKD 1 期至 3 期患者，能量摄入以达到和维持目标体重为准。对于 CKD 4

考点
慢性肾脏病的营养治疗要点

期至 5 期患者，在限制蛋白质摄入量的同时，能量摄入需维持在 35 kcal/（kg·d）（年龄 ≤60 岁）或 30～35kcal/（kg·d）（年龄＞60 岁）。

2. **蛋白质** CKD 1 期至 2 期患者，不论是否患有糖尿病，蛋白质摄入推荐量为 0.8～ 1.0g/（kg·d）。对于 CKD 3 期至 5 期没有进行透析治疗的患者，蛋白质摄入推荐量为 0.6～0.8g/（kg·d）。血液透析及腹膜透析患者，蛋白质摄入推荐量为 1.0～1.2g/（kg·d），当合并高分解代谢急性疾病时，蛋白质摄入推荐量增加到 1.2～1.3g/（kg·d）。其中至少 50%来自优质蛋白质。

3. **脂肪** 减少饱和脂肪酸的摄入。每日脂肪供能占总热能的 25%～35%，其中饱和脂肪酸不超过 10%，反式脂肪酸不超过 1%。可适当提高 n-3 脂肪酸和单不饱和脂肪酸的摄入量。

4. **糖类** 糖类供能比应为 55%～65%。有糖代谢异常者应限制精制糖摄入。

5. **维生素和矿物质** 长期接受治疗的 CKD 患者需适量补充维生素 D，以改善矿物质和骨代谢紊乱。必要时可选择推荐摄入量范围内的多种维生素制剂，以补充日常膳食的不足，防止维生素缺乏。限制钠的摄入，每日约 6g 食盐。有水肿和高血压者，限盐 2～3g/d，水肿严重者，应限制盐的摄入<2g/d 或无盐饮食。研究发现，血清磷浓度升高与心血管事件发生率和病死率升高相关，故应适当减少磷的摄入量。高钾血症是 CKD 患者的常见并发症，应减少钾的摄入，密切监测血钾的变化。

6. **水** 当患者每日尿液量<400ml 或合并严重心血管疾病、水肿时需适当限制水的摄入量，以维持出入量平衡。

（二）食物选择

1. **宜用食物** 选择富含淀粉的食物替代普通主食，如马铃薯、白薯、藕、荸荠、山药、芋头、南瓜等。将优质蛋白质作为蛋白质的主要来源。

2. **忌（少）用食物** 限制米类、面类等植物蛋白质的摄入量，采用小麦淀粉（或其他淀粉）作为主食部分代替普通米类。限制含磷高的食品，如动物肝脏、坚果类、干豆类、各种含磷的加工食品等。限制含钾高的食品，如香蕉、苹果、芹菜、番茄、木耳、绿豆等。

3. **食谱举例** 见表 9-17。

表 9-17 食谱举例

餐次	食谱
早餐	枣泥饼（麦淀粉 100g，红枣 50g），牛奶（100ml）
加餐	苹果（200g）
午餐	米饭（低蛋白米 150g），马铃薯炒肉片（马铃薯 200g，瘦肉 25g）
加餐	香蕉（1 个）
晚餐	米饭（低蛋白米 150g），番茄炒蛋（番茄 250g，鸡蛋 1 个）
全日	烹调油 25g，盐 5g

第 5 节　外科疾病营养治疗

一、围手术期的营养治疗

案例 9-15

患者，男，68 岁。因"肛门停止排便排气 3 天，腹痛伴呕吐 1 天"急诊入院。诊断为机械性肠梗阻，急诊行"肠粘连松解术"。患者既往有高血压病史，近一周没有正常进食，近 1 个月来体重下降 7kg。实验室检查：白蛋白 28g/L。

问题：该如何为患者进行饮食指导？

围手术期是指从患者决定接受手术治疗开始，到基本康复出院的全过程，包括术前、术中和术后三个阶段。外科手术作为一种创伤性的治疗方法，可引起一系列内分泌和代谢变化，导致患者体内营养物质消耗增加、营养状况水平下降及免疫功能受损。外科手术患者营养不良的患病率为 20%～80%。患者术后的康复与机体的营养状况密切相关，营养不良不仅损害机体组织、器官的生理功能，而且可增加手术风险、提高手术后并发症发生率及病死率。合理补充营养物质，改善围手术期的营养状况，对患者有重要意义。

（一）营养代谢

1. 蛋白质代谢　外科患者常因疾病及手术治疗导致不同程度的蛋白质缺乏，机体呈现负氮平衡，且创伤后总氮丢失量与创伤严重程度正相关。蛋白质缺乏可导致血容量减少，易出现低血容量性休克。血浆蛋白减少，可发生内脏水肿、伤口水肿等，影响伤口愈合。蛋白质缺乏者易发生感染。

2. 脂肪代谢　脂肪组织是人体最大的能量库。在应激状态下，脂肪组织分解代谢增强，合成减少。脂肪动员使血液中脂肪酸与三酰甘油浓度升高，成为机体代谢所需能量的主要来源。脂肪过度分解会导致必需脂肪酸缺乏、影响细胞膜通透性，从而使得机体细胞再生和修复能力降低。

3. 糖类代谢　手术、创伤后早期，肝脏糖原分解增强。同时，患者由于血液中儿茶酚胺和胰高血糖素增加，抑制胰岛素分泌和发挥作用，出现血糖升高。这种高血糖现象不仅保证了大脑组织必需的能量供应，而且满足了外周血细胞及组织细胞的应激需要，是对机体的保护性反应。

4. 维生素和矿物质　维生素是伤口愈合所必需的营养素，术后水溶性维生素供给量需比正常需要量增加，而脂溶性维生素无须增加。术后体内抗利尿激素和盐皮质激素释放增加，对水和电解质代谢产生一定的影响。

（二）营养治疗原则

1. 术前营养治疗

（1）适应证：营养风险筛查 2002（NRS 2002）可作为住院患者营养风险筛查的首选工具，评估患者术前的营养状况。营养状况良好者无须营养支持。重度营养不良患者推

考点
围手术期的营养治疗要点

荐术前使用营养支持。中度营养不良者术前营养支持也能获益。

（2）营养治疗的原则：①能量摄入量是影响营养疗效和临床结局的重要因素，能量缺乏或摄入不足可导致不同程度的蛋白质消耗，影响器官的结构和功能，从而影响患者预后。手术患者能量的摄入应尽可能接近机体能量消耗值，以保持能量平衡。可采用间接测热法测定机体静息能量消耗值以判断患者能量需要量。疾病状态下机体能量代谢率增高，择期手术增加 10% 左右，严重创伤、多发性骨折、感染时可增加 20%～30%。目前认为，25～30kcal/（kg·d）能满足大多数非肥胖患者围手术期的能量需求，而对于 BMI≥30kg/m^2 的肥胖患者，推荐的能量摄入量为目标需要量的 70%～80%。术前糖类负荷（糖尿病患者除外）能有效减轻患者术后胰岛素抵抗和蛋白质分解代谢，减少患者术前不适感。蛋白质的摄入量为 1.5～2.0g/（kg·d）能达到理想的营养治疗效果，应以优质蛋白质为主。②治疗并发症，评估患者是否有并发症，可以通过营养治疗辅助治疗并发症，如可以通过输注全血、血浆和白蛋白，以及通过膳食补充足够的蛋白质改善贫血、低蛋白血症及减轻腹水；通过予以低盐饮食，帮助控制血压；予以饮食治疗将血糖控制在接近正常水平等。

2. 术后营养治疗

（1）术后营养治疗的指征：①术前因中、重度营养不良而接受营养支持的患者；②严重营养不良由于各种原因术前未进行营养支持的患者；③严重创伤应激、估计术后不能进食时间超过 7 天的患者；④术后出现严重并发症需要长时间禁食，或存在代谢明显增加的患者。

（2）术后营养治疗的原则：通过多种途径予以高能量、高蛋白质、高维生素膳食。

1）能量：手术及创伤均可导致机体能量消耗，患者必须保证能量供给。术后营养治疗可分为术后早期、并发症出现和康复期三个阶段。术后早期一般能量供应在 20～25kcal/（kg·d），不宜超过 30kcal/（kg·d）。如有并发症出现，应适当增加能量，能量摄入在 30kcal/（kg·d）为宜。进入康复期，为加快机体康复，能量摄入可增加到 35kcal/（kg·d）。

2）蛋白质：手术患者多呈负氮平衡，不利于机体恢复。术后早期或有并发症，蛋白质摄入在 1.2～1.5g/（kg·d）为宜，过多的蛋白质摄入会增加机体的负荷。康复期蛋白质摄入可增加到 1.5～2.0g/（kg·d），有利于机体的康复。蛋白质选择以优质蛋白质为主。

3）脂肪：脂肪供能可占总热能的 20%～30%。对于胃肠道功能低下及肝、胆、胰术后患者，应降低脂肪摄入量。长时间需要肠外营养支持的患者应保证必需脂肪酸的摄入量。

4）糖类：糖类供能占总热能的 60%～70%。若糖类摄入过低，则蛋白质被作为供能物质而消耗，不利于患者的恢复。糖类有节约蛋白质的作用，有利于机体转变为正氮平衡。

5）矿物质：对于严重创伤患者，应常规补充微量元素，同时加强锌、铜、锰等微量元素的补充，促进创伤愈合。

6）维生素：对于营养状况良好的患者，术后无须额外补充脂溶性维生素，但要予以大量的水溶性维生素。维生素 C 术后可予以每日 500～1000mg，维生素 B 族每天供给量应增加至正常供给量的 2～3 倍为宜。骨折患者应适当补充维生素 D，促进骨折愈合。

（3）营养治疗方式的选择：消化道功能正常或具有部分消化道功能的患者应优先使用口服营养补充（ONS）或肠内营养（EN），如果肠内营养无法满足能量及蛋白质的目标量时可行肠外营养（PN）补充。无法实施肠内营养、营养需要量较高或希望在短时间内改善患者营养状况时，则应选用肠外营养。

| **链 接** | 围手术期营养治疗新理念 |

随着微创外科技术的发展及加速康复外科理念的日益普及，外科手术创伤率逐渐下降，住院时间日趋缩短，临床营养治疗因之也面临新的挑战，围手术期营养治疗的理念也随之改变。①术前调整营养状态。②避免长时间禁食。迄今为止尚无证据支持手术前长时间禁食可避免反流误吸的发生。相反，长时间禁食、禁饮可导致机体糖代谢紊乱、内环境稳态失衡。③术前口服糖类。术前 12 小时饮 800ml 或术前 2～3 小时饮 400ml 含 12.5% 糖类的饮料能减少禁食和手术所导致的分解代谢效应。④术后尽早恢复经口进食。术后早期经口进食并不会增加吻合口并发症的发生率，反而能为患者提供早期的肠内营养支持，还能够保护肠黏膜屏障。

二、烧伤的营养治疗

| **案 例** | **9-16** |

患者，男，30 岁。因"火灾导致全身烧伤 1 小时"入院。烧伤面积 50%，其中Ⅰ°占 5%，Ⅱ°占 20%，Ⅲ°占 25%。有吸入性损伤。入院后立即行抗休克治疗，清洁创面，预防感染。治疗后患者目前生命体征平稳，胃肠功能正常。

问题： 目前该患者首选的营养治疗是什么？应注意哪些事项？

烧伤是指热力导致皮肤和其他组织的损伤。严重烧伤患者存在高分解状态，长时间的负氮平衡，能量物质储备严重消耗，且加上创面有大量蛋白质渗出等容易导致机体处于营养不良状态，严重影响患者的预后。因此，营养治疗是严重烧伤患者治疗过程中的重要环节。

考点
烧伤患者的营养治疗要点

（一）营养治疗原则

1. 能量　烧伤后基础代谢率升高，且随烧伤面积的增加而升高。代谢率一般在伤后 6～10 天达到高峰，随着创面的修复和感染的控制逐渐恢复到正常。目前认为，计算烧伤患者能量需求比较适合的公式是中国人民解放军陆军军医大学（第三军医大学）烧伤营养公式：热能需要量（kJ/d）= 4.184×[1000×体表面积（m²）+25×烧伤总面积（m²）]，体表面积（m²）=（身高-0.6）×1.5。

2. 蛋白质　烧伤后尿内排出氮增多，若合并感染，氮丢失量更多。同时，创面也可丢失一定数量的氮。机体蛋白质的过度分解和氮的大量丢失，使机体处于负氮平衡状态。

烧伤创面修复需要蛋白质，应提供充足的蛋白质，宜占总能量的 20%。优质蛋白质应占每日蛋白质摄入量的 70% 以上。烧伤患者蛋白质需要量的计算公式如下：

成人蛋白质需要量（g）=1.0×体重（kg）+3.0×烧伤面积（%）

儿童蛋白质需要量（g）=3.0×体重（kg）+1.0×烧伤面积（%）

可适量补充某些具有特殊作用的氨基酸。如谷氨酰胺能够有效防止肠道菌群移位，改善胃肠黏膜屏障功能，减少患者感染等并发症，缩短住院时间，降低病死率。

3. **脂肪**　在代谢旺盛期，脂肪成为机体的主要能量来源。烧伤后脂肪分解代谢增强，每日脂肪丢失量可高达 600g 以上。补充脂肪热量不宜超过总热量的 30%。成人患者脂肪摄入量为 2g/（kg·d），重度烧伤可增加至 3～4g/（kg·d）。近年体外研究显示，ω-3 脂肪酸能减轻烧伤后炎症介质的产生及释放，从而保护肾组织功能。

4. **糖类**　建议糖类摄入量占总能量的 55%～60%，但不超过 7g/（kg·d）。

5. **矿物质**　钾离子存在于细胞内液中，烧伤后钾从细胞内释出，从尿和创面排出较多，易导致低血钾。钾、磷代谢常与氮代谢平行出现负平衡，应注意补充钾以促进机体对氮的利用。铜、硒、锌 3 种微量元素在免疫反应和创伤愈合中均十分重要，其随着创面渗出大量流失，应补充这 3 种矿物质。

6. **维生素**　烧伤患者因代谢和创面愈合的需要，应补充各种维生素。有学者认为烧伤患者维生素的需要量基本为正常供给量的 10 倍以上，并应随着烧伤面积或严重程度的增加而加大供给量。

7. **水**　烧伤患者因创面蒸发而丢失大量水分，需要及时予以补充，以维持体液平衡。对于严重烧伤患者，每日应摄入 2500～3500ml 水。

（二）食物选择

1. **宜用食物**　在休克期，予以流食，如米汤、牛奶、鸡汤、鱼汤、果汁等，必要时可予以持续少量肠内营养制剂。感染期，以易消化的软食为主，补充足够的优质蛋白质，如蛋奶类、禽肉类、豆制品等。康复期，予以谷薯类，如大米、面粉、玉米、马铃薯；优质蛋白质类食物，如畜肉类、禽类、鱼虾、蛋、奶等；新鲜蔬菜、水果。

2. **忌（少）用食物**　避免刺激性食物。

3. **食谱举例**　见表 9-18。

表 9-18　食谱举例

餐次	食谱
早餐	牛奶（250ml），肉包子（面粉 50g，猪肉 30g），煮鸡蛋（1 个）
加餐	苹果（150g）
午餐	米饭（大米 100g），酱鸡肉（鸡肉 90g），炒鸡肝（鸡肝 60g），菠菜汤（菠菜 200g）
加餐	红薯（100g）
晚餐	米饭（大米 75g），烧牛肉（牛肉 90g），炒西蓝花（西蓝花 200g）
全日	烹调油 30g，盐 5g

自测题

A₁/A₂型题

1. 关于慢性萎缩性胃炎的饮食指导，下列错误的是
   A. 避免甜食、生冷食品
   B. 不宜摄入酸性食物
   C. 胃酸缺乏者，可食用山楂和鸡汤
   D. 减少食盐的摄入
   E. 多吃新鲜蔬菜和水果

2. 患者，男，35 岁。因"餐后上腹部疼痛、反酸、嗳气"就诊。胃镜显示慢性胃炎。下列食物适合患者食用的是
   A. 咖啡　　B. 浓茶　　C. 豆浆
   D. 油条　　E. 面条

3. 对于肝性脑病患者，错误的护理措施是
   A. 低热量饮食　　　　B. 暂停蛋白质摄入
   C. 清除肠内积血　　　D. 摄入新鲜蔬菜水果
   E. 摄入易消化的软食

4. 肝硬化患者在病情稳定期，无并发症时，应予以
   A. 高蛋白饮食　　　　B. 碱化尿液
   C. 酸化尿液　　　　　D. 多饮水
   E. 高嘌呤饮食

5. 急性胰腺炎患者的饮食主要应限制
   A. 糖类　　　　　　　B. 动物蛋白
   C. 植物蛋白　　　　　D. 脂肪
   E. 纤维素

6. 高脂血症膳食治疗的目标是
   A. 降低血清胆固醇
   B. 保持患者营养平衡
   C. 降低心血管病的其他危险因素
   D. 维持理想体重
   E. 以上都正确

7. 有关血脂异常患者饮食治疗的原则，下列哪项是错误的
   A. 饱和脂肪酸摄入可以增加胆固醇的合成
   B. 不饱和脂肪酸可以降低胆固醇和 LDL-C，可以大量摄入不饱和脂肪酸
   C. 饮食中的糖类应以谷类为主
   D. 应较多进食富含纤维的食物
   E. 可增加饮食中的抗氧化性维生素

8. 关于高血压患者饮食，下列正确的是

   A. 限制食盐，适当补钾
   B. 限制热量
   C. 限酒
   D. 戒烟
   E. 以上都对

9. 冠心病患者宜采用的饮食是
   A. 高糖、高脂肪、高维生素、适量蛋白质
   B. 低盐、低脂肪、高蛋白、高糖
   C. 低盐、低脂肪、富含维生素、适量蛋白质
   D. 高盐、高脂、低维生素、低蛋白质
   E. 以上都不对

10. 糖尿病患者营养治疗的目的是
    A. 使血糖、血脂、血压尽可能达到稳定水平
    B. 尽量达到并维持理想体重
    C. 预防急性并发症，降低慢性并发症的伤害
    D. 提高患者生活质量
    E. 以上都正确

11. 关于糖尿病患者的健康饮食，下列说法错误的是
    A. 严格控制主食量，吃得越少越好
    B. 多吃富含纤维素的食物，如全谷类和蔬菜
    C. 控制油脂和脂肪类食物的摄入
    D. 每天有适量蛋白质
    E. 根据血糖控制情况，可适量吃水果

12. 痛风患者的饮食是
    A. 高嘌呤饮食　　　　B. 低嘌呤饮食
    C. 高脂肪饮食　　　　D. 低盐饮食
    E. 高蛋白饮食

13. 患者，男，52 岁。患有肝硬化，有大量腹水。入院后给予利尿剂治疗，腹水量明显减少，但患者出现了淡漠少言、反应迟钝的表现，应答尚准确。对于该患者的饮食护理，应注意
    A. 限制蛋白质每天在 20g 以内
    B. 易消化、高蛋白、高热量
    C. 多饮水，多吃新鲜蔬菜和水果
    D. 首选动物蛋白，增加营养
    E. 控制糖的摄入量

14. 患者，男，28 岁。饱餐、饮酒后突然出现上腹部持久剧烈疼痛，伴恶心、呕吐 2 小时入院。

体格检查：上腹部压痛、反跳痛明显，腹肌稍紧张。血清淀粉酶明显增高。诊断为胰腺炎。以下哪项是正确的

A. 禁食

B. 患者口渴，可鼓励患者多喝水

C. 疼痛消失后即可恢复普通饮食

D. 开始进食后应予以高脂肪高蛋白饮食

E. 以上均正确

15. 某肝硬化患者，查体发现移动性浊音（＋），胃镜检查提示食管中下段静脉曲张，该患者饮食护理不恰当的是

A. 高蛋白饮食

B. 多吃粗纤维食物防止便秘

C. 多吃易消化的软食

D. 低盐，适当限水

E. 适量脂肪饮食

16. 患者，女，28 岁。因"颜面及双下肢水肿一月余"入院。实验室检查：尿蛋白（＋＋＋）。应用利尿剂效果不明显。在给患者做健康指导时，错误的是

A. 正常蛋白饮食　　B. 高蛋白饮食

C. 低胆固醇饮食　　D. 低盐饮食

E. 及时补充各种维生素

A₃/A₄型题

（17、18 题共用题干）

患者，女，21 岁，身高 165cm，体重 80kg，属于肥胖体型。

17. 应如何指导患者进行合理饮食

A. 低能量膳食

B. 流质饮食

C. 高脂肪、高蛋白饮食

D. 无盐饮食

E. 高嘌呤饮食

18. 最应该限制的食物是

A. 牛奶　　　B. 鸡蛋　　　C. 猪蹄

D. 玉米　　　E. 燕麦

（19、20 题共用题干）

患者，男，50 岁。一周前因尿量减少，约 400ml/d，双眼睑水肿入院。查体：血压 180/105mmHg，血肌酐 725μmol/L，血钾 6.5mmol/L，血红蛋白 75g/L。对于该患者：

19. 目前正确的饮食方案是

A. 高钠饮食　　　　B. 高钾饮食

C. 高脂饮食　　　　D. 高蛋白饮食

E. 低盐饮食

20. 应避免摄入下列哪种食物

A. 鸡蛋　　　B. 牛奶　　　C. 米饭

D. 香蕉　　　E. 苹果

（蒋　莉）

实训指导

实训 1　平 衡 膳 食

一、实训目的

1. 掌握食谱编制的一般方法。

2. 能够根据平衡膳食模式编制一日食谱。

二、实训步骤

1. 一般食谱编制　某女性，18 岁，身高 160cm，体重 55kg，在校女大学生。请为她编制一日食谱。

（1）确定其一天需要的总能量，完成实训表 1-1[参考附录 B 中国居民膳食能量需要量，附录 C～附录 H 中国膳食营养素参考摄入量]。

（2）确定三大产能营养素的一日需要量（计算步骤）。

（3）确定每日三餐比例及三大营养素每餐需要量。

实训表 1-1　三餐能量配比及各营养素需求量

餐次	能量（kcal）	蛋白质（g）	脂类（g）	糖类（g）
早餐				
中餐				
晚餐				
合计				

（4）假设该女生午餐的主食只可以选米饭，请计算其午餐需要进食多少克大米。

（5）确定副食的品种和数量。

2. 运用平衡膳食模式编制食谱

（1）请确定该女生一日所需的总能量；同时，确定其一日各种食物的需求量。完成实训表 1-2（参考平衡膳食模式）。

实训表 1-2　全天食谱的食物需求量

| 类别 | 谷类 | | 薯类 | 蔬菜 | 水果 | 畜禽肉类 | 蛋类 | 水产类 | 奶类 | 大豆 | 坚果 | 烹调油 | 食盐 |
	全谷	其他											
重量（g）													

（2）将实训表 1-2 全天食谱的食物需求量（各种食物的量）分配到一日三餐（实训表 1-3），完成其食谱的编制（注意三餐主食比例接近 3∶4∶3）。

实训表 1-3   一日膳食情况

餐次	饭菜名称	食物名称	食用量（g）
早餐			
中餐			
晚餐			
加餐			

实训 2   膳食调查及评价

一、实训目的

1. 掌握膳食调查（询问法）的一般步骤和方法。
2. 能够对膳食调查的结果进行评价。

二、实训步骤

某女性，18 岁，身高 160cm，体重 45kg。自述近一年多来自觉无力，易疲劳，食欲下降，偶有失眠等情况，无任何疾病史。对她进行连续三日膳食调查，其一日饮食情况见实训表 2-1。全天食用花生油 30g。

实训表 2-1   一日食谱参考表

餐次	饭菜名称	食物名称	食用量（g）
早餐	小米粥	小米	50
	馒头	小麦标准粉	50
	煮鸡蛋	鸡蛋	40
	拌黄瓜	黄瓜	60
午餐	米饭	大米	100
	素炒油菜	油菜	150
	肉片炒青椒	瘦猪肉	30
	苹果	苹果	120
晚餐	酸奶	牛奶	150
	香蕉	香蕉	150

1. 进行膳食结构分析，将结果列入实训表 2-2。

实训表 2-2　每日各类食物摄入量一览表

	谷类	蔬菜	水果	肉、禽	蛋类	鱼虾	豆类	奶类	油脂
实际摄入量									
膳食宝塔推荐量									
实际/推荐（%）									
评价									

2. 计算该女性一日能量和各种营养素摄入量，将结果列入实训表 2-3。

实训表 2-3　每日营养素摄入量计算表

食物名称	重量（g）	能量（kcal）	蛋白质（g）	脂肪（g）	糖类（g）	钙（mg）	铁（mg）	维生素C（mg）
合计								

3. 计算一日中各种营养素摄入量并与参考摄入量比较，将结果列入实训表 2-4。

实训表 2-4　每日能量及营养素摄入量评价表

	能量（kcal）	蛋白质（g）	钙（mg）	铁（mg）	维生素C（mg）
摄入量					
参考摄入量					
摄入量/参考摄入量（%）					
评价					

4. 计算一日所摄入的三大营养素占热能的百分比，将结果列入实训表 2-5。

实训表 2-5　每日产能营养素供能比评价表

类别	摄入量（g）	供给能量（kcal）	占总能量的百分比（%）	参考供能比（%）	评价
蛋白质				10～15	
脂类				20～30	
糖类				50～65	

三、对该女性膳食的总体评价和建议

实训 3　身 体 测 量

一、实训目的

1. 掌握身体测量的常用指标及测定方法。

2. 掌握身体测量指标的评价标准。

二、人体测量常用指标及测定方法

1. 身高、体重

（1）使用器材：身高体重仪。

（2）测量方法

1）身高：被测量者脱鞋，直立，上肢自然下垂，足跟并拢，足尖分开呈 60°，三点靠立柱（足跟、骶骨及两肩胛区），两点呈水平（测量者读数时两眼应与压板平面等高），精确到小数点后一位（0.1cm），每次测量身高最好连续测 2 次，间隔 30 秒。

2）体重：被测量者穿轻薄衣服、赤足，站于秤中央，数据稳定后读数，精确到小数点后 1 位。

2. 三头肌、肩胛下角皮褶厚度

（1）使用器材：皮褶厚度计。

（2）测量方法

三头肌皮褶厚度测量方法：①受试者自然站立，被测部位充分裸露。②测试人员找到肩峰、尺骨鹰嘴（肘部骨性突起）部位，并用笔标记出右臂后面从肩峰到尺骨鹰嘴连线中点上约 2cm 处。③用左手拇指、示指和中指将被测部位皮肤和皮下组织夹提起来。④在该皮褶提起点的下方用皮褶厚度计测量其厚度，从拇指下测量 1cm 左右处皮褶厚度，右手拇指松开皮褶厚度计卡钳钳柄，使钳尖部充分夹住皮褶，在皮褶厚度计指针快速回落后立即读数。要连续测 3 次，记录以毫米（mm）为单位，精确到 0.1mm。

肩胛下角皮褶厚度测量方法：在右肩胛下角下方 1cm 处，夹取与脊柱呈 45° 角的皮褶进行测量，方法同上。

注意事项：①受试者自然站立，肌肉不要紧张，体重平均落在两腿上。②把皮肤与皮下组织一起夹提起来，但不能把肌肉提夹住。③测量者每天工作开始前，及时从仪器箱中取走皮褶厚度计；每天工作完成后，将其装入皮褶厚度计盒中，并放入仪器箱中保存。

3. 腰围、臀围、腰臀比

（1）使用器材：无伸缩性材料制成的卷尺，刻度精确到 0.1cm。

（2）测量方法：测量腰围时受检者应空腹直立，两脚分开 25～30cm，用卷尺放在右侧腋中线髂骨上缘与第 12 肋下缘连线的中点（通常是腰部的天然最窄部位），沿水平方向围绕腹部一周，紧贴而不压迫皮肤，在正常呼气末测量腰围的长度，读数精确至 1mm。臀围是耻骨联合和背后臀大肌最凸处的水平周径，反映髋部骨骼和肌肉的发育情况。腰臀比是腰围（cm）和臀围（cm）的比值。

4. 身体脂肪率

（1）使用器材：身体脂肪测量仪。

（2）原理：依据身体的电阻来推测人体的脂肪率。身体脂肪率用电阻值、身高、体重、年龄、性别5个数据带入公式计算而得。

（3）测量方法：按下电源开关→"客人"闪烁时，按下设定开关→设定身高→设定体重→设定年龄→设定性别→两腿稍微分开，双手握住电极把手，双臂平举并伸直→按下测量开关→读数→测量结束按下电源开关。

三、评价标准

1. BMI

$$BMI=体重（kg）/[身高（m）]^2$$

BMI$<18.5kg/m^2$为体重过低；$18.5\sim23.9kg/m^2$为体重正常；$24.0\sim27.9kg/m^2$为超重；$\geq28kg/m^2$为肥胖。

2. 标准体重

$$标准体重（kg）=身高（cm）-105$$

实测体重处于标准体重±10%范围，为体重正常；±10%～20%为超重或消瘦；±20%以上为肥胖或严重消瘦。

3. 皮褶厚度

皮褶厚度（mm）=三头肌皮褶厚度（mm）+肩胛下角皮褶厚度（mm）

不同人群皮褶厚度参考值见实训表3-1。

实训表 3-1　不同人群皮褶厚度参考值（mm）

性别	瘦弱	中等	肥胖
男	<10	10～40	>40
女	<20	20～50	>50

4. 上臂肌围

上臂肌围（cm）=上臂围（cm）$-\pi\times$三头肌皮褶厚度（cm）

我国成年男性平均值是25.3cm；成年女性平均值是23.2cm。测定值>90%标准值为正常；测定值在80%～90%标准值为轻度肌蛋白消耗；测定值在60%～80%标准值为中度肌蛋白消耗；测定值<60%标准值为严重肌蛋白消耗。

5. 腰围　腰围是反映脂肪总量和脂肪分布的综合指标。

WHO规定腰围男性≥101cm、女性≥88cm为上身性肥胖；腰臀比男性≥0.9、女性≥0.8为上身性肥胖的标准。我国提出腰围男性≥90cm、女性≥85cm为成人中心性肥胖。

6. 身体脂肪率（%）　身体脂肪率是指人体内的脂肪量在体重中所占的比例（实训表3-2）。

实训表 3-2　不同人群身体脂肪率参考值（%）

性别	低	标准	偏高	高
男	<10	10～19.9	20～24.9	≥25
女	<20	20～29.9	30～34.9	≥35

四、列出测量的结果，并进行评价

实训表 3-3　本次实训的结果及评价表

	测量值	评价
身高		
体重		
皮褶厚度		
上臂肌围		
腰围		
身体脂肪率（%）		

实训 4　糖尿病患者食谱的编制

一、背景资料

某男性，40 岁，机关工作人员，身高 175cm，体重 55kg。主诉：乏力、多饮 4 个月。诊断为 2 型糖尿病，建议采取饮食+运动治疗，1 个月后复查。本实验以该患者为例，进行糖尿病患者的食谱编制。

二、实训目的

1. 掌握糖尿病患者食谱的编制原则。
2. 能够利用食物交换份法对糖尿病患者进行膳食管理及膳食教育。

三、实训方法及步骤

食物交换份法将常用食品分为四组，共 9 类（实训表 4-1），每份食物所含的能量相似（90kcal），每个交换份的同类食物中蛋白质、脂肪、糖类等营养素相似，同类食物中各种食物可以互换（实训表 4-2）。在编制食谱时，可以快捷、准确地代替食物成分表。

实训表 4-1　食物交换份分类及生热营养素含量表

组别	类别	每份重量（g）	能量（kcal）	蛋白质（g）	脂肪（g）	糖类（g）
谷薯组	谷薯类	25	90	2	—	20
果蔬组	蔬菜类	500	90	5	—	17
	水果类	200	90	1	—	21
肉蛋组	大豆类	25	90	9	4	4
	奶类	160	90	5	5	6
	肉蛋类	50	90	9	6	—
供能组	硬果类	15	90	4	7	2
	油脂类	10	90	—	10	—
	纯糖类	20	90	—	—	20

实训表 4-2   不同能量所需的各种食物交换份数

能量（kcal）	交换份	谷薯组	果蔬组	肉蛋组	供能组
1200	13.5	8	2	1.5	2
1400	16	10	2	2	2
1600	18	12	2	2	2
1800	20.5	14	2	2.5	2
2000	22.5	15	2	2.5	3
2200	25	17	2	3	3
2400	27	19	2	3	3
2600	29.5	20	2	4	3.5
2800	32	22	2	4.5	3.5
3000	34	24	2	4.5	3.5

（一）食物的选择

1. 宜用食物 ①粗杂粮，如荞麦面、燕麦面、玉米等，富含矿物质、维生素和膳食纤维，有助于改善葡萄糖耐量。②大豆及其制品，富含蛋白质和多不饱和脂肪酸，有降脂作用。③蔬菜，富含维生素、膳食纤维及矿物质。

2. 忌（少）用食物 ①精制糖，如白糖、红糖、甜点心、蜜饯、雪糕、甜饮料等（出现低血糖时除外）。②高糖类低蛋白质的食物，如马铃薯、芋头、山药、藕等，食用时应减少主食摄入量。③动物油脂，如猪油、牛油、奶油等，鱼油除外。④甜的水果，含果糖和葡萄糖高的水果应限量，如食用应相应减少主食摄入量。⑤酒，纯能量食物，无其他营养素，长期饮酒会损伤肝，易引起高三酰甘油血症，故少饮为宜。

（二）具体步骤

1. 计算标准体重。

2. 查实训表 4-3，计算每日所需总能量。

实训表 4-3   成年糖尿病患者每天能量供给量（kcal/kg）

体型	卧床	轻体力劳动	中等体力劳动	重体力劳动
消瘦	20～25	35	40	45～50
正常	15～20	30	35	40
肥胖	15	20～25	30	35

3. 参考实训表 4-2，确定全天各类食物的交换总份数。

4. 将各类食物的交换总份数安排到各餐次，完成实训表 4-4。

实训表 4-4   各餐食物交换份数

餐次	总份数	谷薯组	果蔬组	肉蛋组	供能组
合计					
早餐					

续表

餐次	总份数	谷薯组	果蔬组	肉蛋组	供能组
中餐					
晚餐					

5. 根据糖尿病患者的饮食原则及个人喜好，选择并交换食物，制定一日食谱，完成实训表 4-5。

实训表 4-5　糖尿病患者的一日食谱

餐次	膳食（饭菜）名称	食物原料名称	食物交换份数	食物重量（g）
早餐				
中餐				
晚餐				

6. 对编制的食谱进行评价。

（任　森）

参考文献

宾映初，马景丽，2014. 营养与膳食. 2 版. 北京：科学出版社.

蔡东联，糜漫天，2019. 营养师必读. 4 版. 北京：科学出版社.

高永清，吴小南，2017. 营养与食品卫生学. 2 版. 北京：科学出版社.

季兰芳，2019. 营养与膳食. 4 版. 北京：人民卫生出版社.

江育萍，2016. 临床营养学. 北京：中国医药科技出版社.

焦广宇，蒋卓勤，2010. 临床营养学. 3 版. 北京：人民卫生出版社.

林杰，闫瑞霞，2016. 营养与膳食. 北京：人民卫生出版社.

戚林，2017. 营养与膳食指导. 3 版. 北京：人民卫生出版社.

孙长颢，2017. 营养与食品卫生学. 8 版. 北京：人民卫生出版社.

王江琼，江秀娟，2019. 营养与膳食. 武汉：华中科技大学出版社.

杨月欣，王光亚，潘兴昌，2009. 中国食物成分表. 2 版. 北京：北京大学医学出版社.

战则凤，宾映初，2016. 营养与膳食. 北京：人民卫生出版社.

中国成人血脂异常防治指南修订联合委员会，2016. 中国成人血脂异常防治指南（2016 年修订版）. 中国循环杂志，31（10）：937-950.

中国高血压防治指南修订委员会，2019. 中国高血压防治指南（2018 年修订版）. 中国心血管杂志，24（1）：1-25.

中国营养学会，2014. 中国居民膳食营养素参考摄入量速查手册. 北京：中国标准出版社.

中国营养学会，2016. 中国居民膳食指南（2016）. 北京：人民卫生出版社.

中华消化杂志编委会，2016. 消化性溃疡诊断与治疗规范. 中华消化杂志，36（08）：508-513.

中华医学会肠外肠内营养学分会，2016. 成人围手术期营养支持指南. 中华外科杂志，54（9）：641-657.

中华医学会风湿病学分会，2016. 中国痛风诊疗指南. 中华内科杂志，55（11）：892-899.

中华医学会糖尿病学分会，2018. 中国 2 型糖尿病防治指南（2017 年版）. 中华糖尿病杂志，10（1）：4-67.

中华医学会消化病学分会胰腺疾病学组，中华胰腺病杂志编辑委员会，中华消化杂志编辑委员会，2013. 中国急性胰腺炎诊治指南. 胃肠病学，18（7）：428-433.

周芸，2017. 临床营养学. 4 版. 北京：人民卫生出版社.

附 录

附录 A 常见食物一般营养成分表

类别	食物名称	食部(%)	能量(kcal)	蛋白质(g)	脂肪(g)	糖类(g)	膳食纤维(g)	钙(mg)	磷(mg)	铁(mg)	胡萝卜素(μg)	维生素A(μg)	维生素B$_1$(mg)	维生素B$_2$(mg)	烟酸(mg)	维生素C(mg)	水分(ml)
粮谷类	稻米(X)	100	347	7.4	0.8	77.9	0.7	13	110	2.3	—	—	0.11	0.05	1.9	—	13.3
	粳米(标一)	100	345	7.7	0.6	77.4	0.6	11	121	1.1	—	—	0.16	0.08	1.3	—	13.7
	籼米(标一)	100	348	7.7	0.7	77.9	0.6	7	146	1.3	—	—	0.15	0.06	2.1	—	13.0
	小麦标准粉	100	349	11.2	1.5	73.6	2.1	31	188	3.5	—	—	0.28	0.08	2.0	—	12.7
	小麦富强粉	100	351	10.3	1.1	75.2	0.6	27	114	2.7	—	—	0.17	0.06	2.0	—	12.7
	高粱米	100	360	10.4	3.1	74.7	4.3	22	329	6.3	—	—	0.29	0.10	1.6	—	10.3
	小米	100	361	9.0	3.1	75.1	1.6	41	229	5.1	100	—	0.33	0.10	1.5	—	11.6
	玉米面(黄)	100	352	8.1	3.3	75.2	5.6	22	196	3.2	40	—	0.26	0.09	2.3	—	12.1
	荞麦	100	337	9.3	2.3	73.0	6.5	47	297	6.2	20	—	0.28	0.16	2.2	—	13.0
	糯米	100	350	7.3	1.0	78.3	0.8	26	113	1.4	—	—	0.11	0.04	2.3	—	12.6
干豆类	黄豆(大豆)	100	390	35.0	16.0	34.2	15.5	191	465	8.2	220	—	0.41	0.20	2.1	—	10.2
	黑豆(大)豆	100	401	36.0	15.9	33.6	10.2	224	500	7.0	30	—	0.20	0.33	2.0	—	9.9
	青豆(大)豆	100	398	34.5	16.0	35.4	12.6	200	395	8.4	790	—	0.41	0.18	3.0	—	9.5
	豇豆	100	336	19.3	1.2	65.6	7.1	40	344	7.1	60	—	0.16	0.08	1.9	—	10.9

续表

类别	食物名称	食部(%)	能量(kcal)	蛋白质(g)	脂肪(g)	糖类(g)	膳食纤维(g)	钙(mg)	磷(mg)	铁(mg)	胡萝卜素(μg)	维生素A(μg)	维生素B₁(mg)	维生素B₂(mg)	烟酸(mg)	维生素C(mg)	水分(ml)
干豆类	绿豆	100	329	21.6	0.8	62.0	6.4	81	337	6.5	130	—	0.25	0.11	2.0	—	12.3
	蚕豆	100	338	21.6	1.0	61.5	1.7	31	418	8.2	—	—	0.09	0.13	1.9	—	13.2
	豆腐	100	82	8.1	3.7	4.2	0.4	164	119	1.9	—	—	0.04	0.03	0.2	—	82.8
	豆腐丝	100	203	21.5	10.5	6.2	1.1	204	220	9.1	30	—	0.04	0.12	0.5	—	58.4
	豆浆	100	16	1.8	0.7	1.1	1.1	10	30	0.5	90	—	0.02	0.02	0.1	—	96.4
	豆腐脑	100	15	1.9	0.8	0.0	—	18	5	0.9	—	—	0.04	0.02	0.4	—	96.7
	腐竹	100	461	44.6	21.7	22.3	1.0	77	284	16.5	—	—	0.13	0.07	0.8	—	7.9
鲜豆类	豆角	96	34	2.5	0.2	6.7	2.1	29	55	1.5	200	—	0.05	0.07	0.9	18	90.0
	刀豆	92	40	3.1	0.3	7.0	1.8	49	57	4.6	220	—	0.05	0.07	1.0	15	89.0
	黄豆芽	100	47	4.5	1.6	4.5	1.5	21	74	0.9	30	—	0.04	0.07	0.6	8	88.8
	绿豆芽	100	19	2.1	0.1	2.9	0.8	9	37	0.6	20	—	0.05	0.06	0.5	6	94.6
	四季豆	96	31	2.0	0.4	5.7	1.5	42	51	1.5	210	—	0.04	0.07	0.4	6	91.3
	毛豆	53	131	13.1	5.0	10.5	4.0	135	188	3.5	130	—	0.15	0.07	1.4	27	69.6
根茎类	甘薯(红心)	90	102	1.1	0.2	24.7	1.6	23	39	0.5	750	—	0.04	0.04	0.6	26	73.4
	甘薯(白心)	86	106	1.4	0.2	25.2	1.0	24	46	0.8	220	—	0.07	0.04	0.6	24	72.6
	胡萝卜(红)	96	39	1.0	0.2	8.8	1.1	32	27	1.0	4130	—	0.04	0.03	0.6	13	89.2
	白萝卜	95	23	0.9	0.1	5.0	1.0	36	26	0.5	20	—	0.02	0.03	0.3	21	93.4
	马铃薯	94	77	2.0	0.2	17.2	0.7	8	40	0.8	30	—	0.08	0.04	1.1	27	79.8
	藕	88	73	1.9	0.2	16.4	1.2	39	58	1.4	20	—	0.09	0.03	0.3	44	80.5
	竹笋	63	23	2.6	0.2	3.6	1.8	9	64	0.5	—	—	0.08	0.08	0.6	5	92.8
	豆薯	91	57	0.9	0.1	13.4	0.8	21	24	0.6	—	—	0.03	0.03	0.3	13	85.2
	芋头	84	81	2.2	0.2	18.1	1.0	36	55	1.0	160	—	0.06	0.05	0.7	6	78.6

续表

类别	食物名称	食部(%)	能量(kcal)	蛋白质(g)	脂肪(g)	糖类(g)	膳食纤维(g)	钙(mg)	磷(mg)	铁(mg)	胡萝卜素(μg)	维生素A(μg)	维生素B₁(mg)	维生素B₂(mg)	烟酸(mg)	维生素C(mg)	水分(ml)
蔬菜类	大白菜(白硬)	92	22	1.7	0.2	3.7	0.6	69	30	0.5	250	—	0.06	0.07	0.8	47	93.6
	大白菜(青白口)	83	17	1.4	0.1	3.0	0.9	35	28	0.6	80	—	0.03	0.04	0.4	28	95.1
	白菜薹	84	28	2.8	0.5	4.0	1.7	96	54	2.8	960	—	0.05	0.08	1.2	44	91.3
	小白菜	81	17	1.5	0.3	2.7	1.1	90	36	1.9	1680	—	0.02	0.09	0.7	28	94.5
	菠菜	89	28	2.6	0.3	4.5	1.7	66	47	2.9	2920	—	0.04	0.11	0.6	32	91.2
	洋葱(葱头)	90	40	1.1	0.2	9.0	0.9	24	39	0.6	20	—	0.03	0.03	0.3	8	89.2
	韭菜	90	29	2.4	0.4	4.6	1.4	42	38	1.6	1410	—	0.02	0.09	0.8	24	91.8
	芹菜	66	17	0.8	0.1	3.9	1.4	48	50	0.8	60	—	0.01	0.08	0.4	12	94.2
	蕹菜	76	23	2.2	0.3	3.6	1.4	99	38	2.3	1520	—	0.03	0.08	0.8	25	92.9
	青蒜	84	34	2.4	0.3	6.2	1.7	24	25	0.8	590	—	0.06	0.04	0.6	16	90.4
	莴笋(茎)	62	15	1.0	0.1	2.8	0.6	23	48	0.9	150	—	0.02	0.02	0.5	4	95.5
	莴笋(茎)叶	89	20	1.4	0.2	3.6	1.0	34	26	1.5	880	—	0.06	0.10	0.4	13	94.2
	苋菜(紫)	73	35	2.8	0.4	5.9	1.8	178	63	2.9	1490	—	0.03	0.10	0.6	30	88.8
	圆白菜(卷心菜)	86	24	1.5	0.2	4.6	1.0	49	26	0.6	70	—	0.03	0.03	0.4	40	93.2
	菜花(花椰菜)	82	26	2.1	0.2	4.6	1.2	23	47	1.1	30	—	0.03	0.08	0.6	61	92.4
	油菜薹(菜薹)	82	24	3.2	0.4	3.0	2.0	156	51	2.8	540	—	0.08	0.07	0.8	65	92.4
瓜茄类	黄瓜	92	16	0.8	0.2	2.9	0.5	24	24	0.5	90	—	0.02	0.03	0.2	9	95.8
	冬瓜	80	12	0.4	0.2	2.6	0.7	19	12	0.2	80	—	0.01	0.01	0.3	18	96.6
	南瓜	85	23	0.7	0.1	5.3	0.8	16	24	0.4	890	—	0.03	0.04	0.4	8	93.5
	丝瓜	83	21	1.0	0.2	4.2	0.6	14	29	0.4	90	—	0.02	0.04	0.4	5	94.3
	茄子	93	23	1.1	0.2	4.9	1.3	24	23	0.5	50	—	0.02	0.04	0.6	5	93.4

续表

类别	食物名称	食部(%)	能量(kcal)	蛋白质(g)	脂肪(g)	糖类(g)	膳食纤维(g)	钙(mg)	磷(mg)	铁(mg)	胡萝卜素(μg)	维生素A(μg)	维生素B₁(mg)	维生素B₂(mg)	烟酸(mg)	维生素C(mg)	水分(ml)
瓜茄类	辣椒(青、尖)	84	27	1.4	0.3	5.8	2.1	15	33	0.7	340	—	0.03	0.04	0.5	62	91.9
	辣椒(红、小)	80	38	1.3	0.4	8.9	3.2	37	95	1.4	1390	—	0.03	0.06	0.8	144	88.8
	甜椒(灯笼椒)	82	25	1.0	0.2	5.4	1.4	14	20	0.8	340	—	0.03	0.03	0.9	72	93.0
	番茄	97	20	0.9	0.2	4.0	0.5	10	23	0.4	550	—	0.03	0.03	0.6	19	94.4
	甜瓜	78	27	0.4	0.1	6.2	0.4	14	17	0.7	30	—	0.02	0.03	0.3	15	92.9
咸菜类	榨菜	100	33	2.2	0.3	6.5	2.1	155	41	3.9	490	—	0.03	0.06	0.5	2	75.0
	酱大头菜	100	41	2.4	0.3	8.4	2.4	77	41	6.7	—	—	0.03	0.08	0.8	5	74.8
	腌芥菜头	100	44	2.8	0.1	9.3	2.7	87	41	2.9	—	—	0.07	0.02	0.8	—	70.5
	腌雪里蕻	100	29	2.4	0.2	5.4	2.1	294	36	5.5	50	—	0.05	0.07	0.7	4	77.1
	酱黄瓜	100	26	3.0	0.3	3.4	1.2	52	73	3.7	180	—	0.06	0.01	0.9	—	76.2
	辣萝卜条	100	41	1.4	0.5	8.5	1.8	118	34	3.3	100	—	0.03	0.06	0.5	—	77.8
菌藻类	鲜蘑菇	99	24	2.7	0.1	4.1	2.1	6	94	1.2	10	—	0.08	0.35	4.0	2	92.4
	干香菇	95	274	20.0	1.2	61.7	31.6	83	258	10.5	20	—	0.19	1.26	20.5	5	12.3
	紫菜(干)	100	250	26.7	1.1	44.1	21.6	264	350	54.9	1370	—	0.27	1.02	7.3	2	12.7
	海带(干)	98	90	1.8	0.1	23.4	6.1	348	52	4.7	240	—	0.01	0.10	0.8	—	70.5
	木耳(干)	100	265	12.1	1.5	65.6	29.9	247	292	97.4	100	—	0.17	0.44	2.5	—	15.5
水果类	菠萝	68	44	0.5	0.1	10.8	1.3	12	9	0.6	20	—	0.04	0.02	0.2	18	88.4
	柑橘	77	51	0.7	0.2	11.9	0.4	35	18	0.2	890	—	0.08	0.04	0.4	28	86.9
	橙	74	48	0.8	0.2	11.1	0.6	20	22	0.4	160	—	0.05	0.04	0.3	33	87.4
	蜜橘	76	45	0.8	0.4	10.3	1.4	19	18	0.2	1660	—	0.05	0.04	0.2	19	88.2
	鸭梨	82	45	0.2	0.2	11.1	1.1	4	14	0.9	10	—	0.03	0.03	0.2	4	88.3
	苹果	76	54	0.2	0.2	13.5	1.2	4	12	0.6	20	—	0.06	0.02	0.2	4	85.9

续表

类别	食物名称	食部(%)	能量(kcal)	蛋白质(g)	脂肪(g)	糖类(g)	膳食纤维(g)	钙(mg)	磷(mg)	铁(mg)	胡萝卜素(µg)	维生素A(µg)	维生素B₁(mg)	维生素B₂(mg)	烟酸(mg)	维生素C(mg)	水分(ml)
水果类	葡萄	86	44	0.5	0.2	10.3	0.4	5	13	0.4	50	—	0.04	0.02	0.2	25	88.7
	桃	86	51	0.9	0.1	12.2	1.3	6	20	0.8	20	—	0.01	0.03	0.7	7	86.4
	杏	91	38	0.9	0.1	9.1	1.3	14	15	0.6	450	—	0.02	0.03	0.6	4	89.4
	香蕉	59	93	1.4	0.2	22.0	1.2	7	28	0.4	60	—	0.02	0.04	0.7	8	75.8
	鲜枣	87	125	1.1	0.3	30.5	1.9	22	23	1.2	240	—	0.06	0.09	0.9	243	67.4
	中华猕猴桃	83	61	0.8	0.6	14.5	2.6	27	26	1.2	130	—	0.05	0.02	0.3	62	83.4
动物性食物	猪肉(肥)	100	807	2.4	88.6	0.0	—	3	18	1.0	—	29	0.08	0.05	0.9	—	8.8
	猪肉(瘦)	100	395	13.2	37	2.4	—	6	162	1.6	—	18	0.22	0.16	3.5	—	46.8
	瘦猪肉	100	143	20.3	6.2	1.5	—	6	189	3.0	—	44	0.54	0.10	5.3	—	71.0
	瘦牛肉	100	106	20.2	2.3	1.2	—	9	172	2.8	—	6	0.07	0.13	6.3	—	75.2
	兔肉	100	102	19.7	2.2	0.9	—	12	165	2.0	—	26	0.11	0.10	5.8	—	76.2
	瘦羊肉	90	118	20.5	3.9	0.2	—	9	196	3.9	—	11	0.15	0.16	5.2	—	74.2
	鸡	66	167	19.3	9.4	1.3	—	9	156	1.4	—	48	0.05	0.09	5.6	—	69.0
	鸭	68	240	15.5	19.7	0.2	—	6	122	2.2	—	52	0.08	0.22	4.2	—	63.9
	鹅	63	245	17.9	19.9	0.0	—	4	144	3.8	—	42	0.07	0.23	4.9	—	61.4
	猪肝	99	129	19.3	3.5	5.0	—	6	310	22.6	—	4927	0.21	2.08	15.0	—	70.7
	猪血	100	55	12.2	0.3	0.9	—	4	16	8.7	—	—	0.03	0.04	0.3	—	85.8
	牛肝	100	139	19.8	3.9	6.2	—	4	252	6.6	—	20220	0.16	1.30	11.9	—	68.7
	鸡肝	100	121	16.6	4.8	2.8	—	7	263	12.0	—	10414	0.33	1.10	11.9	—	74.4
	牛奶	100	54	3.0	3.2	3.4	—	104	73	0.3	—	24	0.03	0.14	0.1	—	89.8
	鸡蛋(白皮)	87	138	12.7	9	1.5	—	48	176	2.0	—	310	0.06	0.59	0.6	—	75.8
	鸡蛋(红皮)	88	156	12.8	11.1	1.3	—	44	182	2.3	—	194	0.13	0.32	0.2	—	73.8
	鸭蛋	87	180	12.6	13	3.1	—	62	226	2.9	—	261	0.17	0.35	0.2	—	70.3

续表

类别	食物名称	食部(%)	能量(kcal)	蛋白质(g)	脂肪(g)	糖类(g)	膳食纤维(g)	钙(mg)	磷(mg)	铁(mg)	胡萝卜素(µg)	维生素A(µg)	维生素B₁(mg)	维生素B₂(mg)	烟酸(mg)	维生素C(mg)	水分(ml)
动物性食物	鹅蛋	87	196	11.1	15.6	2.8	—	34	130	4.1	—	192	0.08	0.30	0.4	—	69.3
	鹌鹑蛋	86	160	12.8	11.1	2.1	—	47	180	3.2	—	337	0.11	0.49	0.1	—	73.0
	松花蛋（鸭蛋）	90	171	14.2	10.7	4.5	—	63	165	3.3	—	215	0.06	0.18	0.1	—	68.4
	鲤鱼	54	109	17.6	4.1	0.5	—	50	204	1.0	—	25	0.03	0.09	2.7	—	76.7
	鲫鱼	54	108	17.1	2.7	3.8	—	79	193	1.3	—	17	0.04	0.09	2.5	—	75.4
	草鱼	58	112	16.6	5.2	0.0	—	38	203	0.8	—	11	0.04	0.11	2.8	—	77.3
	鳊鱼	59	135	18.3	6.3	1.2	—	89	188	0.7	—	28	0.02	0.07	1.7	—	73.1
	鲢鱼	61	102	17.8	3.6	0.0	—	53	190	1.4	—	20	0.03	0.07	2.5	—	78.0
	青鱼	63	116	20.1	4.2	0.2	—	31	184	0.9	—	42	0.03	0.07	2.9	—	73.9
	小黄鱼	63	99	17.9	3	0.1	—	78	188	0.9	—	—	0.04	0.04	2.3	—	77.9
	带鱼	76	127	17.7	4.9	3.1	—	28	191	1.2	—	29	0.02	0.06	2.8	—	73.3
	鲥鱼	70	142	18.5	7.8	0.0	—	46	155	1.1	—	24	0.04	0.07	2.1	—	72.8
	干墨鱼	82	287	65.3	1.9	2.1	—	82	413	23.9	—	—	0.02	0.05	3.6	—	24.8
	干鱿鱼	98	313	60.0	4.6	7.8	—	87	392	4.1	—	—	0.02	0.13	4.9	—	21.8
	河虾	86	84	16.4	2.4	0.0	—	78	293	8.8	—	48	0.04	0.12	2.2	—	78.1
	海虾	51	79	16.8	0.6	1.5	—	146	196	3.0	—	—	0.01	0.05	1.9	—	79.3
	虾皮	100	153	30.7	2.2	2.5	—	991	582	6.7	—	19	0.02	0.14	3.1	—	42.4
调味品	醋	100	31	2.1	0.3	4.9	—	17	96	6.0	—	—	0.03	0.05	1.4	—	90.6
	酱油	100	63	5.6	0.1	10.1	0.2	66	204	8.6	—	—	0.05	0.13	1.7	—	67.3
	豆瓣酱	100	181	13.6	6.8	17.1	1.5	53	154	16.4	—	—	0.11	0.46	2.4	—	46.6
	辣椒酱	100	36	0.1	2.8	3.2	2.6	117	30	3.8	790	—	0.01	0.09	1.1	—	71.2
	精盐	100	0	0.0	0	0.0	0	22	—	1.0	—	—	—	—	—	—	0.1
	味精	100	268	40.1	0.2	26.5	—	100	4	1.2	—	—	0.08	—	0.3	—	0.2
	植物油	100	899	—	99.9	—	—	—	—	—	—	—	—	—	—	—	0.1
	炼猪油	100	897	—	99.6	—	—	—	—	—	—	27	—	—	—	—	0.2

附录 B　中国居民膳食能量需要量（EER）

人群	能量（MJ/d）						能量（kcal/d）					
	身体活动水平（轻）		身体活动水平（中）		身体活动水平（重）		身体活动水平（轻）		身体活动水平（中）		身体活动水平（重）	
	男	女	男	女	男	女	男	女	男	女	男	女
0岁~	—a	—	0.38MJ/(kg·d)	0.38MJ/(kg·d)	—	—	—	—	90kcal/(kg·d)	90kcal/(kg·d)	—	—
0.5岁~	—	—	0.33MJ/(kg·d)	0.33MJ/(kg·d)	—	—	—	—	80kcal/(kg·d)	80kcal/(kg·d)	—	—
1岁~	—	—	3.77	3.35	—	—	—	—	900	800	—	—
2岁~	—	—	4.60	4.18	—	—	—	—	1100	1000	—	—
3岁~	—	—	5.23	5.02	—	—	—	—	1250	1200	—	—
4岁~	—	—	5.44	5.23	—	—	—	—	1300	1250	—	—
5岁~	—	—	5.86	5.44	—	—	—	—	1400	1300	—	—
6岁~	5.86	5.23	6.69	6.07	7.53	6.90	1400	1250	1600	1450	1800	1650
7岁~	6.28	5.65	7.11	6.49	7.95	7.32	1500	1350	1700	1550	1900	1750
8岁~	6.90	6.07	7.74	7.11	8.79	7.95	1650	1450	1850	1700	2100	1900
9岁~	7.32	6.49	8.37	7.53	9.41	8.37	1750	1550	2000	1800	2250	2000
10岁~	7.53	6.90	8.58	7.95	9.62	9.00	1800	1650	2050	1900	2300	2150
11岁~	8.58	7.53	9.83	8.58	10.88	9.62	2050	1800	2350	2050	2600	2300
14岁~	10.46	8.37	11.92	9.62	13.39	10.67	2500	2000	2850	2300	3200	2550
18岁~	9.41	7.53	10.88	8.79	12.55	10.04	2250	1800	2600	2100	3000	2400
50岁~	8.79	7.32	10.25	8.58	11.72	9.83	2100	1750	2450	2050	2800	2350
65岁~	8.58	7.11	9.83	8.16	—	—	2050	1700	2350	1950	—	—
80岁~	7.95	6.28	9.20	7.32	—	—	1900	1500	2200	1750	—	—
孕妇（早）	—	+0	—	+0b	—	+0	—	+0	—	+0	—	+0
孕妇（中）	—	+1.26	—	+1.26	—	+1.26	—	+300	—	+300	—	+300
孕妇（晚）	—	+1.88	—	+1.88	—	+1.88	—	+450	—	+450	—	+450
乳母	—	+2.09	—	+2.09	—	+2.09	—	+500	—	+500	—	+500

a 未制定参考值者用"—"表示。
b "+"表示在同龄人群参考值基础上额外增加量。

附录 C　中国居民膳食蛋白质参考摄入量（DRIs）

人群	EAR（g/d）		RNI（g/d）	
	男	女	男	女
0 岁～	—[a]	—	9（AI）	9（AI）
0.5 岁～	15	15	20	20
1 岁～	20	20	25	25
2 岁～	20	20	25	25
3 岁～	25	25	30	30
4 岁～	25	25	30	30
5 岁～	25	25	30	30
6 岁～	25	25	35	35
7 岁～	30	30	40	40
8 岁～	30	30	40	40
9 岁～	40	40	45	45
10 岁～	40	40	50	50
11 岁～	50	45	60	55
14 岁～	60	50	75	60
18 岁～	60	50	65	55
50 岁～	60	50	65	55
65 岁～	60	50	65	55
80 岁～	60	50	65	55
孕妇（早）	—	+0[b]	—	+0
孕妇（中）	—	+10	—	+15
孕妇（晚）	—	+25	—	+30
乳母	—	+20	—	+25

a 未制定参考值者用"—"表示。

b "+"表示在同龄人群参考值基础上额外增加量。

附录 D 中国居民膳食糖类（碳水化合物）、脂肪酸参考摄入量（DRIs）

人群	总碳水化合物（g/d）EAR	亚油酸（%E[b]）AI	α−亚麻酸（%E）AI	EPA+DHA（g/d）AI
0 岁～	60（AI）	7.3（0.15g[c]）	0.87	0.10[d]
0.5 岁～	85（AI）	6.0	0.66	0.10[d]
1 岁～	120	4.0	0.60	0.10[d]
4 岁～	120	4.0	0.60	—
7 岁～	120	4.0	0.60	—
11 岁～	150	4.0	0.60	—
14 岁～	150	4.0	0.60	—
18 岁～	120	4.0	0.60	—
50 岁～	120	4.0	0.60	—
65 岁～	—[a]	4.0	0.60	—
80 岁～	—	4.0	0.60	—
孕妇（早）	130	4.0	0.60	0.25（0.20[d]）
孕妇（中）	130	4.0	0.60	0.25（0.20[d]）
孕妇（晚）	130	4.0	0.60	0.25（0.20[d]）
乳母	160	4.0	0.60	0.25（0.20[d]）

a 未制定参考值者用"—"表示。

b %E 为占能量的百分比。

c 为花生四烯酸。

d DHA。

注：我国 2 岁以上儿童及成人膳食中来源于食品工业加工产生的反式脂肪酸的 UL 为<1%E。

附录 E　中国居民膳食常量元素参考摄入量（DRIs）

人群	钙（mg/d）			磷（mg/d）			钾（mg/d）		钠（mg/d）		镁（mg/d）		氯（mg/d）
	EAR	RNI	UL	EAR	RNI	UL^c	AI	PI	AI	PI	EAR	RNI	AI
0岁~	—^a	200（AI）	1000	—	100（AI）	—	350	—	170	—	—	20（AI）	260
0.5岁~	—	250（AI）	1500	—	180（AI）	—	550	—	350	—	—	65（AI）	550
1岁~	500	600	1500	250	300	—	900	—	700	—	110	140	1100
4岁~	650	800	2000	290	350	—	1200	2100	900	1200	130	160	1400
7岁~	800	1000	2000	400	470	—	1500	2800	1200	1500	180	220	1900
11岁~	1000	1200	2000	540	640	—	1900	3400	1400	1900	250	300	2200
14岁~	800	1000	2000	590	710	—	2200	3900	1600	2200	270	320	2500
18岁~	650	800	2000	600	720	3500	2000	3600	1500	2000	280	330	2300
50岁~	800	1000	2000	600	720	3500	2000	3600	1400	1900	280	330	2200
65岁~	800	1000	2000	590	700	3000	2000	3600	1400	1800	270	320	2200
80岁~	800	1000	2000	560	670	3000	2000	3600	1300	1700	260	310	2000
孕妇（早）	+0^b	+0	2000	+0	+0	3500	+0	3600	+0	2000	+30	+40	+0
孕妇（中）	+160	+200	2000	+0	+0	3500	+0	3600	+0	2000	+30	+40	+0
孕妇（晚）	+160	+200	2000	+0	+0	3500	+0	3600	+0	2000	+30	+40	+0
乳母	+160	+200	2000	+0	+0	3500	+400	3600	+0	2000	+0	+0	+0

a 未制定参考值者用 "—" 表示。

b "+" 表示在同龄人群参考值基础上额外增加量。

c 有些营养素未制定可耐受最高摄入量，主要是因为研究资料不充分，并不表示过量摄入没有健康风险。

附录F　中国居民膳食微量元素参考摄入量（DRIs）

人群	铁（mg/d）EAR 男	铁 EAR 女	铁 RNI 男	铁 RNI 女	铁 UL	碘（μg/d）EAR	碘 RNI	碘 UL	锌（mg/d）EAR 男	锌 EAR 女	锌 RNI 男	锌 RNI 女	锌 UL	硒（μg/d）EAR	硒 RNI	硒 UL	铜（mg/d）EAR	铜 RNI	铜 UL	氟（mg/d）AI	氟 UL	铬（μg/d）AI	锰（mg/d）AI	锰 UL	钼（μg/d）EAR	钼 RNI	钼 UL
0岁~	—ª	—	0.3（AI）		—	—	85（AI）	—	—		2.0（AI）		—	—	15（AI）	55	—	0.3（AI）	—	0.01	—	0.2	0.01	—	—	2（AI）	—
0.5岁~	7		10（AI）		—	—	115（AI）	—	2.8		3.5（AI）		—	—	20（AI）	80	—	0.3（AI）	—	0.23	—	4.0	0.7	—	—	15（AI）	—
1岁~	6	6	9	9	25	65	90	—	3.2		4.0		8	20	25	100	0.25	0.3	2	0.6	0.8	15	1.5	—	35	40	200
4岁~	7	7	10	10	30	65	90	200	4.6		5.5		12	25	30	150	0.30	0.4	3	0.7	1.1	20	2.0	3.5	40	50	300
7岁~	10	10	13	13	35	65	90	300	5.9		7.0		19	35	40	200	0.40	0.5	4	1.0	1.7	25	3.0	5.0	55	65	450
11岁~	11	14	15	18	40	75	110	400	8.2	7.6	10.0	9.0	28	45	55	300	0.55	0.7	6	1.3	2.5	30	4.0	8.0	75	90	650
14岁~	12	14	16	18	40	85	120	500	9.7	6.9	11.5	8.5	35	50	60	350	0.60	0.8	7	1.5	3.1	35	4.5	10	85	100	800
18岁~	9	15	12	20	42	85	120	600	10.4	6.1	12.5	7.5	40	50	60	400	0.60	0.8	8	1.5	3.5	30	4.5	11	85	100	900
50岁~	9	9	12	12	42	85	120	600	10.4	6.1	12.5	7.5	40	50	60	400	0.60	0.8	8	1.5	3.5	30	4.5	11	85	100	900
65岁~	9	9	12	12	42	85	120	600	10.4	6.1	12.5	7.5	40	50	60	400	0.60	0.8	8	1.5	3.5	30	4.5	11	85	100	900
80岁~	9	9	12	12	42	85	120	600	10.4	6.1	12.5	7.5	40	50	60	400	0.60	0.8	8	1.5	3.5	30	4.5	11	85	100	900
孕妇（早）	—	+0ᵇ	—	+0	42	+75	+110	600	—	+1.7	—	+2.0	40	+4	+5	400	+0.10	+0.1	8	+0	3.5	+1.0	+0.4	11	+7	+10	900
孕妇（中）	—	+4	—	+4	42	+75	+110	600	—	+1.7	—	+2.0	40	+4	+5	400	+0.10	+0.1	8	+0	3.5	+4.0	+0.4	11	+7	+10	900
孕妇（晚）	—	+7	—	+9	42	+75	+110	600	—	+1.7	—	+2.0	40	+4	+5	400	+0.10	+0.1	8	+0	3.5	+6.0	+0.4	11	+7	+10	900
乳母	—	+3	—	+4	42	+85	+120	600	—	+3.8	—	+4.5	40	+15	+18	400	+0.50	+0.6	8	+0	3.5	+7.0	+0.3	11	+3	+3	900

a　未制定参考值者用 "—" 表示。
b　"+" 表示在同龄人群参考值基础上额外增加量。
c　有些营养素未制定可耐受最高摄入量，主要是因为研究资料不充分，并不表示过量摄入没有健康风险。

附录 G　中国居民膳食脂溶性维生素参考摄入量（DRIs）

人群	维生素 A（μg RAE/d）[c]					维生素 D（μg/d）			维生素 E（mg α-TE/d）[d]		维生素 K（μg/d）
	EAR		RNI		UL	EAR	RNI	UL	AI	UL[e]	AI
	男	女	男	女							
0 岁～	—[a]		300（AI）		600	—	10（AI）	20	3	—	2
0.5 岁～	—		350（AI）		600	—	10（AI）	20	4	—	10
1 岁～	220		310		700	8	10	20	6	150	30
4 岁～	260		360		900	8	10	30	7	200	40
7 岁～	360		500		1500	8	10	45	9	350	50
11 岁～	480	450	670	630	2100	8	10	50	13	500	70
14 岁～	590	450	820	630	2700	8	10	50	14	600	75
18 岁～	560	480	800	700	3000	8	10	50	14	700	80
50 岁～	560	480	800	700	3000	8	10	50	14	700	80
65 岁～	560	480	800	700	3000	8	15	50	14	700	80
80 岁～	560	480	800	700	3000	8	15	50	14	700	80
孕妇（早）	—	+0[b]	—	+0	3000	+0	+0	50	+0	700	+0
孕妇（中）	—	+50	—	+70	3000	+0	+0	50	+0	700	+0
孕妇（晚）	—	+50	—	+70	3000	+0	+0	50	+0	700	+0
乳母	—	+400	—	+600	3000	+0	+0	50	+3	700	+5

a 未制定参考值者用"—"表示。

b "+"表示在同龄人群参考值基础上额外增加量。

c 视黄醇活性当量（RAE，μg）=膳食或补充剂来源全反式视黄醇（μg）+1/2 补充剂纯品全反式 β-胡萝卜素（μg）+1/12 膳食全反式 β-胡萝卜素（μg）+1/24 其他膳食维生素 A 原类胡萝卜素（μg）。

d α-生育酚当量（α-TE，mg），膳食中总 α-TE 当量（mg）=1×α-生育酚（mg）+0.5×β-生育酚（mg）+0.1×γ-生育酚（mg）+0.02×δ-生育酚（mg）+0.3×α-三烯生育酚（mg）。

e 有些营养素未制定可耐受最高摄入量，主要是因为研究资料不充分，并不表示过量摄入没有健康风险。

附录 H　中国居民膳食水溶性维生素参考摄入量（DRIs）

人群	维生素 B₁（mg/d） EAR 男	维生素 B₁（mg/d） EAR 女	维生素 B₁（mg/d） RNI 男	维生素 B₁（mg/d） RNI 女	维生素 B₂（mg/d） EAR 男	维生素 B₂（mg/d） EAR 女	维生素 B₂（mg/d） RNI 男	维生素 B₂（mg/d） RNI 女	维生素 B₆（mg/d） EAR	维生素 B₆（mg/d） RNI	维生素 B₆（mg/d） UL[f]	维生素 B₁₂（µg/d） EAR	维生素 B₁₂（µg/d） RNI
0 岁~	—	—[a]	0.1（AI）	0.1（AI）	—	—	0.4（AI）	0.4（AI）	—	0.2（AI）	—	—	0.3（AI）
0.5 岁~	—	—	0.3（AI）	0.3（AI）	—	—	0.5（AI）	0.5（AI）	—	0.4（AI）	—	—	0.6（AI）
1 岁~	0.5	0.5	0.6	0.6	0.5	0.5	0.6	0.6	0.5	0.6	20	0.8	1.0
4 岁~	0.6	0.6	0.8	0.8	0.6	0.6	0.7	0.7	0.6	0.7	25	1.0	1.2
7 岁~	0.8	0.8	1.0	1.0	0.8	0.8	1.0	1.0	0.8	1.0	35	1.3	1.6
11 岁~	1.1	1.0	1.3	1.1	1.1	0.9	1.3	1.1	1.1	1.3	45	1.8	2.1
14 岁~	1.3	1.1	1.6	1.3	1.3	1.0	1.5	1.2	1.2	1.4	55	2.0	2.4
18 岁~	1.2	1.0	1.4	1.2	1.2	1.0	1.4	1.2	1.2	1.4	60	2.0	2.4
50 岁~	1.2	1.0	1.4	1.2	1.2	1.0	1.4	1.2	1.3	1.6	60	2.0	2.4
65 岁~	1.2	1.0	1.4	1.2	1.2	1.0	1.4	1.2	1.3	1.6	60	2.0	2.4
80 岁~	1.2	1.0	1.4	1.2	1.2	1.0	1.4	1.2	1.3	1.6	60	2.0	2.4
孕妇（早）	—	+0[b]	—	+0	—	+0	—	+0	+0.7	+0.8	60	+0.4	+0.5
孕妇（中）	—	+0.1	—	+0.2	—	+0.1	—	+0.2	+0.7	+0.8	60	+0.4	+0.5
孕妇（晚）	—	+0.2	—	+0.3	—	+0.2	—	+0.3	+0.7	+0.8	60	+0.4	+0.5
乳母	—	+0.2	—	+0.3	—	+0.2	—	+0.3	+0.2	+0.3	60	+0.6	+0.8

续表

人群	泛酸 (mg/d) AI	叶酸 (μg DFE/d)c EAR	叶酸 RNI	叶酸 ULd	烟酸 (mg NE/d)e EAR 男	烟酸 EAR 女	烟酸 RNI 男	烟酸 RNI 女	烟酸 UL	烟酰胺 (mg/d) UL	胆碱 (mg/d) AI 男	胆碱 AI 女	胆碱 UL	生物素 (μg/d) AI	维生素 C (mg/d) EAR	维生素 C RNI	维生素 C PI (建议摄入量)	维生素 C UL
0 岁～	1.7	—	65 (AI)	—	—	—	2 (AI)		—	—	120		—	5	—	40 (AI)	—	—
0.5 岁～	1.9	—	100 (AI)	—	—	—	3 (AI)		—	—	150		—	9	—	40 (AI)	—	—
1 岁～	2.1	130	160	300	5	5	6	6	10	100	200		1000	17	35	40	—	400
4 岁～	2.5	150	190	400	7	6	8	8	15	130	250		1000	20	40	50	—	600
7 岁～	3.5	210	250	600	9	8	11	10	20	180	300		1500	25	55	65	—	1000
11 岁～	4.5	290	350	800	11	10	14	12	25	240	400		2000	35	75	90	—	1400
14 岁～	5.0	320	400	900	14	11	16	13	30	280	500	400	2500	40	85	100	200	1800
18 岁～	5.0	320	400	1000	12	10	15	12	35	310	500	400	3000	40	85	100	200	2000
50 岁～	5.0	320	400	1000	12	10	14	12	35	310	500	400	3000	40	85	100	200	2000
65 岁～	5.0	320	400	1000	11	9	14	11	35	300	500	400	3000	40	85	100	200	2000
80 岁～	5.0	320	400	1000	11	8	13	10	30	280	500	400	3000	40	85	100	200	2000
孕妇（早）	+1.0	+200	+200	1000	—	+0	—	+0	35	310	—	+20	3000	+0	+10	+0	200	2000
孕妇（中）	+1.0	+200	+200	1000	—	+0	—	+0	35	310	—	+20	3000	+0	+10	+15	200	2000
孕妇（晚）	+1.0	+200	+200	1000	—	+0	—	+0	35	310	—	+20	3000	+0	+10	+15	200	2000
乳母	+2.0	+130	+150	1000	—	+2	—	+3	35	310	—	+120	3000	+10	+40	+50	200	2000

a 未制定参考值者用 "—" 表示。

b "+" 表示在同龄人群参考值基础上额外增加量。

c 叶酸当量（DFE, μg）=天然食物来源叶酸（μg）+1.7×合成叶酸（μg）。

d 指合成叶酸摄入量上限，不包括天然食物来源的叶酸量。

e 烟酸当量（NE, mg）=1/60 色氨酸（mg）。

f 有些营养素未制定可耐受最高摄入量，主要是因为研究资料不充分，并不表示过量摄入没有健康风险。

自测题参考答案

第2章

A₁/A₂型题

1. D　2. B　3. D　4. C　5. C　6. C　7. C
8. B　9. B　10. C　11. A　12. C　13. D
14. C　15. A　16. D　17. C　18. E　19. B
20. E

A₃/A₄型题

21. B　22. D　23. C　24. A　25. B　26. D
27. A　28. B　29. B　30. A

第3章

A₁/A₂型题

1. E　2. C　3. A　4. C　5. D　6. B　7. C
8. A　9. B　10. E　11. D　12. C

第4章

A₁/A₂型题

1. B　2. A　3. C　4. C　5. E　6. E　7. C
8. C　9. C　10. A　11. B　12. A　13. E
14. D　15. B　16. C　17. E　18. B　19. A
20. C

第5章

A₁/A₂型题

1. C　2. C　3. D　4. A　5. A　6. E　7. C
8. B　9. B　10. B　11. E　12. C

A₃/A₄型题

13. C　14. D　15. D　16. A　17. E

第6章

A₁/A₂型题

1. C　2. C　3. A　4. B　5. B　6. A　7. C

A₃/A₄型题

8. DE　9. ABC

第7章

A₁/A₂型题

1. D　2. C　3. A　4. A　5. C　6. C　7. D
8. B　9. B　10. B　11. C　12. C　13. A
14. C　15. D　16. C　17. D　18. B　19. A
20. B

A₃/A₄型题

21. A　22. B　23. C　24. E　25. A

第8章

A₁/A₂型题

1. A　2. B　3. C　4. B　5. E　6. C　7. A
8. D　9. C　10. C　11. C　12. D　13. D
14. D　15. A

第9章

A₁/A₂型题

1. B　2. E　3. A　4. A　5. D　6. E　7. B
8. E　9. C　10. E　11. A　12. B　13. A
14. A　15. B　16. B

A₃/A₄型题

17. A　18. C　19. E　20. D